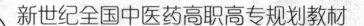

新世纪全国中医药高职高专规划教材

营养与食品安全技术

（供康复治疗技术专业用）

主　编　刘晓芳（大连医科大学）

副主编　王灿楠（东南大学）

　　　　王宏英（长春中医药大学）

中国中医药出版社

·北　京·

图书在版编目（CIP）数据

营养与食品安全技术/刘晓芳主编. —北京：中国中
医药出版社，2006.6
新世纪全国中医药高职高专规划教材
ISBN 7 –80231 –011 –3

Ⅰ．营… Ⅱ．刘… Ⅲ．①食品营养 –高等学校：
技术学校 –教材②食品卫生 –高等学校：技术学校 –教
材 Ⅳ．R15

中国版本图书馆 CIP 数据核字（2006）第 046232 号

中 国 中 医 药 出 版 社 出 版
北京市朝阳区北三环东路 28 号易亨大厦 16 层
邮政编码：100013
传真：64405750
北京市泰锐印刷有限责任公司印刷
各地新华书店经销
＊
开本 787×1092 1/16 印张 17.75 字数 334 千字
2006 年 6 月第 1 版 2006 年 6 月第 1 次印刷
书号 ISBN 7 –80231 –011 –3 册数 4000
＊
定价：21.00 元
网址 www．cptcm．com

社长热线 010 64405720
读者服务部电话：010 64065415 010 84042153
书店网址：csln．net/qksd/

前 言

随着我国经济和社会的迅速发展，人民生活水平的普遍提高，对中医药的需求也不断增长，社会需要更多的实用技术型中医药人才。因此，适应社会需求的中医药高职高专教育在全国蓬勃开展，并呈不断扩大之势，专业的划分也越来越细。但到目前为止，还没有一套真正适应中医药高职高专教育的系列教材。因此，全国各开展中医药高职高专教育的院校对组织编写中医药高职高专规划教材的呼声愈来愈强烈。规划教材是推动中医药高职高专教育发展的重要因素和保证教学质量的基础已成为大家的共识。

"新世纪全国中医药高职高专规划教材"正是在上述背景下，依据国务院《关于大力推进职业教育改革与发展的决定》要求："积极推进课程和教材改革，开发和编写反映新知识、新技术、新工艺和新方法，具有职业教育特色的课程和教材"，在国家中医药管理局的规划指导下，采用了"政府指导、学会主办、院校联办、出版社协办"的运作机制，由全国中医药高等教育学会组织、全国开展中医药高职高专教育的院校联合编写、中国中医药出版社出版的中医药高职高专系列第一套国家级规划教材。

本系列教材立足改革，更新观念，以教育部《全国高职高专指导性专业目录》以及目前全国中医药高职高专教育的实际情况为依据，注重体现中医药高职高专教育的特色。

在对全国开展中医药高职高专教育的院校进行大量细致的调研工作的基础上，国家中医药管理局科教司委托全国高等中医药教材建设研究会于 2004 年 6 月在北京召开了"全国中医药高职高专教育与教材建设研讨会"，该会议确定了"新世纪全国中医药高职高专规划教材"所涉及的中医、西医两个基础以及 10 个专业共计 100 门课程的教材目录。会后全国各有关院校积极踊跃地参与了主编、副主编、编委申报、推荐工作。最后由国家中医药管理局组织全国高等中医药教材建设专家指导委员会确定了 10 个专业共 90 门课程教材的主编。并在教材的组织编写过程中引入了竞争机制，实行主编负责制，以保证教材的质量。

本系列教材编写实施"精品战略"，从教材规划到教材编写、专家审稿、编辑加工、出版，都有计划、有步骤地实施，层层把关，步步强化，使"精品意识"、"质量意识"始终贯穿全过程。每种教材的教学大纲、编写大纲、样稿、全稿都经专家指导委员会审定，都经历了编写启动会、审稿会、定稿会的反复论证，不断完善，重点提高内在质量。并根据中医药高职高专教育的特点，在理论与实践、继承与创新等方面进行了重点论证；在写作方法上，大胆创新，使教材内容更为科学化、合理化，更便于实际教学，注重学生实际工作能力的培养，充分体现职业教育的特色，为学生知识、能力、素质协调发展创造条件。

在出版方面，出版社严格树立"精品意识"、"质量意识"，从编辑加工、版面设计、装帧等各个环节都精心组织、严格把关，力争出版高水平的精品教材，使中医药高职高专教材的出版质量上一个新台阶。

在"新世纪全国中医药高职高专规划教材"的组织编写工作中，始终得到了国家中医药管理局的具体精心指导，并得到全国各开展中医药高职高专教育院校的大力支持，各门教材主编、副主编以及所有参编人员均为保证教材的质量付出了辛勤的努力，在此一并表示诚挚的谢意！同时，我们要对全国高等中医药教材建设专家指导委员会的所有专家对本套教材的关心和指导表示衷心的感谢！

由于"新世纪全国中医药高职高专规划教材"是我国第一套针对中医药高职高专教育的系统全面的规划教材，涉及面较广，是一项全新的、复杂的系统工程，有相当一部分课程是创新和探索，因此难免有不足甚至错漏之处，敬请各教学单位、各位教学人员在使用中发现问题，及时提出宝贵意见，以便重印或再版时予以修改，使教材质量不断提高，并真正地促进我国中医药高职高专教育的持续发展。

全国中医药高等教育学会
全国高等中医药教材建设研究会
2006 年 4 月

编 写 说 明

民以食为天，食品是人类赖以生存和发展的物质基础。营养不仅维系个体生命，也关系到种族延续、国家昌盛、社会文明和人类进步。随着社会的发展，我国居民饮食已发生了巨大的变化，营养水平显著提高，但仍然存在着营养摄入不足和营养摄入失衡的问题。营养摄入不足主要存在于中西部地区和贫困人群中；营养摄入失衡，特别是超重与肥胖、糖尿病和心脑血管疾病等主要存在于沿海发达地区和城市人群中，且发病率逐年攀升，在整个疾病谱中的比重越来越大。

我国古人强调"五谷为养，五果为助，五畜为益，五菜为充，气味合而服之，以补精益气"的原则，这是世界上最早的膳食指南。营养学经过长期的发展，现已形成一个独立的学科。它是研究食物中营养素及其他生物活性物质对人体健康的生理作用和有益影响。为了尽快控制营养缺乏病，减少慢性病的危害，我国营养工作者任重而道远。首先要预防儿童营养不良，全面提高国民身体素质；其次要预防慢性疾病，延长健康寿命；第三要开发新的食物资源，满足人们营养需要。

人体从环境中摄入食物以满足生理需要，使机体处于最佳健康状态，同时要预防并去除食物中可能存在威胁人体健康的有害因素，以保证食用者的安全。食品安全有两方面的含义，一是国家或社会的食物保障，即是否具有足够的食物供应；另一是食品中有毒、有害物质对人体健康影响的公共卫生问题。《中华人民共和国食品卫生法》规定："食品应当无毒、无害"和"防止食品污染和有害因素对人体健康的危害，保障人民身体健康，增强人民体质。"这是食品安全的根本内容和定义。

随着经济全球化和国际食品贸易的日益扩大，危及人类健康、生命安全的重大食品安全事件常常在不同地区、多个国家同时发生，这已成为世界各国所面临的共同问题。如 1996 年英国的"疯牛病"、日本 $O_{157}:H_7$、1999 年比利时的二噁英、2001 年欧洲的口蹄疫以及转基因食品的安全性等。20 世纪 50 年代以来，环境的恶化对人类赖以生存的生态系统构成了威胁，而且从局部地区的区域性环境问题扩展到全球性环境问题，使人类的食物链安全受到损害，引起了众多国家和民众的关注。

我国近年来经济发展迅速，环境污染在局部地区也日趋严重，农产品安全状况令人担忧。尤其是农药的不合理施用，已成为我国农产品污染的重要来源；在一些重金属污染严重的地区，癌症发病率和死亡率明显高于对照区。影响我国食品安全的主要因素有：环境污染和种植、养殖业的源头污染；致病性微生物引发的食源性疾病；使用劣质原料、添加有毒物质，超范围使用食品添加剂和境外食品安全事件及贸易壁垒等。我国是食品生产和消费的大国，食品安全问题日益突出，保障食品安全是当前食物生产及食品加工行业迫切的任务，也是国家卫生监督机构的重要职责。

对食品进行分析检验，可以掌握食品中营养素的质与量，指导人们合理营养，并开发食品新资源、新品种；分析食品中的有害物质，可对食品的生产、加工、运输、销售过程进行全程控制，防止污染；通过对食品的监督检验，可防止在生产和销售中出现粗制滥造和掺杂掺假。

本教材共分三篇。上篇为食物营养，主要介绍营养学基础知识、合理营养、特殊年龄人群营养和职业人群的营养。中篇为食品安全，主要介绍食品污染、食源性疾病与食物中毒、转基因食品的卫生问题与管理、食品卫生监督管理。下篇为检测技术，主要包括食物样品的采集与处理，食品营养成分常规测定方法，食品中有毒、有害成分测定，食品添加剂测定和转基因食品检测，这些都是从事营养与食品安全工作必备的实验技能。全书的编写情况为：第一章由蔡美琴编写；第二章及第三章中的第三节由陈敏编写；第三章中的第一节、第二节由王灿楠编写；第四章由许榕仙编写；第五章由刘晓芳编写；第六章由周丽编写；第七章由杨福江编写；第八章由安丽编写；第九章、第十章由黄月君编写；第十一章由王宏英编写；第十二章由尚云青编写。

　　营养与食品安全技术是应社会需求而蓬勃发展的一门学科。它是在营养与食品卫生基础理论的指导下，扩大学科领域，强调实践能力的培养，使学生在掌握营养与食品安全基础知识的情况下，能应用所学的知识开展营养与食品安全的实际工作。通过教学，要求掌握基本理论和基本知识，使学生掌握各种营养素的功能、食物来源，有关营养性疾病防治、膳食改善的相关措施及政策等基本理论和知识；并使学生了解各类食品中各种有害物质污染途径、对人体的危害、预防措施及有关法律及管理办法等；在理论指导下，熟练掌握有关营养素、有毒有害污染物和转基因食品的检验技术等基础知识和技能。学生通过本课程学习后能为从事营养、食品安全及食品检验的工作打下较为全面的理论和技能的基础。

　　本书是新世纪全国中医药高职高专规划教材，是为适应我国高职高专教育发展需要，全面推进素质教育，以培养应用性复合型人才而编写的。本教材注重基本理论与实践的结合，也是从事营养、食品安全和食品检测专业技术人员的参考书。

　　本教材涉及学科广泛，加之编者水平有限，难免有不足、错误和不妥之处，敬请广大读者批评指正。

《营养与食品安全技术》编委会

2006 年 6 月

目 录

上 篇 食物营养

中 篇 食品安全

下　篇　检测技术

上　篇

食物营养

食物营养是营养与食品安全技术的一个重要组成部分，具有很强的科学性、社会性和应用性。其主要内容包括营养素与能量、合理营养和特殊人群的营养。

第一章

营养素与能量

营养（nutrition）是指人体摄入、消化、吸收和利用食物中营养成分，维持生长发育、组织更新和良好健康状态的动态过程。食物中具有营养功能的物质称为营养素（nutrients）。营养素具有供给能量、构成组织及调节生理功能的作用。

营养学主张合理营养，平衡膳食，即保证供给符合机体生理状况、劳动条件及生活环境需要的各种营养素的膳食。标准所确定营养素的数量能维持生长、保持体重并能预防营养素缺乏症。营养素标准可作为计划膳食和评价人群膳食状况的依据。在许多国家中营养素标准基本上与推荐的膳食允许量（recommended dietary allowance，RDA）含义相同，也有人称它为营养素供给量标准。

随着营养学的发展，新的营养素缺乏症的确认和新的营养素的发现，营养素标准需要不断地加以修订。为了帮助个体和人群安全地摄入各种营养素，避免可能发生的营养缺乏或过多的危害，中国营养学会根据有关营养素需要量的知识，于 2002 年提出了适用于各类人群的膳食营养素参考摄入量（DRIs），它包括了 4 个营养水平指标：①平均需要量（EAR）；②推荐摄入量（RNI）；③适宜摄入量（AI）；④可耐受最高摄入量（UL）。

1. 平均需要量　EAR 是根据个体需要量的研究资料制订的，根据某些指标判断可以满足某一特定性别、年龄及生理状况群体中 50% 个体需要量。这一摄入水平不能满足群体中另外 50% 个体对该营养素的需要。EAR 是制订 RNI 的基础。

2. 推荐摄入量 RNI 相当于传统使用的 RDA，是可以满足某一特定性别、年龄及生理状况群体中绝大多数（97%~98%）个体的需要。长期摄入 RNI 水平的膳食，可以满足身体对该营养素的需要、保持健康和维持体内适当的储备。RNI 的主要用途是作为个体每日摄入该营养素的目标值。

RNI 是以 EAR 为基础制订的。如果已知 EAR 的标准差，则 RNI 定为 EAR 加两个标准差，即 RNI = EAR + 2SD（SD：标准差）。如果关于需要量变异的数据不够充分，不能计算 SD 时，一般设 EAR 的变异系数为 10%，这样 RNI = 1.2 × EAR。

3. 适宜摄入量 在个体需要量的研究资料不足而不能计算 EAR，因而不能求得 RNI 时，可设定 AI 来代替 RNI。AI 是通过观察或实验获得的健康人群某种营养素的摄入量。例如纯母乳喂养的足月产健康婴儿，从出生到 4~6 个月，他们的营养素全部来自母乳。母乳中供给的营养素量就是他们的 AI 值。AI 的主要用途是作为个体营养素摄入量的目标。制定 AI 时不仅考虑到预防营养素缺乏的需要，而且也纳入了减少某些疾病风险的概念。根据营养"适宜"的某些指标制定的 AI 值一般都超过 EAR，也有可能超过 RNI。

4. 可耐受最高摄入量 UL 是平均每日摄入营养素的最高限量。这个量针对一般人群中的几乎所有个体，它不会损害健康。当摄入量超过 UL 而进一步增加时，损害健康的危险性随之增大。UL 并不是一个建议的摄入水平。"可耐受"指这一剂量在生物学上大体是可以耐受的，但并不表示是有益的，健康个体摄入量超过 RNI 或 AI 是没有明确益处的。鉴于营养素强化食品和膳食补充剂的日渐发展，需要制定 UL 来指导安全消费。如果某营养素的毒副作用与摄入总量有关，则该营养素的 UL 值依据食物、饮水及补充剂提供的总量而定。如毒副作用仅与强化食物和补充剂有关，则 UL 依据这些来源而不是总摄入量来制定。对许多营养素来说还没有足够的资料来制定其 UL。所以未定 UL 并不意味着过多摄入没有潜在的危害。

膳食营养素参考摄入量是人群良好营养状况的目标，可用作尺度来衡量个体实际摄入的营养素与这一目标的距离，具体可应用于个体、群体膳食质量评价以及个体或群体的计划膳食。

第一节　能　量

新陈代谢是生命活动的基本特征。人体在生命活动过程中不断从外界环境中摄取食物，从中获得人体必需的营养物质。人体从食物中获得的供能物质是碳水化合物、脂类、蛋白质，这三大营养素经消化后转变成可吸收的小分子营养物质而被吸收入血。这三类营养素在体内分解代谢后每克分别可为人体提供 4、9、4kcal 的能量，所以这三类营养素又称为产能营养素。产能营养素在生物氧化中释放能量，其中一部分用于维持体温，另一部分则以高能磷酸键化合物（ATP、GTP 等）、高能硫酯键化合物（乙酰辅酶 A）等形式储存。高能磷酸键也可转化为肌酸，形成磷酸肌酸储存备用。机体活动消耗的能量大部分取自 ATP，每摩尔 ATP 的高能磷酸键水解可释放 7.3kcal 能量。由于能量是人体维持生命的基本条件，能量的摄入与消耗是否平衡又直接影响其他营养素的代谢与身体健康，所以，能量代谢是营养学研究的重要内容。

一、能量单位及换算

常用的能量单位为卡（calorie），指 1g 水的温度从 15℃ 上升到 16℃ 所需要的能量。在实际应用中常以千卡（kilocalorie，kcal）为单位。1984 年改用国际单位制以焦耳（Joule，J）为能量单位。在实际应用中也增大千倍，即千焦（kJ）。1kcal 相当于 4.184kJ。

二、人体能量的来源

能量的来源主要是食物中的碳水化合物、脂类和蛋白质。

碳水化合物是机体的重要能量来源，机体所需能量的 50%~70% 由食物中碳水化合物提供。食物中的碳水化合物经消化产生的葡萄糖等被吸收后，有一部分以糖原的形式贮存在肝脏和肌肉中。肌糖原是骨骼肌中随时可动用的贮备能源，用来满足骨骼肌在紧急情况下的需要。肝糖原也是一种贮备能源，贮存量不大，主要用于维持血糖水平的相对稳定。肝脏还能利用乳酸、丙酮酸、甘油和某些氨基酸等非糖物质合成糖原。机体利用非糖物质合成葡萄糖或糖原，称为糖异生作用。肝糖原异生作用对保持肝脏肝糖原贮备有重要意义。

机体内的脂质分为组织脂质和贮存脂质两部分。组织脂质主要包括胆固醇、磷脂等，是组织、细胞的组成成分，在人体饥饿时不减少，不能成为能源。贮存脂质主要是脂肪，也称甘油三酯或中性脂肪。在全部贮存脂肪中，脂肪约占

98%，是体内能源物质的主要贮存形式。其中一部分来自食物的外源性脂肪；另一部分来自体内碳水化合物和氨基酸转化成的内源性脂肪。脂肪通常贮存在皮下组织、内脏周围器官、胃肠系膜及肌间等处，贮存量较大，成年男子一般为体重的10% ~20%，女子更多一些。

贮存的脂肪，在需要时可迅速分解成甘油和脂肪酸，经血液输送到各组织、细胞以供利用。一般情况下，机体摄入、吸收过多的能源物质，而又缺乏活动时，体内脂肪贮存增多，体重随之增加；反之，能源物质供给不足，或活动量过大时，体内贮存脂肪减少，体重随之减轻。脂肪作为能源物质的另一特点是在体内氧化时释放的能量多，1g脂肪在体内氧化所释放的能量是碳水化合物或蛋白质的两倍多。在正常情况下，人体所消耗的能源物质中30% ~40%来自体内的脂肪，其中包括从食物中摄取的碳水化合物所转化成的脂肪；在短期饥饿的情况下，则主要由体内的脂肪供给能量。脂肪酸可直接供给很多组织利用，也可在肝脏转化成丙酮酸再供给其他组织利用。不但骨骼肌、心肌等可利用脂肪酸和酮体，在饥饿时，脑组织也可利用酮体。所以，脂肪也是重要的能源物质，但它不能在机体缺氧条件下供给能量。

蛋白质是由氨基酸构成的，在机体蛋白质代谢中，也主要是利用氨基酸进行合成和分解代谢。体内氨基酸有两个来源，一是来自食物蛋白质消化所产生的氨基酸，由小肠吸收入血；二是机体新陈代谢过程中，组织、细胞蛋白质分解所产生的氨基酸。氨基酸主要作用是合成细胞成分、酶、激素等生物活性物质。氨基酸也可以作为能源物质，但这是它的次要功能。人体在一般情况下主要利用碳水化合物和脂肪供能。蛋白质每日供给能量占总能量的10% ~14%。但在某些特殊情况下，机体所需能源物质供能不足，如长期不能进食或消耗量过大时，体内的糖原和贮存脂肪已大量消耗后，将依靠组织蛋白质分解产生氨基酸来获得能量，以维持必要的生理功能。

三、人体能量的消耗

人体能量的消耗主要有以下四个方面。

1. 基础代谢（basal metabolism）   基础代谢耗能是指维持机体最基本生命活动所消耗的能量。它是指清晨睡醒静卧、未进餐、心理安静的状态，此时，只有呼吸、心跳等最基本的生命活动，没有食物的消化吸收和体力、脑力活动的能量消耗。

基础代谢以基础代谢率（basal metabolism rate，BMR）"kJ/（$m^2 \cdot h$）"表示。正常情况下，人体的基础代谢率比较稳定；在相同年龄、性别、体重的正常成年人中，有85%的基础代谢率在正常平均值在10%以内。中国人基础代谢率平均值见表1-1。

表1-1 　　　　　　　人体每小时基础代谢率

年龄 （岁）	男		女		年龄 （岁）	男		女	
	kJ/m²	kcal/m²	kJ/m²	kcal/m²		kJ/m²	kcal/m²	kJ/m²	kcal/m²
1 ~	221.8	53.0	221.8	53.0	30 ~	154.0	36.8	146.9	35.1
3 ~	214.6	51.3	214.2	51.2	35 ~	152.7	36.5	146.4	35.0
5 ~	206.3	49.3	202.5	48.4	40 ~	151.9	36.3	146.0	34.9
7 ~	197.9	47.3	200.0	45.4	45 ~	151.5	36.2	144.3	34.5
9 ~	189.1	45.2	179.1	42.8	50 ~	149.8	35.8	139.7	33.9
11 ~	179.9	43.0	175.7	42.0	55 ~	148.1	35.4	139.3	33.3
13 ~	177.0	42.3	168.6	40.3	60 ~	146.0	34.9	136.8	32.7
15 ~	147.9	41.8	158.8	37.9	65 ~	143.9	34.4	134.7	32.2
17 ~	170.7	40.8	151.9	36.3	70 ~	141.4	33.8	132.6	31.7
19 ~	164.0	39.2	148.5	35.5	75 ~	138.9	33.2	131.0	31.3
20 ~	161.5	38.6	147.7	35.3	80 ~	138.1	33.0	129.3	30.9
25 ~	156.9	37.5	147.3	35.2					

影响基础代谢的因素有：

（1）体表面积：体表面积越大，散热面积越大，耗能越多。儿童年龄越小相对体表面积越大，基础代谢率也越高。瘦高体型的人基础代谢率高于矮胖的人。

（2）年龄：婴幼儿时期是一生中代谢最旺盛的阶段，与身体组织迅速生长有关。青春期是又一个代谢率较高的时期，但成年后随年龄增长代谢率又缓慢地降低。

（3）性别：即使年龄与体表面积都相同，女性的基础代谢耗能低于男性。因女性体内的脂肪组织比例大于男性，活性组织（瘦体重）比例小于男性。育龄妇女在排卵期前后有基础体温波动，此时基础代谢也有变化。

（4）内分泌：内分泌系统分泌的激素，对基础代谢影响最大的是甲状腺激素，它可增强各种细胞的物质代谢速率。甲状腺功能亢进者，基础代谢率可比正常平均值高出40%~80%。

（5）其他因素：如气温，在高温环境下因散热需要出汗，呼吸心跳加快；温度过低可使机体散热增加并颤抖，因此不论高温环境或低温环境都可引起基础代谢率增高。能引起交感神经兴奋的因素通常使基础代谢率增高。

2. 体力活动 体力活动包括劳动与体育活动，是机体能量消耗的主要部分。常见的中等强度劳动如学生的日常活动、机动车驾驶等，其耗氧量是基础代谢的4~5倍。体力活动不仅消耗大量机械能，而且还要消耗用于修整组织及合成细胞内物质的能量。能量消耗的多少除了与劳动强度及持续时间长短相关外，还与劳动熟练程度有关。

目前应用 BMR 乘以体力活动水平（physical activity level，PAL）来计算人体的能量消耗量或需要量。中国营养学会建议将成人的活动强度分为3级，活动水平的划分等级的标准参见表1-2。

表1-2　　　　　　　　　建议中国成人活动水平分级

活动强度	职业工作时间分配	工作内容举例	PAL	
			男	女
轻	75%时间坐或站立25%时间站着活动	办公室工作、修理电器钟表、售货员、酒店服务员、化学实验操作、讲课等	1.55	1.56
中	25%时间坐或站立75%时间特殊职业活动	学生日常活动、机动车驾驶、电工安装、车床操作、金工切割等	1.78	1.64
重	40%时间坐或站立60%时间特殊职业活动	非机械化农业劳动、炼钢、舞蹈、体育运动、装卸、采矿等	2.10	1.82

注：PAL：体力活动比。$PAL = \dfrac{一项活动每分钟能量消耗量}{每分钟基础代谢的能量消耗量}$

3. 食物特殊动力作用　食物特殊动力作用也称食物的热效应（thermic effect of food，TEF），是指因摄入食物引起的能量消耗的增加。这是摄食后一系列消化、吸收、合成活动以及营养素及营养素代谢产物之间相互转化过程中所消耗的能量。摄入不同的食物增加的能量消耗不同，其中蛋白质的食物特殊动力作用耗能量相当于增加能量的30%，碳水化合物为5%~6%，脂肪为4%~5%。一般成人摄入混合膳食，每日由于食物特殊动力作用而额外增加的能量消耗，相当于基础代谢的10%。

4. 生长发育　婴幼儿、儿童、青少年的生长发育需要能量。新生儿按千克体重与成人比较，其能量消耗比成人多2~3倍。3~6个月的婴儿，每日用于生长发育的能量占摄入能量的15%~23%。据 Waterlowd 的测定结果，体内每增加1g新组织约需4.78kcal能量。

四、能量的供给

健康成人摄入的能量应与消耗的能量保持平衡，能量摄入过少导致体重减轻，摄入过多引起体重过重或肥胖。我国营养学会推荐膳食能量摄入量见表 1 - 3。

能量供给按营养素来源要有适当的比例。根据我国的饮食习惯及生产情况，能量的主要来源是粮食，其余来自食用油脂、动物性食品及蔬菜。各种食物可供给能量的多少，主要取决于其中蛋白质、脂肪和碳水化合物含量的多少。中国营养学会建议我国成年居民：碳水化合物供能占总能量 55% ~ 65%，脂肪占20% ~30%，蛋白质占 10% ~14%。

表 1 -3   中国居民膳食能量和蛋白质的推荐摄入量（RNI）及脂肪供能比

年龄（岁）	能量 *				蛋白质		脂肪占能量百分比（%）
	RNI（MJ）		RNI（kal）		RNI（g）		
	男	女	男	女	男	女	
0 ~	0.4MJ/kg * *		95kcal/kg * *		1.5 ~3g/（kg·d）		45 ~50
0.5 ~							35 ~40
1 ~	4.60	4.40	1100	1050	35	35	
2 ~	5.02	4.81	1200	1150	40	40	30 ~35
3 ~	5.64	5.43	1350	1300	45	45	
4 ~	6.06	5.83	1450	1400	50	50	
5 ~	6.70	6.27	1600	1500	55	55	
6 ~	7.10	6.67	1700	1600	55	55	
7 ~	7.53	7.10	1800	1700	60	60	25 ~30
8 ~	7.94	7.53	1900	1800	65	65	
9 ~	8.36	7.94	2000	1900	65	65	
10 ~	8.80	8.36	2100	2000	70	65	
11 ~	10.04	9.20	2400	2200	75	75	
14 ~	12.00	9.62	2900	2400	85	80	25 ~30
18 ~							20 ~30
轻体力活动	10.03	8.80	2400	2100	75	65	
中体力活动	11.29	9.62	2700	2300	80	70	
重体力活动	13.38	11.30	3200	2700	90	80	
孕妇	+0.84		+200		+5，+15，+20		
乳母	+2.09		+500		+20		
50 ~							20 ~30
轻体力活动	9.62	8.00	2300	1900			
中体力活动	10.87	8.36	2600	2000			
重体力活动	13.00	9.20	3100	2200			

续表

年龄	能量*				蛋白质		脂肪占
（岁）	RNI（MJ）		RNI（kal）		RNI（g）		能量百分
	男	女	男	女	男	女	比（%）
60～					75	65	20～30
轻体力活动	7.94	7.53	1900	1800			
中体力活动	9.20	8.36	2200	2000			
70～					75	65	20～30
轻体力活动	7.94	7.10	1900	1700			
中体力活动	8.80	8.00	2100	1900			
80～	7.74	7.10	1900	1700	75	65	20～30

注：*各年龄组的能量的 RNI 与其 EAR 相同。＊＊为 AI，非母乳喂养应增加 20%。凡表中数字缺如之处表示未制定该参考值。

第二节　蛋白质

蛋白质是生命的物质基础。它不仅参与人体组织所有细胞的构成，还是合成机体多种活性物质的材料，同时也是一种产能营养素。由于蛋白质与人体的生长发育及健康有着非常密切的关系，因此，蛋白质的营养状况受到高度重视。

一、蛋白质的生理功能及代谢

1. 蛋白质的生理功能

（1）组织细胞的结构成分：人体的蛋白质含量仅次于水，约占体重的 1/5。除脂肪与骨骼以外，其他组织的蛋白质的含量比糖类和脂类都多。它是构成各种组织的主要有机成分。

（2）具有特殊生理功能：在体内参与重要的生理调节作用，如酶蛋白、激素蛋白等。

（3）供给能量：每克蛋白质彻底分解可释放 4kcal 能量。体内的蛋白质代谢非常活跃，一个 70 千克的成人每日约有 400g 蛋白质更新。

（4）体内其他含氮物质的合成原料：嘧啶、嘌呤等体内重要的含氮化合物，都需要氨基酸作原料。

2. 蛋白质的代谢更新
蛋白质的基本单位是氨基酸，氨基酸代谢可归纳为三条基本途径：①一部分存在于组织内的氨基酸，可能再次被利用合成新的蛋白质；②一部分氨基酸进行分解代谢；③一部分氨基酸用于合成新的含氮化合物，包括非必需氨基酸。上述三条途径的主次关系，受到多种因素的影响，如年龄、营养状况等，尤其是营养状况往往起决定作用，例如膳食中必需氨基酸供给不足，能量供给不足，可使氨基酸分解代谢增强。

二、食物蛋白质的营养评价

食物蛋白质由于氨基酸组成的差别，营养价值不完全相同，一般来说动物蛋白质的营养价值优于植物蛋白质。对于食物蛋白质营养价值，主要从食物的蛋白质含量、被消化吸收程度以及被人体利用程度三方面来全面评价。

1. 蛋白质含量 是评价食物蛋白质营养价值的基础。一般都以凯氏定氮法测定食物中的含氮量，乘以 6.25 得出食物粗蛋白含量。食物中粗蛋白的含量以大豆最高为 30% ~40% ，鲜肉类 10% ~20% ，粮谷类含量低于 10% 。

2. 蛋白质消化率 是指蛋白质可被消化酶分解的程度。消化率高表明该蛋白质被吸收利用的可能程度大。蛋白质消化率可分为真消化率（net digestibility）和表观消化率（apparent digestibility）。

$$蛋白质真消化率 = \frac{摄入氮 - （粪氮 - 粪内源氮）}{摄入氮} \times 100\%$$

$$蛋白质表观消化率 = \frac{摄入氮 - 粪氮}{摄入氮} \times 100\%$$

动物蛋白质的消化率一般高于植物蛋白质。因为植物性食品蛋白质被纤维所包围，不易与消化酶接触。若将食品加工烹调软化或去除纤维，亦可提高蛋白质的消化率。如乳类为 97% ~98% 、肉类为 92% ~94% 、蛋类为 98% 、馒头为 79% 、米饭为 82% 、马铃薯为 74% 、玉米窝窝头为 66% 、大豆为 60% 、豆腐为 90% 。

3. 蛋白质利用率 衡量蛋白质利用率的指标有很多，最常用的是生物学价值（biological value，BV）。生物学价值是指蛋白质经消化吸收后，进入机体可以储留和利用的部分，可用氮储留法测得：

$$蛋白质的生物学价值 = \frac{储留氮}{吸收氮} \times 100\%$$

吸收氮 = 摄入氮 - （粪氮 - 粪内源氮）

储留氮 = 吸收氮 - （尿氮 - 尿内源氮）

各种食物蛋白质生物学价值均不一致，常用食物蛋白质生物学价值见表 1 - 4。

表1-4 常用食物蛋白质的生物学价值

蛋白质	生物学价值	蛋白质	生物学价值	蛋白质	生物学价值
鸡蛋黄	96	牛 肉	76	玉 米	60
全鸡蛋	94	白 菜	76	花 生	59
牛 奶	90	猪 肉	74	绿 豆	58
鸡蛋白	83	小 麦	67	小 米	57
鱼	83	豆 腐	65	生黄豆	57
大 米	77	熟黄豆	64	高 粱	56

4. 氨基酸评分（amino acid score，AAS）或称化学评分（chemical score） 一种膳食蛋白质所含的必需氨基酸量不足或缺少，则人体用以合成体内含氮物质的效率就低。因此可以按照人体所需要的必需氨基酸比例模式来衡量待评价的膳食蛋白质的质量。

所谓必需氨基酸，是指营养学上将人体不能合成或合成速度远不能适应机体需要，必须从膳食中获取的氨基酸。它们是赖氨酸、亮氨酸、异亮氨酸、蛋氨酸、苯丙氨酸、苏氨酸、色氨酸、缬氨酸等8种，婴幼儿尚需加上组氨酸。近来发现精氨酸氧化脱氨与NO合成有密切关系，NO参与体内多种生理生化功能的调节。因此，精氨酸与牛磺酸被称为条件必需氨基酸。

2002年美国食物营养研究会（Food and Nutrition Board，FBN）和国家科学院医学研究所（Institute of medicine of the national academies，IOM）根据1~3岁儿童必需氨基酸需要量提出了新的模式，见表1-5。

表1-5 FBN/IOM 氨基酸评分模式

氨基酸	氨基酸评分模式 （mg/g 蛋白）
异亮氨酸	25
亮氨酸	55
赖氨酸	51
蛋氨酸＋胱氨酸	25
苯丙氨酸＋酪氨酸	47
苏氨酸	27
色氨酸	7
缬氨酸	32
组氨酸	18

$$AAS = \frac{待评蛋白每克蛋白质（或氮）的某种氨基酸含量（mg）}{参考蛋白每克蛋白质（或氮）的某种氨基酸含量（mg）} \times 100\%$$

首先分析待评蛋白质的各种必需氨基酸含量，然后分别与参考蛋白质的同一种氨基酸的含量作比较，求出比值。比值最低的为第一限制氨基酸，该比值即为待评蛋白质的氨基酸评分。

在人体合成蛋白质的过程中，各种氨基酸要有适宜的比例。一般膳食蛋白的AAS越高，其营养价值也越高。如果某一氨基酸过少，就要影响其他氨基酸的利用，营养学上称这种氨基酸为限制氨基酸。若两种以上都不足，以不足程度称为第一、第二限制氨基酸。由于各种蛋白质中必需氨基酸的含量和比值不同，故可将富含某种必需氨基酸的食物与缺乏该种必需氨基酸的食物互相搭配而混合食用，使混合蛋白质的必需氨基酸成分更接近合适比值，称之为蛋白质的互补作用。例如谷类缺少赖氨酸、豆类缺少蛋氨酸，谷豆混合食用可补充各自的不足。

表1-6列出各种膳食蛋白的氨基酸评分，经一定比例混合后，虽然仍有限制氨基酸，但混合蛋白的氨基酸评分有了明显提高。

表1-6   几种膳食蛋白的氨基酸评分

蛋白质来源	每克蛋白质氨基酸含量（mg）				氨基酸评分（限制氨基酸）
	赖氨酸	含硫氨基酸	苏氨酸	色氨酸	
WHO/FAO 标准	55	35	40	10	100
稻 谷	24	38	30	11	44（赖氨酸）
豆 类	72	24	42	14	68（含硫氨基酸）
奶粉	80	29	37	13	83（含硫氨基酸）
混合蛋白	51	32	35	12	88（苏氨酸）

注：混合蛋白表示含谷类77%、豆类22%、奶类11%。

上述理想模式是根据学龄前儿童的最低需要量制定的，因此适用于儿童对膳食蛋白利用率的评价。

氨基酸评分的方法比较简单，缺点是没有考虑食物蛋白质的消化率。为此，最近美国食品药品管理局（FDA）通过了一种新的方法，即经消化率修正的氨基酸评分。这种方法可替代蛋白质功效比值PER，对除孕妇和一岁以下的所有人群的食物蛋白质进行评价。

经消化率修正的氨基酸评分 = 氨基酸评分 × 真消化率

三、蛋白质营养不良临床表现

1. 蛋白质的营养状况评价

（1）膳食蛋白质摄入量：是评价机体蛋白质营养状况的参考，与机体蛋白质营养状况评价指标结合起来，有助于正确判断机体蛋白质营养状况。

（2）身体测量：是鉴定机体蛋白质营养状况的重要依据，生长发育状况评定所采用的身体测量指标主要包括体重、身高、上臂围、上臂肌围、上臂肌面积、胸围以及生长发育指数等。

（3）生化检验：评价人体蛋白质营养状况的实验室指标有血清白蛋白、血清运铁蛋白等；尿液的指标有尿肌酐、尿羟脯氨酸等。

2. 蛋白质营养不良 蛋白质营养不良常与能量供给不足同时存在，故称蛋白质能量营养不良（protein energy malnutrition，PEM）。实际上还往往伴有其他营养素缺乏。

原发性蛋白质营养不良的主要原因有：食物缺乏，或摄入不足如偏食、限食、素食，或是需要量增加如妊娠、授乳、生长发育期等。继发性的多由于疾病导致流失过多（失血、尿蛋白等），或食欲差，或消化吸收障碍等。

PEM 在临床上可表现为消瘦型（marasmus）和恶性营养不良（kwashiokor）。前者在婴幼儿中最常见，是因膳食中长期缺乏蛋白质、能量和其他多种营养素所致，患儿体重降低，皮下脂肪减少或消失，肌肉萎缩，但无浮肿。后者常见于儿童，是因膳食中长期缺乏蛋白质而能量不缺乏，其表现为浮肿、体重降低、肝肿大、毛发改变、腹泻、精神系统症状。临床上常见混合型。

预防蛋白质营养不良，目前在中国边远贫困地区仍是应该重视的问题。主要通过综合措施：①合理营养，保证供应有一定量的优质食物与蛋白质；②提高居民生活水平，大力发展农业和食品生产；③制定适当的摄入量标准，并大力开展营养知识科普宣教。

随着中国经济发展，居民生活水平显著提高，动物性食物消耗量增加数倍。大多数人的蛋白质摄取量可以达到推荐摄入量标准。目前应当重视的是，部分儿童、青少年中存在进食动物性食物过多，造成蛋白质、脂肪及能量摄入过多，营养不平衡，以致儿童中超重、肥胖者的比例逐年增高。从营养调查与学生体质调查有关资料分析，当前必须普及营养科学知识，使生活水平高的人懂得饮食与健康的关系，倡导平衡膳食。

四、蛋白质的食物来源

蛋白质的食物来源可分为植物性蛋白和动物性蛋白两大类。

1. 植物性蛋白质 植物性蛋白质中，谷类含蛋白质 10% 左右，蛋白质含量不高，但由于是人们的主食，进食量较大，所以仍然是膳食蛋白质的主要来源。大豆含蛋白质高达 36% ~40%，氨基酸组成也比较合理，在体内的利用率较高，属于优质蛋白质，是非常好的蛋白质来源。

2. 动物性蛋白质 动物性食物的蛋白质含量高于植物性食物，而且动物蛋白质的利用率也较高。绝大多数动物蛋白质的必需氨基酸的种类齐全,含量及模式与人体蛋白质较接近。通常将这种蛋白质称优质蛋白质,也称完全蛋白质。

为改善膳食蛋白质质量,在膳食中应保证有一定数量的优质蛋白质。一般要求动物性蛋白质和大豆蛋白质应占膳食蛋白质总量的 30% ~ 50%。此外,应充分发挥蛋白质的互补作用,以及必需的氨基酸强化来改善膳食蛋白质质量。但是,蛋白质过多也不利于身体健康,加重肾脏负担,不利于消化吸收。

第三节　脂　类

一、脂类的分类及功能

脂类(lipids)包括脂肪(fat)和类脂(lipoid)。脂肪是由一分子甘油和三分子脂肪酸结合而成的甘油三酯。组成天然脂肪的脂肪酸种类很多,可分为饱和脂肪酸(saturated fatty acid,SFA)、单不饱和脂肪酸(monounsaturated fatty acid,MUFA)和多不饱和脂肪酸(polyunsaturated fatty acid,PUFA)三种。类脂包括磷脂和固醇类。固醇类为一些类固醇维生素和激素的前体,胆固醇是人体主要的固醇类化合物。

脂肪的主要功能包括供能与储能,1g 脂肪在体内彻底氧化可产生大约 9kcal(37.7kJ)能量;脂肪能促进脂溶性维生素的消化吸收,增加食物美味,促进食欲,增强饱腹感,延缓胃排空。

胆固醇与磷脂,是脂蛋白与细胞膜的组成成分。胆固醇可增强生物膜的坚韧性,磷脂可增强膜的流动性。胆固醇是体内类固醇激素与内源性维生素 D 的原料。胆固醇的代谢产物胆酸能乳化脂类,帮助膳食脂类吸收。此外,神经组织还有脑苷脂、神经节苷脂(属糖脂)及神经鞘磷脂等,是神经组织的成分。

二、必需脂肪酸

必需脂肪酸(essential fatty acid,EFA)是指人体不能合成或合成数量不能满足机体需要的脂肪酸,包括 ω - 6 系的亚油酸(linoleic acid)与 ω - 3 系的 α - 亚麻酸(linolenic acid)。亚油酸作为其他 ω - 6 系脂肪酸的前体可在体内转变生成 γ - 亚麻酸、花生四烯酸等 ω - 6 系脂肪酸,α - 亚麻酸则作为 ω - 3 系脂肪酸的前体,可转变生成甘碳五烯酸(eicosapentaenoic acid,EPA)、廿二碳六烯酸(docosahexaenoic acid,DHA)等 ω - 3 系脂肪酸。

必需脂肪酸的主要功能:

1. 合成活性物质的原料　EFA 是合成前列腺素、血栓恶烷、白三烯等体内活性物质的原料。这些活性物质参与炎症发生、平滑肌收缩、血小板凝聚、免疫反应等多种过程。

2. 合成磷脂与胆固醇酯化的原料　EFA 是合成磷脂的原料，参与胆固醇酯化过程，促进脂质的利用和代谢。

3. 参与生物膜的结构　EFA 是膜磷脂具有流动性特性的物质基础，对膜的生物学功能有重要意义。

EPA 与 DHA 是 20 世纪 70 年代开始受到关注的 $\omega-3$ 系脂肪酸。调查发现格陵兰岛上的爱斯基摩人冠心病与心肌梗死的发病率低于丹麦的爱斯基摩人 10 倍，这与岛上居民大量食用海鱼、海豚等海产品，因而摄入大量 EPA、DHA 有关。日本报道心脑血管疾病死亡率与血清 EPA、DHA 水平呈负相关。临床研究发现 EPA、DHA 有降低血清甘油三酯的作用。有报道人体摄入脂肪酸的 $\omega-3/\omega-6$ 比值与癌症死亡率呈负相关，动物实验表明 EPA、DHA 对化学致癌剂引起的乳腺、结肠、前列腺、胰腺癌或移植瘤有延迟发生与减少数目的作用。

已知 DHA 是脑组织中含量最多的脂肪酸，视网膜、睾丸、精子中也较多。DHA 与 EPA 是组成磷脂、胆固醇酯的重要脂肪酸，故 $\omega-3$ 系脂肪酸受到营养学界的重视。

三、脂类的需要量及食物来源

营养学家推荐脂肪供能占总能量的比值：成人为 20%~30%，儿童及青少年为 25%~30%。必需脂肪酸宜占总能量的 2%，其中的饱和脂肪酸（SFA）、单不饱和脂肪酸（MUFA）、多不饱和脂肪酸（PUFA）的比例以 1:1:1 为宜。

动物脂肪含有丰富的饱和脂肪酸，植物脂肪中多不饱和脂肪酸含量较高，两种脂肪中都含有单不饱和脂肪酸。海水鱼是 EPA 和 DHA 的良好来源。$\omega-3$ 系的 $\alpha-$亚麻酸在豆油、麻油、亚麻子油、苏子油以及绿叶蔬菜的叶绿体中含量较多。综上所述，如果烹调时用植物油，再从动物性食物中获得动物脂肪，并经常食用海水鱼，注意控制膳食中脂肪摄入总量，则可能得到比较合理的脂类各成分。

反式脂肪酸不是天然产物，通常是由植物油氢化加工产生，如人造黄油。近年来研究发现反式脂肪酸摄入量多可使血浆低密度脂蛋白胆固醇升高，高密度脂蛋白胆固醇下降，增加患冠心病的危险性。

食入高胆固醇后，肝内胆固醇含量升高，可反馈抑制关键性酶使肝脏合成胆固醇减少，但不能降低肝外组织的合成，因此，大量进食仍可增高血浆胆固醇水平。所以要防治高脂血症与动脉粥样硬化，仍须控制摄入量，不宜过多进食富含胆固醇的食物如动物内脏、蛋黄等。植物性食物中含有谷固醇、麦角固醇及豆固醇等，能干扰食物胆固醇的吸收，膳食纤维能吸附胆汁酸，从而促进肝中胆固醇代谢为胆汁酸排出，有降低血胆固醇作用。卵磷脂、胆碱、蛋氨酸因参与磷脂或脂蛋白合成，与脂肪转运有关，所以称抗脂肪肝因子。

中国营养学会的"中国居民膳食营养素参考摄入量"标准中关于脂肪的推荐量见表1-7。

表1-7 中国居民膳食脂肪适宜摄入量（脂肪产能占总能量百分比）

年龄 （岁）	脂肪产能 （%）	饱和脂肪酸 （%）	单不饱和脂肪酸（%）	多不饱和脂肪酸（%）	胆固醇量 （mg/d）
0 ~	45 ~ 50				
0.5 ~	35 ~ 40				
2 ~	30 ~ 35				
7 ~	25 ~ 30				
13 ~	25 ~ 30	<10	8	10	
18 ~	20 ~ 30	<10	10	10	<300
60 ~	20 ~ 30	6 ~ 8	10	8 ~ 10	<300

第四节 碳水化合物

一、碳水化合物的分类

碳水化合物可分为两类：一类是可以被人体消化吸收与利用的糖类，即可利用的碳水化合物，包括单糖、双糖及多糖中的淀粉及糖原；另一类是人体不能消化吸收，但对人体有益的膳食纤维，即不可利用的碳水化合物。膳食纤维包括纤维素、半纤维素、木质素、果胶及亲水胶体物质如树胶及海藻多糖等成分，不能被人类的胃肠道中消化酶所消化的，主要来自植物细胞壁的复合碳水化合物。

二、碳水化合物的功能

1. 可利用碳水化合物的生理功能

（1）贮存和供给能量：糖是人体主要的供能营养素，我国的膳食结构，糖类供能约占总能量的60%。每克糖彻底氧化可供能量4kcal。大脑、血细胞、皮肤、睾丸等组织都以葡萄糖为能源。大脑活动需有相对恒定的血糖供能，如果摄入不足，则需由氨基酸进行糖异生，故糖充足可节约蛋白质。

（2）抗生酮作用：脂肪在体内彻底被代谢分解需要葡萄糖的协同作用。脂肪酸被分解所产生的乙酰基需与草酰乙酸结合进入三羧酸循环而最终被彻底氧化，产生能量。如脂肪酸不能被彻底氧化就产生酮体。过多的酮体可引起酮血症，影响机体的酸碱平衡。

（3）参与构成重要的生命物质：如 RNA 中的核糖、DNA 中的脱氧核糖，多种酶、多种血清蛋白等属糖蛋白，脑苷脂是存在于神经组织中的糖脂。此外，糖还参与受体结构、细胞间信息传递等。

（4）参与肝脏的解毒功能：肝中的葡萄糖醛酸可结合毒性物质及其代谢物排出体外。

食物的血糖指数（glycemic index，GI），表示人体食用含 50g 碳水化合物的某一食物后所引起的人体对此食物的血糖反应，在测定时是以食用同样含 50g 碳水化合物的葡萄糖或白面包引起的血糖反应为 100%，然后两者作比较而得出的比值。由于食物的 GI 值是通过人体试验得出，其大小反映了进食不同的食物后对人体餐后血糖影响的大小见表 1-8。低 GI 的食物，由于在胃肠道停留时间长，吸收率低，葡萄糖释放缓慢，进入血液后对血糖变化的影响较小，即餐后血糖的波动较小；而高 GI 的食物消化快，吸收率高，葡萄糖进入血液后峰值高，使餐后血糖波动较大。

食用低 GI 食物对餐后血糖的影响较小，所以世界卫生组织和联合国粮农组织都推荐人们，尤其是糖尿病患者，参照食物血糖生成指数表，合理选择食物、控制饮食。此外，低 GI 食物还可以较长时间地维持机体的饱腹感，减少饥饿感，并改善肠道运动，促进粪便和肠道代谢物的排出，从而有利于控制肥胖、降低血脂、减少便秘。

表 1-8　　　　　　　　　　　　常见食物的 GI 值

高 GI（GI > 75）		中等（GI = 55 ~ 75）		低 GI（GI < 55）	
食物种类	GI 值	食物种类	GI 值	食物种类	GI 值
馒头	88	油条	74	山芋（生）	54
大米饭	83	西瓜	72	猕猴桃	52
米饼	82	苏打饼干	72	山药	51
小麦面条	81	胡萝卜	71	通心面	45
玉米片	79	全麦粉面包	69	葡萄	43
山芋（煮）	77	菠萝	66	李子	42
华夫饼干	76	小米粥	62	扁豆	38
		马铃薯	62	苹果	36

续表

高 GI（GI > 75）		中等（GI = 55 ~ 75）		低 GI（GI < 55）	
食物种类	GI 值	食物种类	GI 值	食物种类	GI 值
		冰激凌	61	豆腐（炖）	32
		油炸土豆片	60	藕粉	32
		荞麦面条	59	柚子	25
		芒果	55	豆腐干	24
		玉米	55	四季豆	27
		燕麦麸	55	樱桃	22
		甜玉米（煮）	55	黄豆（煮）	18
		爆米花	55	魔芋	17

2. 膳食纤维的生理功能

（1）通便防癌：膳食纤维对肠壁有刺激作用，能促进肠蠕动，还具有很强的吸水性以增大粪便体积，因此利于排便，及时清除肠道内有害物质。膳食纤维能吸附由细菌分解胆酸等生成的致癌、促癌物质。植酸可结合过多的 Fe^{2+}，防止羟自由基的生成，避免氧自由基对黏膜的损伤。此外，肠道中的膳食纤维被微生物降解产生的短链脂肪酸如丁酸，实验发现有防止大肠黏膜细胞癌变的作用。

（2）降低血清胆固醇：膳食纤维可吸附胆酸，减少其重吸收，从而促进肝内胆固醇代谢转变为胆酸排出。

（3）降低餐后血糖及防止能量摄入过多：膳食纤维增加食糜的黏度使胃排空速度减慢，并使消化酶与食糜的接触减少，所以使餐后血糖升高较平稳，同时也影响其他营养物质的消化吸收。

（4）吸附某些化学物质：能吸附某些食品添加剂、农药、洗涤剂等化学物质，对健康有利。

三、碳水化合物的需要量及食物来源

由于体内其他营养素可转变为碳水化合物，因此人体对可利用碳水化合物的适宜需要量尚难确定。研究证明膳食碳水化合物所占总能量的比例大于 80% 或小于 40% 都不利于健康的两个极端。根据目前中国居民膳食实际情况和 FAO/WHO 的建议，推荐可利用碳水化合物的供给量在 55% ~65% 较为适宜。

膳食中淀粉的来源主要是粮谷类和薯类食物，粮谷类一般含碳水化合物60% ~80%，薯类含量为 15% ~29%，豆类为 40% ~60%。

单糖和双糖的来源主要是蔗糖、糖果、甜食、糕点、水果、含糖饮料和蜂蜜等。常见食物的碳水化合物含量见表 1 –9。

表1－9 常见食物碳水化合物含量（g/100g）

食物名称	含 量	食物名称	含 量	食物名称	含 量
粳米（标二）	77.4	绿豆	62.0	牛奶	3.4
籼米（标一）	77.9	黄豆	34.2	鸡蛋（白皮）	1.5
挂面（精制龙须面）	74.7	马铃薯	17.2	猪肉（瘦）	1.5
小麦粉（标准粉）	73.6	甘薯（红心）	24.7	带鱼	3.1
玉米（鲜）	22.8	鲜枣	30.5	芹菜	3.9
方便面	60.9	木耳（干）	65.6	黄瓜	2.9

＊数据来自2002年版中国食物成分表

中国营养学会根据平衡膳食宝塔，建议不同能量膳食纤维的推荐参考摄入量：低能量组每日24.9g（1800kcal）；中能量组每日30.2g（2400kcal）；高能量组每日35.4g（2800kcal）。摄入过量的膳食纤维可以影响其他营养物质的消化和吸收，还会增加肠道蠕动和产气量而导致腹胀不适。

常见的食物膳食纤维的含量见表1－10。

表1－10 几种食物膳食纤维的含量（g/100g可食部）

食 物	不可溶纤维（IDF）	总膳食纤维（TDF）
籼 米	0.5	0.7
玉 米	5.6	7.6
标准粉	2.1	2.8
菠 菜	1.7	3.0
芹 菜	1.2	2.1
蘑 菇	2.1	3.7
胡萝卜	1.3	2.3
黄 豆	15.5	28.2
红小豆	7.7	14.0
苹 果	1.2	1.8

第五节 无机盐

一、概述

体内各种元素，除碳、氢、氧、氮主要以有机化合物形式存在外，其余元素无论含量多少，统称为矿物质（mineral），亦称无机盐或灰分。

占人体重量 0.01% 以上，每人每日需要量在 100mg 以上的元素称为常量元素，有钙、磷、镁、钾、钠、氯、硫 7 种。常量元素在体内的生理功能主要有：①构成人体组织的重要成分，如骨骼和牙齿等硬组织，大部分是由钙、磷和镁组成，而软组织含钾较多；②在细胞内外液与蛋白质一起调节细胞膜的通透性、控制水分、维持正常的渗透压和酸碱平衡（磷、氯为酸性元素，钠、钾、镁为碱性元素），维持神经肌肉兴奋性；③构成酶的成分或激活酶的活性，参与物质代谢。由于各种常量元素在人体新陈代谢过程中，每日都有一定量随各种途径，如粪、尿、汗、头发、指甲、皮肤及黏膜的脱落排出体外，因此必须通过膳食补充。

占人体重量 0.01% 以下，为微量元素，含量小于体重十亿分之一的元素又称为超微量元素，泛称微量元素。微量元素含量虽微，但与生长、发育、营养、健康、衰老等生理过程关系密切，是重要的营养素。在微量元素中，有一部分必须通过食物摄入，称之为必需微量元素。人体必需微量元素的主要生理功能为：①酶和维生素必需的活性因子。许多金属酶均含有微量元素，如呼吸酶含铁和铜，谷胱甘肽过氧化酶含有硒等；②构成某些激素或参与激素的作用。如甲状腺素含碘，胰岛素含锌，铬是葡萄糖耐量因子的重要组成成分；③参与核酸代谢。核酸是遗传信息的携带者，含有多种适量的微量元素，并需要铬、锰、钴、铜、锌等维持核酸的正常功能；④协助常量元素和宏量营养素发挥作用。常量元素要借助微量元素起化学反应。

1995 年 FAO/WHO 重新界定必需微量元素的定义，并按其生物学的作用将其分为三类：①人体必需微量元素，共 10 种，包括碘、锌、硒、铜、钼、铬、钴、铁、氟及锰；②人体可能必需的微量元素，共 4 种，包括硅、硼、钒及镍；③具有潜在的毒性，但低剂量可能具有功能作用的微量元素，包括铅、镉、汞、砷、铝及锡，共 6 种。

必需微量元素主要来源于食物和水，缺乏和过量都对人体有害，并可成为某些疾病的重要病因。

二、常见的无机盐

(一) 钙 (calcium)

成人体内含钙量约1200g，占体重的1.5%~2.0%，其中99%集中在骨骼和牙齿中，是构成骨骼和牙齿的重要成分；1%的钙是维持正常生理状态所必需。例如心脏搏动、神经和肌肉兴奋性的正常传导和正常感应性的维持，都必须有一定量钙的存在。若血清钙降低，可使神经、肌肉兴奋性增高而引起抽搐；反之则会抑制神经、肌肉的兴奋性。钙参与凝血过程，使凝血酶原变成凝血酶；参与维持体内酸碱平衡及毛细血管渗透压。此外，钙还是各种生物膜的组成成分，对维持生物膜正常通透性具有重要作用。

钙缺乏主要影响骨骼的发育和结构，表现为婴儿的佝偻病和成年人的骨质软化症及老年人骨质疏松症。

1. 钙的吸收利用　钙的吸收主要在十二指肠与空肠上段，是一个需要能量的主动吸收过程。活性维生素D $[1，25-(OH)_2D_3]$ 能通过促进钙结合蛋白合成而对钙吸收起重要作用。机体根据需要调节对钙的主动吸收。在小肠的其他部位，钙还可能通过被动的离子扩散吸收，这一过程不依赖维生素D的作用。

钙的吸收随年龄增长而下降。婴儿对钙的吸收率约75%左右，儿童约为40%，成年人只有20%左右。一般在40岁以后，钙的吸收率逐渐下降，所以老年人易患骨质疏松症。

钙在消化道的吸收，受很多因素影响：钙离子与草酸、植酸、脂肪酸、过量的磷酸盐均可形成不溶性钙盐而影响吸收；一些碱性药物如抗酸药、肝素等可使胃肠道pH值升高，使钙吸收降低；蛋白质含量不足亦可妨碍钙的吸收。维生素D、乳糖、某些氨基酸（如赖氨酸、色氨酸、精氨酸等）则有利于钙的吸收利用。低磷膳食可提高钙的吸收率。

人体是根据生理需要与膳食中钙的摄入量，通过甲状旁腺素、降钙素和维生素D调节钙的吸收、排出及储存，维持正常的体内分布与平衡的。骨骼是体内含钙最多的组织，也是钙的主要储存部位。当人体短时期处于钙的负平衡时，机体经骨钙动员，可维持正常血钙，不致影响正常代谢，如果长期处于负平衡，则可影响骨骼的正常发育与健康。

2. 钙的来源和参考摄入量　食物中钙的良好来源是奶和奶制品，其次为豆及豆制品，某些蔬菜、海带、虾皮、芝麻酱中含钙量亦很丰富，儿童可食用骨粉或鱼粉补充钙。成年人（不分性别）每日钙的适宜摄入量为800mg；孕妇、乳母及儿童需要量增加，见表1-11。

表 1 –11　　　　　　　　　　常量和微量元素的 RNIs 或 AIs

年龄岁	钙 Ca AI /mg	磷 P AI /mg	钾 K AI /mg	钠 Na AI /mg	镁 Mg AI /mg	铁 Fe AI /mg	碘 I RNI /μg	锌 Zn RNI mg	硒 Se RNI /μg	铜 Cu AI mg	氟 F AI mg	铬 Cr AI /μg	锰 Mn AI mg	钼 Mo AI mg
0 ~	300	150	500	200	30	0.3	50	1.5	15 (AI)	0.4	0.1	10		
0.5 ~	400	300	700	500	70	10	50	8.0	20 (AI)	0.6	0.4	15		
1 ~	600	450	1000	650	100	12	50	9.0	20	0.8	0.6	20		15
4 ~	800	500	1500	900	150	12	90	12.0	25	0.8	0.8	30		20
7 ~	800	700	1500	1000	250	12	90	13.5	35	1.2	1.0	30		30
						男　女		男　女						
11 ~	1000	1000	1500	1200	350	16　18	120	18.0　15.0	45	1.8	1.2	40		50
14 ~	1000	1000	2000	1800	350	20　25	150	19.0　15.5	50	2.0	1.4	40		50
18 ~	800	700	2000	2200	350	15　20	150	15.0　11.5	50	2.0	1.5	50	3.5	60
50 ~	1000	700	2000	2200	350	15　15	150	11.5　11.5	50	2.0	1.5	50	3.5	60
						孕妇								
早期	1000	700	2500	2200	400	15	200	11.5	50					
中期	1000	700	2500	2200	400	25	200	16.5	50					
晚期	1200	700	2500	2200	400	35	200	16.5	50					
乳母	1200	700	2500	2200	400	25	200	21.5	65					

（凡表中数字缺如之处表示未制定该参考值）

3. 缺乏与过量

（1）钙缺乏：是较常见的营养性疾病。小儿缺钙时常伴随蛋白质和维生素 D 缺乏，可引起生长迟缓，新骨结构异常，骨钙化不良，骨骼变形，引发佝偻病，牙齿发育不良，易患龋齿。成年人膳食缺钙时，骨骼逐渐脱钙，可发生骨质软化，特别是随年龄增长而钙质丢失现象普遍存在，女性多在 40 岁以后，男性多在 60 岁以后。

老年人及绝经后期妇女较易发生骨质疏松症，与下列因素有关：①相对雌激素分泌不足，使骨吸收大于骨形成；②骨质疏松病人骨质转换率往往增高，使骨吸收与骨形成之间关系异常；③钙吸收障碍，主要原因是机体合成 $1,25-(OH)_2D_3$ 比正常同龄者减少；④摄入钙量少，不能通过减低尿钙的排泄来保留身体钙；⑤过少的体力活动。

目前还没有办法使丢失的骨质回复，但予雌激素治疗同时又增加钙摄入量可使骨钙丢失减缓。

（2）钙过量：增加肾结石的危险性，高钙尿是肾结石的危险因素，草酸、蛋白质、植物纤维摄入量过高，是肾结石的相关因素。钙过量影响其他必需微量元素的生物利用，如高钙抑制铁吸收，也可降低对锌的利用率。

（二）铁（iron）

铁是人体必需微量元素。成人体内有铁 3～5g，60%～70% 存在于血红蛋白中，在体内主要参与氧的运输、组织呼吸、促进生物氧化还原反应，其余 26%～30% 为储备铁。

1. 铁的吸收利用　膳食铁以血红素铁和非血红素铁两种形式存在。

血红素铁主要来自肉、禽、鱼的血红蛋白和肌红蛋白，其吸收受膳食成分和胃肠道分泌物的影响很小，它的摄入量仅占膳食铁的 5%～10%，但吸收可达 25%。非血红素铁占膳食铁的比例大于 85%，吸收率仅 5%。非血红素铁必须在十二指肠和空肠上段才能被吸收。高价铁不能被吸收，必须还原成二价铁时才能被吸收。

铁吸收率在某种程度上取决于所构成的食物。这些食物含有提高吸收的物质，如抗坏血酸和肉、鱼、禽（MFP）因子，或含有复合因子如抑制吸收的植酸。抗坏血酸是效力最大的铁吸收提高剂，它与铁形成螯合物，在小肠 pH 值较高的状况下依旧溶解。这一作用已广为认可，以至在校正总铁摄入量时应考虑抗坏血酸的存在以及来自肉、鱼、禽的血红素铁的摄入量。含有维生素 C 的橘汁和其他饮料会增加非血红素铁的吸收。

植酸是 6 - 磷酸肌醇，能螯合铁，降低铁的吸收，它们主要存在于小麦、大米、玉米、核桃、花生的糠皮和木质素中。茶中的鞣酸和咖啡也能大幅度地降低非血红素铁的吸收，茶约降低 60%，咖啡约为 40%。锌和铁盐同时服用也能降低人对铁的吸收，足量的钙有助于去除植酸、磷酸和草酸，减少与铁的结合而促进铁的吸收。

胃内的酸度大，可提高铁的溶解性，从而提高了食物中铁的利用率。胃内盐酸缺乏或服用碱性物质，如抗酸药会干扰铁吸收。

当同时考虑膳食中两种形式的铁时，总膳食铁的吸收率男子为 6%，育龄期女子为 13%。女子的铁吸收率较高是因为她们体内的储存较低，有助于补偿月经期中铁的损失。婴儿期的人奶中铁结合蛋白——乳运铁蛋白丰富，小肠黏膜上又存在乳运铁蛋白受体，因而其铁能被很好地吸收。

生理状态，如妊娠期和生长期都要求增加血液形成，也刺激了铁吸收。人体有 200～1500mg 的铁以铁蛋白和含铁血黄素储存于体内，约 30% 在肝中，30%

在骨髓内，其余部分则在脾和肌肉中。相当于每日约50mg的铁可从储存铁中动员，其中20mg是用于血红蛋白合成。

2. 膳食参考摄入量（DRIs）和食物来源 膳食中铁的生物利用不仅受膳食中多种因子影响，与机体的铁营养状态也密切相关。由于缺乏充足依据，特别是缺乏中国膳食中铁吸收利用情况，中国营养学会建议每日适宜摄入量（AI），成年男子为15mg，成年女子为20mg，孕妇中期和乳母为25mg，孕妇后期为35mg，见表1–11。

含铁丰富的食物主要是动物的全血、肝脏、瘦肉、鱼类等。考虑铁的膳食来源时，食物中铁的利用率是重要的因素，例如全谷食品和一些绿叶蔬菜在可利用的形式下仅一半甚至更少能被利用。谷物、面粉和面包的铁强化，可使总铁摄入量明显增加，故建议婴儿选用铁强化谷类食品作为辅食。

3. 缺乏与过量

（1）铁缺乏与缺铁性贫血：缺铁性贫血是一个世界范围的营养问题，婴幼儿、青少年、育龄妇女，尤其是孕妇、乳母和一些老年人均是缺铁性贫血的好发人群。

铁耗竭从理论上讲分为三个阶段：第一阶段，铁储存减少，血清铁蛋白减少，而无血红蛋白、肌红蛋白等必需铁化合物减少，此阶段并不伴有不良的生理后果，但却表示了一种脆弱状态；第二阶段，为无贫血的铁缺乏，生化变化反映出铁不足以满足合成血红蛋白，和其他必需化合物的正常需要，并有运铁蛋白饱和度降低和红细胞原卟啉增加，血红蛋白浓度尚未降到贫血标准以下；第三阶段，为缺铁性贫血，血红蛋白和红细胞比容（压积）低于同一年龄、性别的正常参考范围。区分贫血和缺铁性贫血是很重要的。如果贫血伴有其他实验室检查指标异常，如有低血清铁蛋白，或用铁治疗可纠正贫血即可作出缺铁性贫血的诊断。

（2）铁过量：长期的高水平摄入铁或常常输血能引起肝中铁的异常蓄积。脱铁蛋白供给的饱和继之以出现含铁血黄素，它类似于铁蛋白，但含铁更多且极不易溶解。含铁血黄素沉着症是一种铁储存状况，它发生于摄取异常大量铁的人或有基因缺陷者，引起过量铁的吸收。如果含铁血黄素沉着症伴有组织损伤，则称之为血色素沉着症。

（三）硒（selinium）

硒是人体必需微量元素，硒半胱氨酸和硒蛋氨酸是膳食硒的主要形式，也是生物体内存在的主要形式。硒是谷胱甘肽过氧化物酶（GSH – Px）的必需成分，它通过消除脂质氢过氧化物，阻断活性氧和自由基的致病作用，提高机体的抗氧化能力。硒几乎存在于所有免疫细胞中，补充硒可以明显提高机体免疫力而起到防病效果。它是通过脱碘酶调节甲状腺激素来影响机体全身代谢。硒化物拮抗重金属毒性，如硒能防止汞、镉及锡的中毒。

1. 硒的吸收利用 进入体内的硒绝大部分与蛋白质结合，称之为"含硒蛋白"。硒蛋氨酸来自植物性食物，而硒半胱氨酸则来自动物性食物。

硒主要在十二指肠、空肠和回肠中被吸收。硒在体内的吸收、转运、排出、储存和分布受许多外界因素的影响，主要是膳食中硒的化学形式和量。另外，性别、年龄、健康状况以及食物中是否存在如硫、重金属、维生素等化合物也会影响硒的吸收。以硒蛋氨酸形式供给时，可完全吸收，其他形式的硒一般吸收良好。然而无机形式的硒因受到肠内因素的影响，吸收变化较大。因此，硒吸收率通常在 50% ~ 100% 的范围内。

2. 膳食参考摄入量和食物来源 中国营养学会充分应用了我国和国外的有关研究成果，建议成人膳食每日硒参考摄入量为 $50\mu g$，孕妇为 $50\mu g$，乳母为 $65\mu g$。可耐受最高摄入量均为 $400\mu g$，见表 1 - 11。

食物和饮水是硒的主要来源，动物内脏和海产品含硒也较丰富。

3. 缺乏与过量 20 世纪 70 年代初，中国的科学工作者发现克山病与缺硒有关。该病属于地球生物化学性疾病，主要易感人群是 2 ~ 6 岁儿童和育龄妇女，大多发生在农村半山区，从我国东北到西南包括 15 个省、自治区，形成了带状分布。其主要症状有心脏扩大、心功能代偿减弱，发生心源性休克或心力衰竭，心电图异常，X 线检查可见心搏减弱，心脏扩大呈球型。分析病区和非病区人群血、头发及粮食样品中的硒含量，显示克山病区人群内外环境均处于贫硒状态，病区人群血 GSH - Px 活力也明显低于非病区人群。用亚硒酸钠预防克山病取得可喜成果。

其他与缺硒有关的疾病还有地方性大骨节病，其主要病变是骨端软骨细胞变性坏死、肌肉萎缩、发育障碍，多发生在青春前期和青春期的青少年。

硒中毒：引起动物慢性硒中毒的膳食硒水平是 $4 ~ 5\mu g/g$。美国曾有报道由于消费"保健食品"硒补充剂而发生 13 人中毒事件。硒中毒最常见的症状是恶心、呕吐、脱发、指甲变形、烦躁、疲劳和周围神经炎。

（四）锌（zinc）

锌主要存在于肌肉、骨骼、视网膜、前列腺、精子等组织器官。锌是许多金属酶的结构成分或激活剂，蛋白质、核酸的合成和代谢、骨骼的正常骨化、生殖器官的发育和功能都需要锌。锌能维护正常的味觉功能和皮肤的健康，对维持正常视觉、听觉、嗅觉的功能也是必需的。

1．锌的吸收利用 食物中的锌主要在小肠内吸收。锌浓度低时，与肽形成复合物被主动吸收；高浓度时则以被动扩散的形式被吸收。食物中的半胱氨酸、组氨酸等有机酸有利于锌的吸收，植酸、鞣酸、纤维素等对锌吸收不利。铁可竞争黏膜细胞的锌结合受体，故可抑制锌吸收。

2．膳食参考摄入量与食物来源 2000 年中国营养学会推荐锌的每日膳食参考摄入量，成人男性为 15mg，女性为 11.5mg，孕早期为 11.5mg，孕中、晚期为 16.5mg，乳母为 21.5mg。

动物性食品是锌的主要来源。牡蛎、鱼贝类、肝、肉、蛋等含锌丰富；干豆、粮食亦含有较多的锌，但吸收率较低。锌的生物利用率：动物性食物 > 植物性食物，前者为 35% ~ 40%，后者为 1% ~ 20%，一般混合食物锌吸收率为 20% ~ 30%。

3．缺乏与过量 轻度的慢性锌缺乏，可发生于任何年龄。表现为生长发育滞后、性器官发育不良、性功能障碍、情绪冷漠、味觉异常、异食癖及厌食、夜盲、皮肤易感染、伤口愈合延缓及胎儿畸形等。

（1）锌缺乏

①摄入量不足：常因动物性蛋白质摄入少而伴有锌摄入量不足。偏食习惯，经济条件限制动物性食物摄入，疾病、年老以致食欲不振，导致各种营养素摄入减少；也可因生理需要增高，如小儿迅速生长、妊娠、授乳等未予注意，发生相对摄入不足。长期以缺锌或低锌代乳品喂养的小儿，以及全肠外营养的病人未及时补充锌，易发生锌缺乏。

②吸收不良：食物中过多的膳食纤维、植酸及其他两价金属离子干扰锌的吸收；遗传性吸收障碍疾病、肠病性肢端皮炎患者的锌吸收率降低。

③丢失增加：肠道疾病如严重寄生虫病、腹泻、节段性回肠炎等致肠道排出增多；肾病综合征、糖尿病以及严重烧伤、急性感染等分解代谢增强及使用青霉胺、氢氯、噻嗪（双氢克尿噻）等药物均可使尿锌排出增加；脱屑性皮肤病也使锌丢失增加。

急性锌缺乏，多由于采用静脉营养或应用青霉胺、利尿剂等药物，又未及时补锌引起。患者有味觉异常、厌食、精神欣快或嗜睡、共济失调以及皮肤痤疮，常有急性感染、明显的神经精神症状与免疫功能损害的表现。

（2）锌过量：用镀锌罐头装的食物或饮料可有锌污染，摄入这类食品过多可发生锌中毒。典型表现为上腹部疼痛、腹泻及恶心呕吐。职业接触吸入金属锌烟气，可出现呼吸增强、出汗及虚脱。每日补充锌 25mg，可继发铜缺乏。长期摄入锌每日 150mg，可发生血清高密度脂蛋白（HDL）降低，胃损伤及免疫功能抑制。

（五）碘（iodine）

碘是合成甲状腺激素的原料，碘的生理功能通过甲状腺激素的作用显示。它可促进机体基础代谢、生长发育以及脂类代谢，增强脂肪组织对肾上腺素及胰升糖素的敏感性，促进脂肪水解。

1. 碘的吸收利用 食物中的碘在肠道中经还原成碘离子（I^-）后迅速被吸收。血液中的碘主要与球蛋白结合运输，由甲状腺组织摄取，生成甲状腺素。体内的碘主要经尿排出，少量经胆汁自粪便排出。

2. 膳食参考摄入量与食物来源 中国营养学会 2000 年提出的每人每日碘的推荐摄入量，儿童为 $90 \sim 150 \mu g$、成年人为 $150 \mu g$、孕妇和乳母为 $200 \mu g$。

碘的主要食物来源是海盐和海产品。沿海地区食物含碘量高，内陆地区食物含碘量较低，故内陆地区缺碘性甲状腺肿的发病率也高。

3. 缺乏与过量

（1）碘缺乏：碘缺乏多由于膳食中摄入的碘不足或长期食用含致甲状腺肿因子的食物，如包菜、油菜含丰富的硫氰酸盐干扰了甲状腺摄碘功能；有些药物如硫脲、磺胺及咪唑可干扰酪氨酸的碘化过程。如果碘缺乏发生在胚胎脑发育的关键时期（怀孕 6 个月至出生后 1 年），则主要影响智力发育，并有身体及性发育障碍等，即为呆小症，也称克汀病；如果碘缺乏发生于儿童及成人，即可发生甲状腺肿；发病有地域特点的称地方性甲状腺肿。此病以甲状腺肿大为特征。

（2）碘过量：由于长期摄入含碘量高的饮食或医疗用碘引起。每日摄入碘 $>0.5 mg$ 则有可能发生碘过量。我国某些近海地区居民食用海带，其含碘量可高出普通食盐约 1500 倍；近海地区的浅井水也含有丰富的碘。因此，近海地区居民可能发生高碘性甲状腺肿。

第六节　维生素

一、概述

维生素（vitamin）是维持人体正常生命活动所必需的一类有机化合物。以本体或可被人体利用的前体形式存在于天然食品中。在体内维生素既不供给能量，也不构成人体组织。人体每日需要量很少，但体内不能合成或合成数量不能满足生理需要，必须由食物供给。

维生素参与机体重要的生理过程，是许多辅酶的组成成分或是酶的前身物质。膳食长期缺乏某种维生素时，首先消耗组织储备，进而出现生化或生理功能改变，最后出现营养缺乏病的症状和体征。

维生素的种类很多，根据其溶解性分为脂溶性维生素和水溶性维生素两大类。脂溶性维生素有维生素 A、D、E 和 K。水溶性维生素有维生素 B 族和 C 两大类。维生素的种类繁多，又都有各自的独特功能。脂溶性或水溶性两大组维生素的特性见表 1 - 12。

表 1 - 12   脂溶性和水溶性维生素的特性比较

脂溶性维生素	水溶性维生素
分子中含碳、氢、氧三种元素，均为异戊二烯衍生物	含碳、氢、氧，有时还含有钴、硫等其他元素
溶于脂肪和脂溶剂，疏水	溶于水，亲水
有前体和前维生素	一般无前体
需在脂溶性环境和胆盐帮助下才易吸收	易吸收
吸收入淋巴系统	吸收入血液
体内可大量储存，过量蓄积可引起中毒	体内有一定周转存留量，但不储存，多余随尿排出，一般不会蓄积中毒
不需要每日供给	宜每日供给
缺乏时症状发展缓慢	缺乏时症状发展较明显

二、脂溶性维生素

（一）维生素 A 及 β - 胡萝卜素

维生素 A 又称视黄醇（retinol）。天然存在的维生素 A 有两种类型：维生素 A_1（视黄醇）与 A_2（3 - 脱氢视黄醇）。前者主要存在于海产鱼肝脏中；后者主要存在于淡水鱼中，但其生物活性仅为前者的 40%。植物中的胡萝卜素具有与维生素 A 相似的化学结构，能在体内转化为维生素 A，故称之为维生素 A 原。其中主要有 α - 胡萝卜素、β - 胡萝卜素、γ - 胡萝卜素和隐黄素 4 种，其中 β - 胡萝卜素的活性最高。

1. 生理功能 维生素 A 具有维持正常生长、生殖、视觉及抗感染的功能，但其作用机制迄今尚未完全清楚。

（1）与正常视觉有密切关系：眼部视网膜中的杆状细胞和锥状细胞是光感受器，含有对光敏感的色素。杆状细胞中的视紫红质由视蛋白 11 顺式视黄醛组成。如合成不足，可表现为暗适应时间延长，重者可产生夜盲症以至全盲。

（2）与上皮细胞的正常形成有关：维生素 A 可影响黏膜细胞中糖蛋白的生物合成，从而影响黏膜的正常结构。机体的上皮组织广泛分布在各组织器官中，其中包括表皮及呼吸、消化、泌尿系统及腺体等组织。维生素 A 缺乏时，可引起上皮组织及其功能的改变。如腺体分泌减少、上皮干燥、角化以及增生，最终导致相应组织器官功能障碍；结膜干燥，出现毕脱斑（Bitot's spot），致角膜软化、穿孔而失明。

（3）促进生长及骨骼发育：其机制可能是促进蛋白质的生物合成及骨细胞的分化。维生素 A 缺乏对骨生长影响的主要表现是骨骼中的骨质向外增生，从而干扰邻近器官尤其是神经组织。正常骨的生长需要成骨细胞和破骨细胞之间的平衡，当维生素 A 缺乏时这种平衡被破坏，成骨活动过盛而出现上述病变。

（4）维持正常的生殖功能：其机制可能是维生素 A 可调节多种酶活性，其中有些是合成类固醇所必需的。另外，也有人认为维生素 A 与生殖的关系是与其对生殖器官上皮组织的影响有关。缺乏时可以影响雄性动物的精索上皮产生精母细胞和雌性动物的胎盘上皮以至影响胎儿的形成。

（5）预防肿瘤作用：目前正在深入研究维生素 A 对机体活性分子的作用及对 RNA 及蛋白质合成的影响等。

2．需要量与供给量　维生素 A 过去以国际单位（IU）表示，现在以视黄醇当量（RE）表示：$1\mu g$ 视黄醇当量（RE）$=1\mu g$ 维生素 A，1000IU 的维生素 A 相当于 $300\mu g$ 的视黄醇当量。

人体对维生素 A 的需要量取决于人的体重和生理状况。儿童生长发育时期及乳母的特殊生理状况，均需要较多的维生素 A。中国营养学会提出的中国居民维生素 A 推荐每日摄入量（RNI），乳母为 $1200\mu gRE$，孕早期 $800\mu gRE$，中、晚期 $900\mu gRE$，18 岁以上成人男为 $800\mu gRE$，女为 $700\mu gRE$，见表 1-13。

值得注意的是：维生素 A 的正常供给量与中毒量之间的差距是很小的。如果每日摄入维生素 A $6500\sim12000\mu gRE$ 达一个月以上时，有可能引起中毒。因此，为了确保绝大多数人维生素 A 的摄入量不会产生毒副作用，中国营养学会初步推荐维生素 A（不包括胡萝卜素）的可耐受最高摄入量（UL 值）：成年人为 $3000\mu gRE$，孕妇为 $2400\mu gRE$，儿童为 $2000\mu gRE$。

3．食物来源　维生素 A 主要来源于动物性食物，尤以动物肝、未脱脂乳和乳制品以及蛋类的含量较高；胡萝卜素主要来源于植物性食物，以绿色、黄色的蔬菜、水果含量为最多，如菠菜、草头、豌豆苗、韭菜、红心甘薯、胡萝卜、青椒和南瓜等。β-胡萝卜素在人体内平均吸收率为摄入量的 $1/3$，在体内转化为维生素 A 的转换率为吸收量的 1/2，因此，胡萝卜素在体内的生物活性系数为 1/6。所以由公式算出：

$$1\mu g\beta-胡萝卜素=0.167\mu gRE\ 维生素\ A$$

考虑到胡萝卜素的利用率不稳定，因此建议供给量中至少应有 1/3 来自视黄醇，其余 2/3 来自胡萝卜素。

4. 营养状况评价 常用的评价维生素 A 营养状况的指标有以下三个：

（1）血清维生素 A 含量测定：成人血清维生素 A 参考值含量为 $30\sim90\mu g/100ml$。若 $<12\mu g/100ml$，即可出现缺乏维生素 A 的临床症状。肝脏储存维生素 A 能力的个体差异很大，但当血清维生素 A 含量极低时，可以确定为维生素 A 营养不良；同时，血清维生素 A 含量在参考值范围，并不能肯定维生素 A 营养状况一定良好。

（2）视觉暗适应功能测定：现场调查时可采用，但要注意，有些其他因素也能降低暗适应能力，如视神经萎缩、色素性视网膜炎、近视性视网膜脉络膜病变、血糖过低和睡眠不足等。

（3）血浆中视黄醇结合蛋白测定：近年来有人认为血浆中视黄醇结合蛋白含量可反映人体维生素 A 的营养水平。

（二）维生素 D

维生素 D 是一类环戊烷多氢菲类化合物的总称，目前已知的维生素 D 至少有 10 种，但最重要的是维生素 D_2（麦角骨化醇）及维生素 D_3（胆钙化醇）。维生素 D_2 是由紫外线照射植物中的麦角固醇产生，维生素 D_3 则由大多数动物的表皮和真皮内含有的 7 - 脱氢胆固醇经日光中紫外线照射转变而成。

维生素 D 溶于脂肪与脂溶剂，不溶于水，对热、碱较稳定，光及酸可促进异构。故通常的烹调加工不会引起维生素 D 的损失，脂肪酸可引起维生素 D 的破坏。

1. 生理功能 维生素 D 对骨骼形成极为重要，它能促使骨和软骨骨化和正常生长，维持血钙的正常水平。机理是它能增加钙、磷在肠内的吸收和肾脏对钙的重吸收，增加骨中钙、磷向血液的释放，从而维持血钙正常水平。维生素 D 还可防止氨基酸在通过肾脏时的丢失，维生素 D 缺乏时，尿中的氨基酸排泄量增加。

2. 需要量与供给量 由于日光照射皮肤可激活维生素 D 原产生维生素 D，故维生素 D 的供给量受日光照射的影响。同时，维生素 D 的供给量还与钙、磷的供给量有关。在钙、磷供给充足的条件下，成人每日获得 $300\sim400IU$ 的维生素 D 即可使钙的储留达到很高的程度。一般成年人如果不是生活或工作在不易接触日光的地方，则以上维生素 D 的数量很易通过紫外线的照射而获得，不必考虑由膳食供给。怀孕妇女或乳母，由于对钙、磷的需要量增加，必须通过膳食补充维生素 D。

世界卫生组织建议 6 岁以下儿童、孕妇和乳母每人每日摄入维生素 D 为 400IU，相当于 10μg（100IU = 2.5μg）。中国营养学会推荐量成人 5μg、老人及儿童为 10μg。但摄入 20μg 并没有更明显的预防佝偻病的作用，当 > 45μg 时对人体可能有毒性危害。2000 年公布的中国居民维生素 D 推荐膳食摄入量（RNI）见表 1 - 13。

婴儿最容易发生维生素 D 中毒，已有报道每日摄入 50μg 维生素 D 可引起高维生素 D 血症。由于过量摄入维生素 D 有潜在的毒性，中国营养学会建议维生素 D 的 UL 值为每日 20μg。

3. 食物来源 经常接受日照，是维生素 D 最好的来源。含维生素 D 较丰富的食物有动物肝脏、鱼肝油、禽蛋类等。奶类也含有少量的维生素 D，每 100g 奶中维生素 D 的含量在 1μg 以下。故以奶为主食的 6 岁以下儿童，补充适量的鱼肝油，对其生长发育有利。

4. 营养状况评价 近来发现 25 - OHD$_3$ 是维生素 D$_3$ 在血液循环中的主要运输形式，它浓度的高低可特异性地反映出机体的维生素 D$_3$ 的储量情况，从而可用作直接鉴定维生素 D$_3$ 营养状况的指标。目前多用高效液相色谱法测定血浆中 25 - OHD$_3$，结果准确可靠。

（三）维生素 E

维生素 E 是所有具有 α - 生育酚活性的生育酚和生育三烯酚及其衍生物的总称，又名生育酚。已知有四种生育酚（tocopherol），即 α - 生育酚、β - 生育酚、γ - 生育酚、δ - 生育酚；四种生育三烯酚（tocotrienol），即 α - 生育三烯酚、β - 生育三烯酚、γ - 生育三烯酚、δ - 生育三烯酚。四种生育酚之间的不同之处是环状结构上的甲基的数目和位置不同；四种生育酚与四种生育三烯酚的不同之处是：后者侧链上有三个双键而前者没有。如以 α - 生育酚的生理活性为 100，则 β - 生育酚及 γ - 生育酚和 δ - 生育三烯酚的活性分别为 40、8、20；其他形式的活性更小。通常以 α - 生育酚作为维生素 E 的代表进行研究。

各种生育酚都可被氧化成氧化生育酚、生育酚氢醌及生育醌。这种氧化可因光的照射、热、碱，以及一些微量元素如铁及铜的存在而加速。但各种生育酚在酸性环境中比在碱性环境中稳定。在无氧的条件下，它们在热、光，以及在碱性环境下都相对稳定。在有氧条件下，游离酚羟基酯是稳定的，故市场上的生育酚常以它的醋酸酯的形式提供。

1. 生理功能 在体外实验中早已发现维生素 E 有抗氧化作用。此作用的意义在于：①防止不饱和脂肪酸受到过氧化作用的损伤，从而维持含不饱和脂肪酸较多的细胞膜的完整和正常功能；②由于预防了脂质过氧化，就使体内其他成分免受脂质过氧化物（氢过氧化物、各种有机自由基）的伤害。维生素 E 也能防止维生素 A、维生素 C 的氧化，保证它们在体内的营养功能。以下提到很多维生素 E 的功能和缺乏病症都可用上述机制解释。

（1）维生素 E 能保持红细胞的完整性：低维生素 E 膳食可引起红细胞数量减少以及缩短红细胞的生存时间，发生大细胞性溶血性贫血，病人血液的维生素 E 含量很低。临床上维生素 E 可用于治疗溶血性贫血。

（2）维生素 E 可以调节体内一些物质的合成：维生素 E 通过调节嘧啶碱基而参与 DNA 的生物合成过程。维生素 E 是辅酶 Q 合成的辅助因子，也与血红蛋白的合成有关。

（3）维生素 E 与精子的生成和繁殖能力有关：维生素 E 与精子生成和繁殖能力有关，但与性激素分泌无关。根据对大鼠的试验，当维生素 E 缺乏时雄鼠睾丸不能生成精子，雌鼠的卵子不能植入子宫内，即使怀孕胎儿也能被子宫吸收。人的生殖功能是否也需要维生素 E，目前尚无可信的证据，但临床上常用其治疗不育症、习惯性流产及早产婴儿的异常情况。

（4）维生素 E 与衰老的关系：人的衰老与组织中脂褐质的堆积呈直接的比例关系，缺乏维生素 E 的动物，这种色素的堆积也比正常者高。有人认为这种色素是自由基作用的产物。一些学者认为，衰老过程是由于自由基对 DNA，以及蛋白质破坏的积累所致。因此，维生素 E 等抗氧化剂，可能使衰老过程减慢，但尚未有确切的证据证明维生素 E 可以延长寿命。例如有的间歇性跛行可以用大剂量维生素 E 使之缓解，提示对老年人的健康有益。

（5）其他功能：维生素 E 可破坏亚硝基离子，在胃中阻断亚硝胺生成，比维生素 C 更有效。

2. 需要量与供给量 人体对维生素 E 的需要量受膳食中其他成分影响，影响因素一般可概括如下几方面。

（1）多不饱和脂肪酸（PUFA）：多不饱和脂肪酸因含有较多易被氧化的双键，故膳食中多不饱和脂肪酸摄入增多，作为抗氧化剂的维生素 E 的需要量就增加。膳食中维生素 E 与 PUFA 的比值应为 0.4～0.5。

（2）维生素 C：维生素 C 与维生素 E 两者都有抗氧化作用，但维生素 E 为脂溶性，其防止生物膜的脂类过氧化作用更有效。两者有协同作用，维生素 C 可以节约维生素 E，但大剂量维生素 C 作用与之相反，可以降低维生素 E 抗氧化能力，相应地增加维生素 E 需要量。

（3）其他：硒与蛋氨酸可以节约维生素 E；女性服用避孕药及长期口服阿司匹林都增加维生素 E 的需要量。

人乳的维生素 E 含量为 2～5IU/kg。新生儿经母乳喂养 2～3 周后，达到成人水平。早产儿出生时维生素 E 水平低，应从第 10 天开始补充维生素 E。

一般认为 1 岁以下婴儿的需要量为 2～3mg，牛乳中的含量仅为母乳的 1/10～1/2，因此对人工喂养儿必须注意另行补充。此外，婴儿食品中常添加富含多不饱和脂肪酸的植物油，也需适量增加维生素 E。老年人可以适量增加维生素 E 的供给量，但每日总摄入量宜在 300mg 以下。中国营养学会推荐每日适宜摄入量成人、孕妇、乳母、老年人均为 14mg，见表 1-13。

3. 食物来源 维生素 E 主要存在于各种油料种子及植物油中，某些谷类、坚果类和绿叶菜中也含有一定的量；肉、奶油、乳、蛋及鱼肝油中也存在。

4. 营养状况的评价 维生素 E 的营养状况评价主要通过血浆或血清含量的生化分析。红细胞中维生素 E 的参考平均值为 $230 \pm 13 \mu g/100ml$，血浆中为 $784 \pm 91 \mu g/100ml$。若血浆维生素 $E < 500 \mu g/100ml$ 时则为缺乏。这是直接反映机体中维生素 E 储存量是否充足的一个指标。但维生素 E 血浆值与总脂类相关，血脂低时，血浆维生素 E 也低，维生素 E 可能并不缺乏。最合理的方法是采用血中维生素 E 与脂类比例来表示维生素 E 的营养情况，即每克脂类维生素 E 的含量不得 $< 0.8mg$。

三、水溶性维生素

（一）维生素 C

维生素 C 又名抗坏血酸（ascorbic acid）。在组织中以两种形式存在，即还原型抗坏血酸与脱氢型抗坏血酸。这两种形式可以通过氧化还原互变，因而都具有生理活性。当脱氢型抗坏血酸继续氧化或加水分解变成二酮古乐糖酸或其他氧化产物时，其维生素活性丧失。故一般所测的总维生素 C 只是指还原型抗坏血酸及脱氢型抗坏血酸。

维生素 C 极易溶于水，稍溶于丙酮与低级醇类，水溶液易氧化，遇空气、热、光、碱性物质，特别是在有氧化酶及微量铜、铁等重金属离子存在的情况下，可促进其氧化、破坏进程。蒸煮蔬菜，尤其是在碱性条件下蒸煮时，维生素 C 可被明显破坏。采取酸性处理、冷藏、隔氧等措施，则可使食品中维生素 C 的破坏延缓。

1. 生理功能 维生素 C 作为还原剂，在体内可使亚铁保持还原状态，增进其吸收、转移以及在体内的储存，同时，还可使钙在肠道中难以形成不溶性化合物，从而改善其吸收率。维生素 C 还参与四氢叶酸的一碳单位转移和防止维生素 A、E 及不饱和脂肪酸的氧化。维生素 C 有清除氧自由基的作用，与脂溶性抗氧化剂有协同作用，防止脂质过氧化。

维生素 C 缺乏可使肝微粒体酶的活力下降，其中以细胞色素还原酶的减少为最多，从而影响一些脂溶性药物经羟基化及去甲基化代谢后排出体外。维生素 C 影响组胺的分解代谢，有去组胺的作用。组胺有一定扩张血管作用，可增加血管的通透性。维生素 C 可以防止联苯胺、萘胺及亚硝酸盐的致癌作用。维生素 C 的营养状况与芳香族氨基酸代谢有关。此外，维生素 C 还可使环磷腺苷（cAMP）的量增高。

人体严重缺乏维生素 C 可引起坏血病，主要临床表现为毛细血管脆性增强，牙龈和毛囊及其外周出血，重者皮下、肌肉和关节出血及血肿形成，黏膜部位也有出血现象，常有鼻衄、月经过多以及便血等。婴幼儿往往由于人工喂养而又未注意维生素 C 的供给，而造成缺乏，其症状比成人严重，有时可致胸腔及骨膜下出血。

维生素 C 在体内常作为酶激活剂、物质还原剂，或参与激素合成等而发挥作用。维生素 C 是活化脯氨酸羟化酶和赖氨酸羟化酶的重要成分。羟脯氨酸与羟赖氨酸是胶原蛋白的重要成分，因此维生素 C 不足将影响胶原合成，出现牙龈肿胀、出血，甚至牙龈萎缩、牙根暴露以至脱落，还可导致骨钙化异常及伤口愈合缓慢等。

维生素 C 可促进肝内胆固醇转变为能溶于水的胆酸盐而增加排出，降低血胆固醇的含量。肾上腺皮质激素的合成与释放也需要维生素 C 的参与。

2. 需要量与供给量　对人体每日究竟需要多少维生素 C，人们有不同的认识，各个国家供给标准的差异也很大，为每日 20～200mg。据研究，人体每日摄入 10mg 维生素 C 可预防坏血病，这是最低需要量。对于成人，一些国家提出的供给量为每日 60mg，主要是因为这一水平的摄入量，可使血浆的抗坏血酸浓度达到 0.75mg/100ml 的水平，并能维持机体维生素 C 的总量为 1500mg，还可促进膳食中铁的吸收。

中国营养学会推荐每日摄入量：1～3 岁为 60mg，14 岁以上为 100mg，孕早期为 100mg，中晚期和乳母为 130mg，见表 1-13。此外，一些特殊人群，维生素 C 的供给量也需要增加。若是吸烟者，比正常量约增加 50%；在寒冷条件与高温、急性应激状态下，如外科手术者，其维生素 C 的需要量增加；服用避孕药会使血浆维生素 C 的浓度下降；采用高营养浓度的全静脉营养也需增加维生素 C 的供给量，因为在这种情况下尿中的损失增加；老年人血浆的维生素 C 水平往往低于正常值，也需要适当增加。

不适当地大量服用维生素 C 可以造成维生素 C 依赖症。如骤然停服大剂量的维生素 C，体内代谢仍停留在高水平，便会较快地将储存量用尽。所以若要停服维生素 C 或降低剂量时，应当逐渐地减少，使机体有个适应过程。大剂量服用维生素 C，如每日剂量达 2 ~ 8g 以上时，将危害健康，出现恶心、腹部不适、痉挛、腹泻，以及形成肾、膀胱结石等。

3．食物来源 维生素 C 的主要来源为新鲜蔬菜与水果，其中韭菜、菠菜、柿子椒等深色蔬菜和花椰菜、柑橘、红果、柚子、枣等的维生素 C 含量较高。野生的苋菜、刺梨、沙棘、猕猴桃、酸枣等维生素 C 含量尤其丰富。气候、日照量、植物的成熟程度、部位、储藏条件和储存时间等因素，均影响食物中抗坏血酸的含量。植物中存在的氧化物可加速维生素 C 的破坏，如菠菜储存 2 天后，维生素 C 损失约 2/3。烹调加工也可增加维生素 C 损失，我国的烹调方法使维生素 C 保存率在 50% ~ 70%。

4．营养状况的评价

（1）尿负荷试验：是评价维生素 C 营养状况最常用的指标。口服 500mg 维生素 C 收集 4 小时尿液，尿中排出维生素 C 3mg 以上，即认为体内维生素 C 有相当储存量，1 ~ 3mg 为不足，1mg 以下为缺乏。在大规模人群调查中，也有人主张用任意一次尿样中维生素 C 排出量对肌酐比值作为评价标准。

（2）测定血浆中维生素 C 含量：人体维生素 C 饱和状况下，血浆维生素 C 浓度可达 1.0 ~ 1.4mg/100ml，此指标只能显示近期摄入情况，不能反映机体储备水平。较好的评价指标为粒细胞抗坏血酸含量，它能反映组织中维生素 C 的储备水平，而不受维生素 C 暂时摄入量的影响。一般以每 10 亿个粒细胞含维生素 C > 20μg 以上，为维生素 C 营养充足的指征。

（二）维生素 B_1（硫胺素）

维生素 B_1 是由一个含氨基嘧啶环和一个含硫噻唑环组成的化合物，分子中含有硫和胺，称为硫胺素。又名抗神经炎因子或抗脚气病因子。硫胺素溶于水，不溶于脂肪和有机溶剂。维生素 B_1 固态形式比较稳定，在 100℃ 时也很少被破坏。水溶液呈酸性时稳定，在 pH < 5 时，加热至 120℃ 仍可保持其生理活性，在 pH < 3 时，即使高压蒸煮至 140℃，1 小时破坏也很少。碱性环境中易于被氧化失活，不耐热；在 pH > 7 的情况下煮沸，可使其大部分或全部破坏，甚至在室温下贮存，亦可逐渐破坏，故在煮粥、煮豆或蒸馒头时，若加入过量的碱，则会造成硫胺素的大量损失。亚硫酸盐在中性及碱性介质中能加速硫胺素的破坏，故在保存含硫胺素较多的谷物、豆类时，不宜用亚硫酸盐作为防腐剂或以二氧化硫熏蒸谷仓。

1. 生理功能 体内的硫胺素 80% 以焦磷酸硫胺素（TPP）的形式存在，TPP 是羧化酶和转酮醇酶的辅酶。在前一酶系统中催化 α-酮酸的氧化脱羧反应，从而使来自糖酵解和氨基酸代谢产生的 α-酮酸进入三羧酸循环；在后一酶系统中起着转运二碳单位的作用。以上都属糖类代谢，是机体内整个物质代谢和能量代谢很关键的步骤。若机体硫胺素不足，不仅丙酮酸不能继续代谢，而且还影响氨基酸、核酸和脂肪酸的合成代谢。此外，硫胺素尚可抑制胆碱酯酶，因此对于促进食欲、胃肠道的正常蠕动和消化液的分泌等也有重要作用。

2. 需要量与供给量 硫胺素与整个物质和能量代谢关系密切，故需要量与机体能量的摄入成正比。一般都主张硫胺素的供给量应以 4.18MJ（1000kcal）能量供给多少来表示。世界卫生组织的资料表明，若每含 1000kcal 能量的膳食中硫胺素含量少于 0.3mg 即可出现脚气病。以 0.5mg 较为安全，可使体内硫胺素达到饱和。故目前多数国家，包括我国在内，硫胺素的供给量标准按每日能量消耗的多少定为 0.5mg/1000kcal。2000 年公布的中国居民膳食维生素 B_1 推荐每日摄入量：18 岁以上男性为 1.4mg、女性为 1.3mg，见表 1-13。硫胺素摄入过量引起的毒性未见报道，根据国内外的研究，中国营养学会将硫胺素的 UL 值定为 50mg。

3. 食物来源 硫胺素广泛存在于天然食物中，但含量因食物种类而异，且受收获、储藏、烹调等条件的影响。含量较丰富的有动物内脏（肝、心、肾）、瘦肉类、豆类、酵母、干果及硬果，以及不过度碾磨的粮谷类。谷类食物中，全粒谷物富含硫胺素，杂粮的硫胺素也较多。碾成精度很高的谷类，可使其中的硫胺素损失 80% 以上，现在已在主食为面粉的地区进行面粉维生素 B_1 强化处理。

一些食物中存在有抗硫胺素因子，如某些生鱼或海产品（鲤鱼、鲱鱼、青蛤和虾）含有硫胺素酶，能分解硫胺素，但这种酶在烹调加热时会被破坏，故人们不要生食鱼类和软体动物。茶叶中含有一种对热稳定的硫胺素分解酶，故大量饮茶或咀嚼茶叶时，会影响硫胺素的利用。

4. 营养状况的评价 评价人体硫胺素营养状况的方法有以下两种。

（1）尿中硫胺素的排出量测定：常用的有负荷试验，即以口服 5mg（儿童减半）维生素 B_1 后，4 小时内排出维生素 B_1 >200μg 者为正常，若 <100μg 者为缺乏。也可测定空腹一次尿中硫胺素与肌酐含量，计算出硫胺素（μg）/肌酐（g）之比值，并用它来评定维生素 B_1 的营养状况。一般大规模调查时可以采用此法。

（2）红细胞转酮酶活力及 TPP 活化试验：血液中的维生素 B_1 大多存在于红细胞内，部分以转酮醇酶的辅酶形式存在。因此，可借该酶的活力，早期灵敏地测知硫胺素的营养状况。硫胺素缺乏时，该酶活力降低，TPP 活力系数增高。一般认为 TPP 活力系数 <1.15 为正常，>1.25 为缺乏。

（三）维生素 B_2

维生素 B_2 又称核黄素（riboflavin）。维生素 B_2 是 7，8 - 二甲基异咯嗪与核醇的缩合物，呈黄棕色针状结晶，熔点为 275℃ ~ 282℃，在酸性溶液中稳定，碱性中不稳定，在日光或紫外线照射下降解生成光黄素、光色素等，这些降解产物失去核黄素性质并可促进脂质过氧化，故储存核黄素必须避光。在烹调食物时不宜加碱。

1. 生理功能 核黄素以黄素辅酶参与体内多种物质的氧化还原反应，是转移电子和氢的载体，也是组成线粒体呼吸链的重要成分。脂肪酰辅酶 A 脱氢酶、L - 氨基酸氧化酶、琥珀酸脱氢酶、黄嘌呤氧化酶、谷胱甘肽还原酶、NADH 脱氢酶、硫氧蛋白还原酶等均属黄素酶。此外，黄素腺嘌呤二核苷酸是谷胱甘肽还原酶的辅酶，因此也是体内抗氧化防御系统的成员。由于核黄素辅酶涉及物质代谢与能量代谢等功能广泛，是一种重要的营养素。

2. 需要量与供给量 中国营养学会制定的膳食核黄素推荐摄入量，成人男性为每日 1.4mg，女性为每日 1.2mg，孕妇和乳母为每日 1.7mg，见表 1 - 13。

3. 食物来源 蛋、瘦肉、乳类是核黄素的主要食物来源。如果膳食结构中这些食物比例过低，则以谷类、豆类为重要来源。谷类食物的核黄素含量随加工与烹调方法而异。精白米中核黄素的留存量仅为糙米的 59%，小麦标准粉的核黄素仅留下原有量的 39%，精白粉中则更少。麦面制品加工中用碱可使所含的核黄素在加热时破坏。此外，淘米、煮面去汤均可使食物中的核黄素丢失。

4. 营养状况评价 一般核黄素缺乏的早期表现为全身疲倦、乏力，眼睛瘙痒，继而出现口腔、阴囊病变。口角炎、舌炎、眼睑炎、角膜血管增生、鼻侧脂溢性皮炎等也认为是核黄素缺乏的表现，给予核黄素可以缓解。近年来的营养调查发现我国居民核黄素营养状况处于低水平，普遍缺乏，已引起重视。

核黄素的营养状况评价目前常用的实验室指标：

（1）尿负荷试验：口服核黄素 5mg，4 小时尿中排出 <400μg 表示缺乏，400 ~ 800μg 为不足，800 ~ 1300μg 为正常，>1300μg 为充裕。

（2）尿核黄素排出量：合理膳食条件下，24 小时核黄素排出量超过 120μg 或 ≥80μg/g 肌酐为正常，如 <27μg/g 肌酐时表示缺乏。负氮平衡或服用抗生素及某些治疗精神病的药物等可见尿排出量增高。

（3）红细胞核黄素含量：红细胞核黄素含量 >400μmol/L 为正常，低于 270μmol/L 为缺乏。

（四）烟 酸

烟酸又名尼克酸（niacin，nicotinic acid）、抗癞皮病因子（preventive pella-gra，维生素 PP）。烟酸的基本结构是吡啶 - 3 - 羧酸，对酸、碱和热均比较稳定，为白色结晶。羧基易酰胺化而成为尼克酰胺，在水、醇中的溶解度显著增大。吡啶环中第 4~5 碳原子间的双键可被还原，故有氧化型和还原型。在体内，尼克酰胺与磷酸核糖焦磷酸结合成为尼克酰胺 - 腺嘌呤二核苷酸（NAD），并可再被 ATP 磷酸化成为尼克酰胺 - 腺嘌呤二核苷酸磷酸（NADP）。NAD 及 NADP 均为体内脱氢酶辅酶。色氨酸在体内可代谢转变为尼克酸，是尼克酸的体内来源。

1. 生理功能

（1）以辅酶形式参与物质代谢：已知 200 多种酶需要 NAD 和 NADP 作辅酶，依赖其分子中的尼克酰胺作为电子或氢的受体或供体。大多数需 NAD 的酶催化分解代谢中的氧化脱氢反应，NADP 则大多数以还原型在合成反应中供氢。尼克酰胺辅酶的作用广泛，涉及糖、脂类和氨基酸等的合成代谢与分解代谢，并涉及某些激素的代谢。

（2）NAD 经水解生成腺嘌呤二磷酸核苷：NAD 作为糖水解酶的底物，可水解释出尼克酰胺生成腺嘌呤二磷酸核苷。真核细胞核中腺嘌呤二磷酸核苷（AD-PR）聚合酶，可催化多个 ADPR 转移至受体蛋白（如组蛋白）。这种 ADP 核苷化的蛋白质在 DNA 修复、DNA 复制及细胞分化中起重要作用。

非辅酶形式的尼克酸是糖耐量因子（GTF）的组成成分。

2. 需要量与供给量 人体研究发现采用缺尼克酸膳食 50~60 天后，出现癞皮病临床症状。因体内所需的尼克酸部分由色氨酸转变生成，因此膳食中尼克酸供给量多以尼克酸当量（mgNE）表示。

尼克酸当量（mgNE）= 尼克酸（mgNE）+ 1/60 色氨酸（mg）

尼克酸需要量与能量消耗量相关。中国营养学会推荐摄入量：成年男性为每日 14mgNE，女性为每日 13mgNE，孕妇为每日 15mgNE，乳母为每日 18mgNE，可耐受最大摄入量每日 35mgNE。婴幼儿及少年儿童的推荐摄入量按体重计算相对高于成年人，见表 1 - 13。

3. 食物来源 肉类、鱼类、乳类及蔬菜含量较多。谷类含量居中，加工越精细丢失越多。动物性蛋白含色氨酸较多，尼克酸当量值较高，如鸡肉的尼克酸当量为 48.85mgNE/1000kcal；植物性蛋白则较低，黄豆的尼克酸当量为 23.73mg/1000kcal。谷类中存在人体难以利用的结合型尼克酸，用碱处理后可转变为游离型尼克酸，有利于吸收。玉米中色氨酸含量低，而且结合型尼克酸占

69%～73%，因此，以玉米为主食又缺少其他副食地区的居民易缺乏尼克酸。近来通过科学处理玉米以及培育出高色氨酸品种玉米，已得到根本改善。

4. 营养状况的评价 临床上典型单一的尼克酸缺乏症——癞皮病已少见。膳食原因引起的尼克酸缺乏多伴有其他水溶性维生素或蛋白质摄入不足。缺乏的早期症状为疲劳、记忆力减退和失眠等。典型的缺乏症状为皮炎、腹泻和抑郁，尤以对称肢体、暴露部位的皮炎为多见。

尼克酸营养状况评价常用的实验室指标——尿负荷实验：清晨空腹口服尼克酰胺 50mg，测定 4 小时尿中排出的 N′-甲基尼克酰胺量，排出量＜2.0mg 为缺乏，3.0～3.9mg 为正常。

表 1-13　　　　　　　脂溶性和水溶性维生素的 RNIs 或 AIs

年龄岁	维生素A RNI μgRE	维生素D RNI μg	维生素E AI mg α-TE*	维生素B1 RNI mg	维生素B2 RNI mg	维生素B6 AI mg	维生素B12 AI μg	维生素C RNI mg	泛酸 AI mg	叶酸 RNI μg DFE	烟酸 RNI mg NE	胆碱 AI mg	生物素 AI μg
0～		10	3	0.2 (AI)	0.4 (AI)	0.1	0.4	40	1.7	65 (AI)	2 (AI)	100	5
0.5～	400 (AI)	10	3	0.3 (AI)	0.5 (AI)	0.3	0.5	50	1.8	80 (AI)	3 (AI)	150	6
1～	400 (AI)	10	4	0.6	0.6	0.5	0.9	60	2.0	150	6	200	8
4～	500	10	5	0.7	0.7	0.6	1.2	70	3.0	200	7	250	12
7～	600	10	7	0.9	1.0	0.7	1.2	80	4.0	200	9	300	16
11～	700	5	10	1.2	1.2	0.9	1.8	90	5.0	300	12	350	20
	男　女			男　女	男　女						男　女		
14～	800　700	5	14	1.5　1.2	1.5　1.2	1.1	2.4	100	5.0	400	15　12	450	25
18～	800　700	5	14	1.4　1.3	1.4　1.2	1.2	2.4	100	5.0	400	14　13	500	30
50～	800　700	10	14	1.3　1.3	1.4　1.4	1.5	2.4	100	5.0	400	13　13	500	30
孕妇													
早期	800	5	14	1.5	1.7	1.9	2.6	100	6.0	600	15	500	30
中期	900	10	14	1.5	1.7	1.9	2.6	130	6.0	600	15	500	30
晚期	900	10	14	1.5	1.7	1.9	2.6	130	6.0	600	15	500	30
乳母	1200	10	14	1.8	1.7	1.9	2.8	130	7.0	500	18	500	35

*α-TE 为 α-生育酚当量。（凡表中数字缺如之处表示未制定该参考值）

第二章

合理营养

　　营养素存在于人们摄入的食物中，无论是动物性食物，还是植物性食物，其营养素的类型、含量不尽相同，各有其特点。没有一种食物可以供给人体所需要的各种营养素，要想达到全面平衡营养，就必须由多种食物来提供。同一种食物可以因地理条件、气象条件和生长条件的不同，营养成分和含量会有所不同。我国传统的饮食习惯是以五谷杂粮为主食，以蔬菜为主要副食、畜禽肉蛋为次要副食，这种饮食模式优于西方发达国家的膳食模式。近年来我国城市居民动物性食品摄入量过多，而植物性食品摄入减少，营养素的供给出现不平衡。合理的膳食结构、科学的饮食方式是我们需要关注、宣传、干预和解决的问题。

第一节　合理营养的基本要求

一、合理营养的概念

　　合理营养是指人们通过摄取食物而达到全面、平衡的营养，即每日摄入的营养素要种类齐全、数量恰当、比例合适。食物只有搭配合理，科学烹饪，摄食规律，机体才能获得尽可能多的营养供给。

二、合理营养基本要求

　　食物的合理营养，其基本要求为：

　　1. **食物安全可靠**　食物无毒、无害，对人体安全。食物不应有生物性、化学性、物理性的污染，无腐败变质，食品添加剂应符合规定要求。

　　2. **满足基本需求**　摄取的营养素和能量应保证机体基本活动和工作所需能量；保证机体生长发育、维持和调节生理活动、组织修复的需要；保证机体增强抵抗能力和环境适应能力的需要。

　　3. **营养素平衡**　摄取的食物要达到各营养素之间的平衡。一种营养素的过量或不足，将对其他营养素的吸收、利用产生影响。

4．**科学加工烹饪**　食物是人类得以生存、繁衍、发展的物质基础。食物所提供的营养素除构成人体的基本成分外，也是人体代谢及从事各项活动所需能量的来源。食物本身各具不同营养成分，人类在膳食中不可能选择单一食物就能满足所需的各种营养素，只有进行多种食物的合理搭配，才能达到最佳效果。

食物的加工处理对营养素影响较大。食物的合理选择，合理搭配，科学烹饪，最大限度地保留食物中的营养素是食物加工处理的原则。

食物通过科学的、合理的加工烹调，尽可能减少营养素的损失，可提高消化吸收率，同时色、香、味俱全的食物可增加食欲，有助消化吸收。

第二节　食物的营养价值

一、食物营养价值的评定

食物中营养素的含量是判定一种食物营养价值的基础，关注每一种食物的各种营养素（包括宏量、微量、必需、非必需等）的含量，各营养素之间比例和人体需要的程度等都要通过食物的营养素分析来提供。

对食品进行营养素价值评价时，应对其所含营养素的种类进行分析，并确定其含量及构成。一般认为食品中所提供营养素的种类及含量越接近人体需要，该食品的营养价值就越高。评价食物的营养价值主要是依靠动物喂养试验及人体试食临床观察，将生长、代谢、生化等指标与对照组进行比较，得出结论。

营养质量指数（index of nutrition quality，INQ）是目前作为评价食品营养价值的指标。即营养素密度（指定食品中营养素占供给量比）与能量密度（该食品所含能量占供给量比）之比。

公式：

$$INQ = \frac{营养素密度}{能量密度}$$

$$营养素密度 = \frac{一定食物中某种营养素含量}{相应营养素的推荐摄入量}$$

$$能量密度 = \frac{一定量食物提供的能量}{能量推荐摄入量标准}$$

INQ＝1，表示食物中该营养素与能量含量达到平衡，为"营养质量合格食物"；INQ＞1，表示食物中该营养素高于能量的供给量，也为"营养质量合格食物"，并且特别适合体重超重和肥胖者；INQ > 1，为营养价值高；INQ < 1，说明食物该营养素供给量少于能量供给，若长期食用此种食物，可能发生该营养素的不足或能量过剩，此种食品营养价值低，为"营养质量不合格食物"。INQ 是评价食物营养价值的简明指标。

评定食品营养价值的意义：①全面了解各种食品的天然组成成分（如营养素、非营养素类物质、抗营养因素等），以提出现有食品的营养缺陷，并指出改进和研制新食品的方向，解决抗营养素问题，充分利用食物资源。②了解在加工、烹调过程中食品营养素的变化和损失，采用相应的有效措施，最大限度保存食品营养素含量，提高食品营养价值。③指导人们科学选择食物、合理配制营养平衡膳食，达到增强体质、增进健康、预防疾病的目的。

食物的营养价值是指食物中所含营养素和能量可满足人体营养需要的程度，包含了食物中营养素的种类、含量及相互比例，食物可被人体消化、吸收和利用的程度。各种食物因受不同品系、产地、成熟程度、加工、烹调方法等因素影响，其营养素含量不同，故在实际运用中应加以考虑。

二、常见食物的营养价值

1. 粮谷类 谷物是中国人传统食品中主要的植物性食物，占饮食总量的50%左右。粮谷的种类较多，主要有稻谷、小麦、玉米、高粱等。谷类结构可分为谷皮、糊粉层、内胚乳与谷胚四部分。谷物的种子含有发达的胚乳，其丰富的淀粉是人体能量的主要来源。在我国传统的饮食中，粮谷类提供人体总能量的50% ~ 70%、蛋白质的55%，也是主要的 B 族维生素和某些矿物质的重要来源。

（1）蛋白质：粮谷中蛋白质是人类的重要营养素，其蛋白质的类型和含量是粮谷类质量的重要评价指标，它可影响谷类食物的功能和用途。一般粮谷类蛋白质的含量为8% ~ 10%，约占膳食蛋白质来源的60%左右，但缺少赖氨酸、苏氨酸。玉米色氨酸含量较低。一般粮谷类蛋白质的生物学价值为60% ~ 70%。

（2）脂类：粮谷类中脂肪含量较低，为1% ~ 2%。脂类物质多集中在谷物的糊粉层和胚芽，可随谷物的加工过程转入其副产品中，如在米糠中提取米糠油、胚芽中提取胚芽油等，它们多含有与人体健康相关的脂类，如含有较高的不饱和脂肪酸，对心血管病的防治有意义。

（3）碳水化合物：粮谷类中的碳水化合物主要为淀粉，含量达40% ~ 70%。淀粉分为支链淀粉和直链淀粉，如糯米，主要含有支链淀粉，直链淀粉含量不足1%。

（4）维生素：维生素主要存在于谷类的胚芽和糊粉层中。脂溶性维生素在加工过程中性质相对稳定，不易损失，主要有维生素 A、D 和 E。水溶性维生素极易在加工中损失，且加工精度愈高，损失愈严重。粮谷类含有丰富的维生素B_1及烟酸，是B族维生素的良好来源。

（5）矿物质：谷物是无机盐的良好来源，无机盐含量占1.5%～3%。矿物质的分布以糊粉层为最高，内胚乳中为最低。

2. 豆类　豆类包括大豆、绿豆、小豆等，具有高蛋白、低脂肪、中等淀粉含量的特点，而且籽粒中含有丰富的矿物质和维生素，属于营养价值较高的食物。

（1）蛋白质：豆类含蛋白质丰富，一般含量为20%～40%。豆类蛋白蛋氨酸含量不足而赖氨酸较高，可与粮谷类蛋白质起到互补作用。豆类中含硫氨基酸较低，并含有胰蛋白酶抑制剂、血细胞凝集素、多酚化合物、肠胃胀气因子等抗营养物质，若加工不当，可使人体产生不良反应。

（2）脂类：豆类中脂肪含量以黄豆、黑豆最高，可达18%。大豆中多不饱和脂肪酸特别是亚油酸含量较高，是人体必需脂肪酸的重要来源。

（3）碳水化合物：大豆中碳水化合物多为纤维素和可溶性糖。豆类的膳食纤维被人们高度重视，不仅可改善食品的性状，还可明显降低胆固醇和餐后血糖，对肠癌、冠心病和糖尿病等疾病的发生及预防起到保健作用。可溶性糖有葡萄糖、蔗糖、棉籽糖等，未发现淀粉。蔗糖、棉籽糖在体内难以消化，在肠道厌氧菌作用下水解为单糖，进一步降解为CO_2、CH_4和H_2，产生胃肠胀气。

（4）维生素：食用豆类中富含B族维生素，如含有较多的核黄素。干豆类几乎不含维生素C，但经发芽后，维生素C含量明显增高，如绿豆芽可达18mg/100g。

（5）矿物质：豆类含有丰富的矿物质，如钙、磷、铁、锌，而钠含量较低。大豆含钙丰富，是膳食钙很好的来源。

3. 蔬菜　蔬菜是人们生活中不可缺少的主要副食，是机体维生素、矿物质、膳食纤维的重要来源。

（1）蛋白质：新鲜蔬菜的蛋白质含量一般在3%以下，不是人类蛋白质的主要来源。但其中鲜豆类、菌类和深绿色叶菜类蛋白质含量较高，新鲜豆荚类蛋白质含量较一般蔬菜丰富。

（2）碳水化合物：根茎类蔬菜含有较多的淀粉，如马铃薯；蔬菜中膳食纤维含量较高，如小白菜。富含纤维素的食品体积大，在肠内呈疏松状态，可增加肠蠕动，防止便秘并降低结肠癌发生率。

（3）脂类：蔬菜中脂肪含量为0.1%～0.3%。

（4）维生素：蔬菜中维生素多存在于新鲜的菜类中，如胡萝卜素、维生素C、维生素B_1、维生素B_2、尼克酸、叶酸等。机体所需维生素C主要是由蔬菜提供的。绿叶菜中维生素 B_2 与胡萝卜素含量较高，胡萝卜与红薯中胡萝卜素含量较高，黄瓜、萝卜、苤蓝及莴苣等维生素 C 含量虽不高，若采取生吃的方式，可成为抗坏血酸的良好来源。辣椒中有丰富的胡萝卜素、抗坏血酸与维生素 P。一些野菜如苜蓿、刺儿菜、灰菜、荠菜中富含胡萝卜素、维生素 C、维生素 B_2。

（5）矿物质：蔬菜中矿物质含量约占1%，含有钾、钙、铁、磷等几十种矿物质。蔬菜是高钾食品，同时也是铁和钙的重要食物来源。豆类蔬菜、辣椒、榨菜等富含钾，绿叶蔬菜中含铁较高，芹菜、油菜、苋菜、萝卜缨、茴香等含钙较高，尤其在一些野菜如苜蓿、刺儿菜、灰菜、荠菜中钙和铁含量高于普通蔬菜数倍。

4. 水果　水果可分为鲜果、干果、坚果和野果，主要提供维生素和矿物质。

（1）蛋白质：蛋白质含量在 0.5% ~ 1.0% 之间。坚果类含蛋白质 12% ~25%。

（2）脂类：水果富含磷脂、不饱和脂肪酸，如苹果中 50% 的脂类组分为磷脂，果皮中富含果蜡，其主要为高级脂肪酸、高级脂肪醇所成的脂，并含有烃类、游离脂肪酸、醛、酮等物质。坚果类中富含脂肪，油脂含量可高达44% ~70%，如核桃、榛子、花生、葵花籽、西瓜籽等具有保健作用，但不可过多食用，以免导致肥胖。

（3）碳水化合物：水果的碳水化合物决定其水果的甜味和质地，果实中的单糖、低聚糖影响其甜味，而多糖则影响水果的质地。水果富含果胶和纤维素，是人们膳食纤维的又一重要来源。

（4）维生素：水果中的维生素以维生素 C、胡萝卜素和 B 族维生素为主，水果是人体补充维生素的重要来源，如红果、鲜枣等富含维生素 C，一些野果如刺梨、酸枣、猕猴桃中含维生素 C 要比柑橘高数十倍。

（5）矿物质：水果中矿物质含量为 0.4% 左右，其主要为钾、镁、钙等，而钠却较低，水果是机体中钾的主要补充途径。水果经过脱水成水果干，其矿物质含量因浓缩而大幅度增高。

5. 菌藻类　菌类食物指食用菌类如蘑菇、香菇、银耳、木耳等；藻类食物有海带、紫菜、发菜等。菌藻类食物是人体维生素和矿物质的重要来源。香菇中所含的香菇嘌呤，可抑制体内胆固醇形成和吸收，促进胆固醇分解和排泄，有降血脂的作用。黑木耳能抗血小板聚集和降低血凝，防止血栓形成，有助于防治动脉粥样硬化。

（1）蛋白质：菌藻类蛋白质含量丰富，如金针菇的蛋白质含量为 2.4%，干海带为 6% ~8%，紫菜则高达24.5%。

（2）脂类：菌藻类中脂类含量很低。

（3）碳水化合物：菌藻类含有丰富的葡萄糖、果糖等单糖物质。蘑菇、香菇和银耳中所含的多糖物质，有提高人体免疫功能和抗肿瘤作用，如"香菇素"具有增强人体免疫力、降低血脂的作用。菌藻类含有较多的纤维素、果胶和有机酸，能刺激胃肠蠕动和消化液的分泌，促进食欲，帮助消化。

（4）维生素：菌藻类 B 族维生素含量较高，如金针菇、香菇、紫菜等富含维生素 B$_1$、B$_2$、尼克酸、泛酸等。菌藻类中维生素 C 含量不高。

（5）矿物质：菌藻类是食物矿物质的良好来源，如木耳、海带中有较多的铁和钙，蘑菇、香菇等富含钾、碘、锰、锌等微量元素，海带因含有大量的碘，临床上常用来治疗缺碘性甲状腺肿。

6. 肉类 肉类食品对人类的生存、发展和营养有着重要的作用。肉类是指来源于动物，并适合人类食用的所有部分的总称，包括牲畜的肌肉、骨骼、血、皮、内脏器官及制品，但一般指含有不等量脂肪的骨骼肌肉。

（1）蛋白质：畜禽肉蛋白质为完全蛋白，含量占 10% ~ 20%，含有人体必需的各种氨基酸，其构成比例接近人体需要，生物学价值较高。

（2）脂类：肉类中的脂肪含量因畜禽的品种、年龄、肥瘦程度及部位不同而有较大差异，肌肉的脂类含量相对稳定，占 1.5% ~ 3.0%，而其他肉类为 10% ~ 30%，以饱和脂肪酸为主，所含有的必需脂肪酸低于植物性油脂，故营养价值较低。

（3）碳水化合物：肌肉中含糖类很少，主要有糖原、葡萄糖、葡萄糖 – 6 – 磷酸酯、果糖、核糖等。在动物屠宰后肌糖原逐渐分解为葡萄糖，并经酵解，生成乳酸。

（4）维生素：肉类含有较多的脂溶性维生素和 B 族维生素。内脏高于肌肉，肝脏含量最高，尤其富含维生素 A、D。

（5）矿物质：肉类是铁、磷的良好来源，其中铁主要为卟啉铁，消化吸收率高。

7. 蛋类 蛋类是指禽类所产的卵。蛋类是人类蛋白质的重要来源，由于蛋白质质量优良，容易消化，对人体健康有利。禽蛋中以鸡蛋为最重要；在营养供给上主要是提供蛋白质、B 族维生素和脂肪。蛋类以其食用方便，营养价值高而广泛用于人们的膳食中，是理想的天然食品。

（1）蛋白质：蛋类的营养成分主要是蛋白质，且相对稳定。每枚鸡蛋可提供 6g 蛋白质，必需氨基酸丰富，且比值符合人体需要，生物价高达 94，为食物蛋白质之最，极易为人体消化吸收和利用。

（2）脂类：蛋类脂肪主要存在于蛋黄内，与蛋白质结合成乳化状态，易吸收。蛋黄又为磷脂、维生素 A、维生素 D 和核黄素的良好来源，其中卵磷脂具有降低胆固醇、促进脂溶性维生素吸收的作用。

（3）碳水化合物：鸡蛋的碳水化合物含量极微，占 1% 左右。

（4）维生素：蛋类的维生素含量丰富，种类齐全，以蛋黄中含量最高，富含 B 族维生素。不同的烹饪方式对维生素的影响不同，如煎烤鸡蛋，维生素 B_1、B_2 将分别损失 15% 和 20%，煮鸡蛋几乎不造成维生素的损失。

（5）矿物质：主要分布在蛋黄中，占 1.0% ~ 1.5%，以磷和钙为主，还有铁、硫、镁、钾、钠等微量元素。蛋黄中的铁主要与卵黄高磷蛋白结合，吸收率仅为 3%。

生蛋中含有抗生物素蛋白，能妨碍生物素的吸收；又有抗胰蛋白酶因子，可抑制胰蛋白酶活力，故必须熟食。

8. 水产动物类食品　鱼、虾、蟹是水产动物类中与人类生活关系密切的水产食品，绝大多数均有食用价值，是供给人体蛋白质、脂类、维生素和矿物质等营养素的又一重要来源。

（1）蛋白质：蛋白质含量为 17% ~ 20%，必需氨基酸构成接近肉、蛋等优质食品，氨基酸组成优于牛肉和奶酪。

（2）脂类：一般鱼类脂肪含量为 1% ~ 5%，但有些品种脂肪含量较高，如鳗鱼、鲱鱼、金枪鱼等。鱼贝类所含的脂肪是多不饱和脂肪酸，尤其是 EPA 和 DHA，是机体必需脂肪酸的重要来源。

（3）碳水化合物：糖原是鱼体中的主要碳水化合物，但含量较低，若即捕即杀，其糖原含量为最高。鱼体内还含有黏多糖类，如软骨素和硫酸角质素、透明质酸等，如具有较好的生理功能。蟹壳中含有的甲壳质是一种动物性膳食纤维，现今发现甲壳质具有许多重要的生理功能，如具有排除体内金属的作用。

（4）维生素：鱼油、鱼肝油和多脂的鱼肉中含有大量维生素 A 和维生素 D，是人体通过膳食摄取脂溶性维生素 A、D 的重要来源。水产类食品中含有较高的水溶性维生素，如 B 族维生素硫胺素、核黄素、尼克酸等，但维生素 C 含量较低。一些鱼类中含有硫胺素酶，在大量食用生鱼时可造成硫胺素缺乏。

（5）矿物质：海产品中含有丰富的矿物质，钙、磷、铁等含量较高。水产食品有富集金属的特点，当生长环境被污染时，可造成人类食品安全问题。

9. 乳及乳制品　乳是哺乳类动物的乳汁，乳制品是指以乳作为主要原料生产的各种产品。乳类所含营养成分齐全，比例构成合适，易于消化吸收和利用，不仅能满足婴幼儿生长发育的需要，也是老弱病患者的营养食品。

（1）蛋白质：牛乳中蛋白质含量较为恒定，为 3% ~ 3.5%，可分为酪蛋白和乳清蛋白。牛乳蛋白质属优质蛋白，消化率高达 92%，生物价为 85，易被人体消化吸收。

（2）脂类：牛奶脂肪含量为 2.8% ~ 4%，其颗粒小，每毫升牛乳中有 20 亿~40 亿个脂肪球，易于消化吸收。乳中脂肪可促进脂溶性维生素的吸收，还可对乳的口感和风味起到重要作用。

（3）碳水化合物：乳糖是牛乳中重要的天然碳水化合物，含量为 4.6% ~ 6.8%，乳糖可促进矿物质的吸收，对维持婴儿肠道正常菌群起重要作用，可促使乳酸杆菌繁殖，还具有调节胃酸、促进胃肠蠕动和消化腺分泌的功能，改善胃肠道功能。对于不经常饮用牛乳的成年人，体内缺乏乳糖酶或活性较低，不能利用乳糖，而发生腹泻称乳糖不耐症。

（4）维生素：乳中含有多种维生素，尤其富含维生素 A 和维生素 B_2，但维生素 C 和维生素 D 较少。

（5）矿物质：牛乳中的矿物质有钠、钾、钙、镁、氯、磷、硫、铜、铁等，大部分与有机酸结合成盐类；但含铁量很少，属贫铁食品。牛乳中的矿物质含量与牛的品种、饲料、泌乳期等因素有关，初乳为最高。发酵的乳制品中钙含量丰富，利用率高，为膳食中最好的钙来源。

第三节　营养状况调查及其评价

营养状况的调查及评价是营养学研究的重要内容和方法，是进行营养学研究的依据和手段，也是开展疾病诊断和治疗的基础。我国曾在 1959 年、1982 年、1992 年和 2002 年进行过四次全国性营养状况调查。在第四次全国营养调查工作中将非传染性慢性病如糖尿病、肥胖、高血压等疾病的发病情况调查同时进行，以对我国不同经济状况人群的膳食结构、营养状况和疾病发生发展有一全面了解和认识，为国家制定相关政策、社会发展规划提供信息和依据。

一、营养状况调查及评价的目的

营养状况调查是采用调查的手段，即膳食调查、体格检查和生化检验等方法，准确了解所调查对象的各种营养指标的情况，根据标准来判断其营养状况的方法。营养状况调查的目的是了解不同生理状况、生活环境、劳动条件下各种人群营养摄取和供给是否合理，针对具体的个人（包括各种疾病患者）、家庭和集体的不同情况，按照合理营养要求，提出改善措施以确保人群健康。

其目的主要是通过了解食物供给不足和食物过度消费对人类的影响，研究和发现与营养相关的问题，为进一步监测及病因学研究提供依据，对预测未来发展趋势、提出科学干预措施和提高全民营养水平提供科学依据。

二、营养调查的内容

营养调查包括膳食调查、体格检查（包括营养缺乏病检查）、生化检验三部分。

1. 膳食调查　即通过不同方法了解每人每日各种主、副食摄入量，在此基础上利用食物成分表计算出每人每日或每餐所摄入的能量和各种营养素的量，以评价是否达到供给量标准的要求。

2. 体格检查　即观察被调查者生长发育状况，了解机体营养状况。针对营养缺乏病的特殊检查，以发现有无营养素缺乏及营养缺乏病的临床表现。

3. 生化检验　即对被调查者血液及尿中所含营养素及有关成分进行检测，了解体内营养素的贮存及代谢情况。

三、营养调查评价的主要方法

1. 膳食调查方法

（1）调查对象确定：根据调查目的确定调查对象。调查对象要考虑到不同特点（地区、生活水平和劳动强度等），具有足够的代表性。调查对象的数量确定一般不少于 15 ~ 25 人。

（2）调查日期及期限：调查日期一般可在一年四季中各进行一次，以确保代表性。但在条件所限的情况下，也可根据本地区食品生产供应情况，任选两个季度进行调查。每季调查在 5 ~ 10 天为宜，若每日膳食情况变化不大，调查时间可缩短为 3 ~ 5 天。

（3）膳食调查方法：膳食调查通常有三种方法，即询问法、记账法和称重法。

①询问法：特点是简便易行，但所得资料比较粗略。询问法是通过询问，了解被调查者在调查规定的时间内各种主副食品摄入情况。询问调查前一天的食物消耗情况，称为 24 小时膳食回顾法，也是目前较为常用的膳食调查方法。例如对门诊病人或被调查者，可用本法了解他在最近一周内每日所吃食物的种类及数量并进行计算和评价。同时也可对患者的膳食历史，有无忌食、偏食或摄取特殊食物等进行全面了解，做出初步判断。

②记账法：特点是节省人力物力，方法简便易行。通过查账或记录一定期间内各种食物消耗总量和用餐的人日数，计算出平均每人每日的消耗量。在一年的四个季度中各进行一次，每次统计一个月（或适当缩短）时间。该方法适用于有详细账目的集体供餐单位。

③称重法：特点是细致准确，但需投入的人力物力较大。调查期间称量每日每餐所吃各种主副食的生重、熟重和剩余重量，并统计每餐的用餐人数，由所得

数据计算出每一餐平均每人的生食物重量。将一天各餐的结果加在一起，得出每人每日的进食量。该方法适用于个人（孕妇、乳母、病人）、家庭或集体单位。调查期限一般在 3～7 天。调查结果记录在食物消耗记录表 2-1 内。

表2-1　　　　　　　　　　　食物消耗记录表

日　期	餐别	食　物名　称	生　重（kg）	熟　重（kg）	生熟比	熟食剩余量（kg）	实际消耗量		就人	餐数
							熟重（kg）	生重（kg）		
早中晚										

生熟比 = 食物的熟重∶食物的生重

　　（4）膳食调查结果整理：任何一种调查方法，其所得到的资料都要进行以下几个方面的统计。①平均每人每日摄取各类食品的名称及数量。②根据食物成分表查出每种食物的能量和各种营养素的含量，并记录于表中；也可应用计算机营养软件程序进行计算。③计算出平均每人每日各种营养素平均摄入量，如表2-2。④计算出三大营养素能量百分比，即膳食中蛋白质、脂肪、碳水化合物所供能量占总能量的百分比，如表2-3。⑤计算三餐能量比。⑥计算蛋白质的来源百分比，即每日从粮食类、豆类、动物类食品中所摄入蛋白质，分别占该日蛋白质总量的百分比。⑦计算脂肪来源百分比，即每日摄入的动物性脂肪与植物性脂肪分别占该日脂肪总量的百分比，如表2-4。

表2-2　　　　　　　　　　每日营养素摄入量计算表

类别	食物名称	重量(g)	蛋白质(g)	脂肪(g)	糖类(g)	热能(kcal)	纤维素(g)	钙(g)	磷(g)	铁(g)	维生素A(μgRE)	胡萝卜素(mg)	硫胺素(mg)	核黄素(mg)	尼克酸(mg)	维生素C(mg)
每人每日平均摄入量																
参考摄入量																
占参考摄入量百分比%																

表2-3 三大营养素产热构成

	蛋白质	脂肪	碳水化合物
摄入量（g）			
产生能量（kcal）			
占总能量百分比（%）			

表2-4 蛋白质、脂肪的主要来源及构成

	蛋白质来源分布				脂肪来源分布	
	动物性食物	谷 类	豆 类	其他植物食品	动 物	植 物
摄入量（kcal）						
占总摄入（%）						

（5）膳食调查结果评价：膳食调查结果评价的依据主要是衡量用膳者的膳食摄入能否满足能量及各种营养素的需求，同时要结合烹调加工方法的合理性，但由于膳食调查为短期调查，所以必须结合体格检查与生化检验进行全面分析。具体是将膳食调查结果与"每日膳食中营养素供给量"标准进行比较，做出合理评价。评价项目主要有：

①食物构成：根据我国膳食结构模式进行评价。膳食以粮谷类食物为主，以蔬菜、动物性食物、豆类及其制品和乳类为副，做到种类多样，比例合适，荤素合理搭配，能满足不同生理状况及劳动条件人群的需要。

②能量及各种营养素占供给量标准的百分比：能量是三大营养素的综合体现，也是三大营养素发挥各项功能的基础和保障，所以在膳食营养评价中首先要对能量进行评价。体力活动、年龄、气候和体型均影响能量需要，而以劳动强度为主要影响因素，在评价能量需要量时，应根据其劳动强度等级与相应的标准进行对比。一般认为能量及各种营养素的摄入量应占供给量标准的90%以上，低于标准80%为供给不足，长期供给不足会导致营养不良。如果低于60%则认为是缺乏，对身体会造成严重的影响。对能量的评价不仅看其总量，还要看其来源。一般认为能量来源于蛋白质、脂肪、碳水化合物的比例分别为10%～12%（儿童12%～14%）、20%～30%（儿童25%～35%）、60%～70%。三餐的能量分配比例分别为早餐30%，中餐40%，晚餐30%。

2. 体格检查方法 体格检查包括身体测量、临床体检、营养素缺乏病的体征检查。身体测量主要是测量身长、体重、皮下脂肪厚度等项指标，了解身体发育情况；营养缺乏病体征检查主要是检查有无营养缺乏病发生。

（1）身体测量方法

①身长：早晨，赤脚，使用特制身长计，或可用墙壁和木尺的简便方法。要求被测者赤脚直立于地面上，两脚跟部靠紧，脚尖呈 40°～60°角，膝伸直，两上肢自然下垂，肩自然放松，头正，眼耳在一水平面上。测量者立丁被测者的右侧，读数。

②体重：清晨，空腹，排空大小便，着短裤，女子可着背心。采用弹簧式体重计或杠杆式体重计，感量及读数要求至 100g。测量时被测者立于秤的中央。

③皮褶厚度：采用皮脂计（压力要符合规定标准 $10g/cm^2$）。在几个测量部位用左手拇指和食指将皮肤连同皮下脂肪轻轻捏起，然后用皮脂计测拇指下方约 1cm 左右的皮脂厚度，读数记录至 0.5mm。测量时应注意皮脂计与被测部位保持垂直，且不要用力加压，一般要求在一个部位测 3 次取平均值。

测量皮脂厚度的常用部位有：

三头肌部：左上臂背侧中点（即左肩峰至尺骨鹰嘴的中点）上约 2cm。测量者站立于被测者后方，使被测者上肢自然下垂。

肩胛下部：左肩胛下角下方约 2cm 处。

腹部：距脐左方 1cm 处，将皮肤连同皮下组织与正中线平行捏起进行测量。

上臂围：上臂中点周长，用卷尺测量。

上臂肌围（cm）＝上臂围（cm）－3.14×三头肌部皮褶厚度（cm）。

（2）身体测量评价指标

①标准体重（或称理想体重）

身长 165cm 以上者：标准体重（kg）＝身长（cm）－100

身长 165cm 以下者：标准体重（kg）＝身长（cm）－105（男）

标准体重（kg）＝身长（cm）－100（女）

按上式计算：标准体重±10% 为正常体重；超过 10%～20% 为超重；超过 20% 以上为肥胖；低于 10%～20% 为瘦弱；低于 20% 以上为严重瘦弱。

②体质指数（BMI）：体质指数是目前评价营养状况的最普遍和最重要的方法，即：BMI＝体重（kg）/身高（m）^{2}

③皮褶厚度：用以估计体内脂肪含量的方法。三头肌皮褶厚度：适用于各个年龄组，成年人标准值：男 12.5cm，女 16.5cm。

④上臂肌围：上臂肌围＝上臂围（cm）－3.14×三头肌皮褶厚度（cm）。成年人正常标准值：男 25.3cm，女 23.2cm。

（3）营养缺乏病体征检查：其目的是依据临床诊断的相关标准，观察和了解被调查者是否存在与营养状况相关的症状和体征，并做出正确判断。由于营养缺乏病的症状和体征的出现，往往是经历了相当长时间的营养素缺乏过程，故当检查发现营养缺乏病的体征时，可以认为是因为长期的营养缺乏所致的后果。

①维生素 A 缺乏病：目前仍然是不发达国家和地区威胁人们健康，特别是儿童健康的主要疾病。我国人群中该病的发生率已呈明显下降趋势，但在经济落后的乡村，发病率仍较高，尤以儿童中"亚临床状态维生素 A 缺乏"较为广泛。维生素 A 缺乏病主要表现为：

对视力的影响：暗适应能力减退，暗适应时间延长（大于 30 秒）；夜盲；结膜干燥，角膜皱褶；角膜干燥，角膜软化，毕脱斑。

对皮肤的影响：皮肤干燥，鳞皮，毛囊角化。

对骨骼的影响：生长期的儿童出现骨组织生长停止、发育迟缓、齿龈增生角化等。维生素 A 缺乏可使破骨细胞数量减少和成骨细胞功能失调，骨质过度增生，骨腔狭小而出现神经压迫症状。

免疫功能损伤：称为"亚临床状态维生素 A 缺乏"现象，由于免疫功能低下，导致易感染性升高，可有儿童或老人反复发作的呼吸道感染和腹泻发生。

临床诊断：出现皮肤干燥，暗适应时间延长等两个以上体征者即可诊断；若有角膜软化或毕脱斑之一者可单独诊断。

②维生素 B_1 缺乏病（脚气病）：由于维生素 B_1 摄入不足、机体吸收障碍或各种原因引起的消耗增加等，导致维生素 B_1 缺乏，称之为脚气病。临床上分为成人脚气病和婴儿脚气病。成人脚气病主要表现为肢体软弱无力，肌肉酸痛，以下肢（腓肠肌压痛）表现明显；食欲减退、厌食，消化不良，体重下降；可出现神经系统症状如倦怠无力、头痛、失眠、淡漠、忧郁、健忘等。临床又分：

干性脚气病：患者以神经炎症状和消化系统症状为主，表现为下肢对称性感觉神经和/或运动神经功能障碍，成袜套样分布；消化系统功能下降，蠕动减慢，出现便秘。

湿性脚气病：患者以心血管系统症状为主，心悸、气短；心脏扩大（右心显著），可出现浮肿，且发展迅速。

混合型脚气病：患者兼有干性脚气病和湿性脚气病的特点。婴儿脚气病主要发生在 2~5 个月的婴儿，多因母乳缺乏维生素 B_1。患者起病急，早期可有哭闹、急躁、面色苍白、浮肿；若得不到及时纠正，可出现嗜睡、眼睑下垂和呆视，严重时心力衰竭、深反射消失，甚至发生死亡。

临床诊断：出现下肢水肿、心脏扩大中的一项，在除外其他心、肾疾患后，即可诊断。若单独出现腓肠肌的压痛或多发性神经炎（膝反射亢进或消失）症状和体征，在除外其他神经系统疾患后，即可诊断。

③维生素 B_2 缺乏病（核黄素缺乏病）：核黄素缺乏多由于饮食供给不足、食物的储存、加工不当所致维生素 B_2 被破坏等因素所致。其主要表现有：

上皮损伤：如脱毛、脂溢性皮炎和脱发、弥漫性上皮角化。

眼部症状：包括睑缘炎、畏光、流泪、视力模糊、严重者可有角膜周围充血或血管形成。

对口唇的影响：口唇红肿、干燥、口角炎，舌炎表现为味蕾肿大、舌萎缩、地图舌等。

皮肤炎症：主要表现为阴囊、会阴部皮炎；在鼻唇沟、面颊、眉间等部位脂溢性皮炎。

严重的核黄素缺乏还可以导致机体免疫力低下和胎儿畸形。

临床诊断：有口角炎、唇炎、舌炎、脂溢性皮炎和眼角膜周围充血或血管形成等两个以上体征，即可诊断；若有舌炎或阴囊炎单一体征者，亦可诊断。

④烟酸缺乏病（尼克酸缺乏病或癞皮病）：烟酸缺乏可引起癞皮病，其主要原因是由于摄入的膳食中缺乏尼克酸（维生素 PP）。研究证明在体内发挥作用的状态并不是烟酸，而是氨基化合物烟酰胺或尼克酰胺。烟酸缺乏病起病较为缓慢，通常以疲劳乏力、失眠健忘、体重减轻等为前驱症状。典型症状有皮炎、腹泻、痴呆，被称为"三 D 症状"。

皮炎症状：暴露部位对称性皮炎，即开始出现红斑，有烧灼感和瘙痒感，随之形成水泡、破裂、继发感染，慢性者可出现干燥、粗糙、增厚等。

消化系统症状：有口角炎、舌炎（舌面光滑、猩红、乳头肿大或萎缩）、口腔、咽喉部黏膜红肿、上皮脱落和溃疡；腹泻是一特异性典型症状，表现为早期便秘，而后出现腹泻，大便成水样或糊样并有恶臭，有时带血。

精神神经异常：往往出现在皮炎和消化系统症状之后，有烦躁、焦虑、抑郁、健忘、失眠、感觉异常等。

临床诊断：患者出现有猩红色舌炎和对称性皮炎，除外其他疾病，即可诊断。

⑤维生素 C 缺乏病（坏血病）：维生素 C 缺乏是由于膳食摄入的维生素 C 不足或需要量增加等原因，机体在短时间内得不到维生素 C 的补充，致使维生素 C 的体内贮存减少，当低于 300mg 时，将会出现相应的症状。一般认为维生素 C 缺乏引起坏血病的病情比较缓慢，需要经历 4 ~ 7 个月。

前驱症状：多为体重减轻、疲乏无力、肌肉酸痛、毛囊周围充血、齿龈炎（齿龈紫红、肿胀、压疼、出血）等。

出血：若病情得不到改善，进一步出现出血倾向，可在全身各部位出现大小不等、程度不一的出血点。从开始的牙龈和毛囊周围等处发展成为皮下组织、肌肉、关节等部位的血肿或淤血。小儿的皮下淤血点或斑常见于骨骼病变的附近，严重时可发生在内脏、黏膜、胸腔和颅内。维生素 C 缺乏表现在牙龈方面的改变较为明显，在肿胀、松动的基础上，出现溢血、溃疡和感染。

胶原合成障碍：可导致骨质疏松，主要有肋骨串珠（肋骨与肋软骨交接处扩大）、四肢长骨端肿胀等症状。

严重坏血病患者可因发热、水肿、麻痹及肠坏疽而发生死亡。

临床诊断：在口腔卫生好的患者出现齿龈炎或婴儿骨膜下出血即可诊断。

⑥维生素 D 及钙缺乏（佝偻病）：维生素 D 是一种脂溶性维生素，与钙代谢平衡关系密切。佝偻病是维生素 D 及钙缺乏的主要临床表现，其原因是由于膳食摄入维生素 D 不足或人体光照缺乏使维生素 D 合成减少而引起钙、磷代谢异常。

精神神经症状：是佝偻病的早期症状之一，主要表现有兴奋不安、好哭多汗、患儿枕秃或环形脱发。

骨骼症状：颅骨软化（囟门边缘软化、迟闭合、前囟大），头颅畸形（方颅、鞍状头、十字头），胸部骨骼改变可表现为肋骨串珠、胸部畸形（赫氏沟、鸡胸），四肢和脊柱的改变有腕踝部膨大呈"手镯""足镯"、上下肢弯曲变形（X 型腿、O 型腿）和脊柱弯曲。

牙齿发育障碍：出牙晚，釉质发育不良。

临床诊断：患者出现典型佝偻病的症状和体征者，诊断较为明确。

⑦蛋白质－能量营养不良：蛋白质和能量营养不良是指由于人体摄入不足所致的营养缺乏病。蛋白质和能量的缺乏常常是并存的，故营养不良也是同时发生的。患者还可伴有维生素和矿物质的缺乏。该病在成年人和儿童中均可发生，婴儿是易感人群。在发展中国家、经济和生活水平低下的地区，其蛋白质－能量营养不良是重要的公共卫生问题。

蛋白质－能量营养不良可分为水肿型营养不良和干瘦型营养不良。前者是由于蛋白质严重缺乏、能量刚能满足人体需要；后者指蛋白质和能量均因长期严重缺乏而出现的疾病。

病因多为食物短缺、低蛋白质低能量膳食、胃肠道疾病、高代谢疾病和慢性消耗性疾病等。易感人群主要是断乳期婴幼儿和各种因素所致的摄入过低或摄入不能、体重减轻的人群。

主要表现为激素水平改变如胰岛素、甲状腺素和性激素分泌降低，生长激素、皮质醇水平增高。体内水分含量增加、脂肪储存被动用、蛋白质丢失严重。发生贫血，而且单纯补铁不能改善症状，需全面补充蛋白质、能量、维生素及矿物质。免疫能力下降，表现在患者极易发生感染。易疲劳是患者常见症状。器官脏器功能减低，患者心搏出量减少，血压下降，胃肠、肝、肾功能受损。

临床诊断：根据膳食摄入量、实验室检测、人体测量和临床症状体征进行诊断和评价。

3. 生化检测方法 生化检测方法是指采用实验室检测手段，对人体进行的生物化学指标的检测，以发现临床营养不良、营养储备不足及营养过剩等问题，及时采用干预和治疗方法，预防疾病的发生和发展。人体内营养素的含量多少不尽相同，但无论从不饱和状态营养素水平达到饱和状态，或由饱和状态营养素水平发展到出现营养素缺乏症状，都需要一个过程，而且在营养素缺乏病出现临床症状前，通过实验室生化测定可发现亚临床体征，对于营养不足状态的早期发现具有重要意义。检测和评价营养素的实验室方法有：①检测血液中营养成分及标志物的水平；②检测尿液中营养成分直接排出或代谢产物的排出量；③检测血液中与营养素相关的成分及酶活性；④检测由于营养素不足所致血、尿中产生的异常代谢物；⑤营养素的负荷、饱和等实验。其中常用的方法有：

（1）蛋白质营养状况的检验与评价：常用指标有血清蛋白质含量、运铁蛋白、肌酐－身高指数、尿羟脯氨酸排出量、血浆非必需与必需氨基酸比值等。

（2）维生素 A 营养状况检验：常用指标有血清维生素 A 含量、血清胡萝卜素含量、血浆中视黄醇结合蛋白的测定。

（3）维生素 D 及钙营养状况检验：常用指标有血清钙含量、血钙和磷乘积、血清碱性磷酸酶活性等。

（4）维生素 B_1、B_2、尼克酸 C 及营养状况检验：体内各种维生素尤其水溶性维生素，其含量有一定范围，若摄入过多，多余的维生素会排泄到体外；反之，尿中排泄的量就减少。对维生素 B_1、B_2、尼克酸及维生素 C 营养水平进行鉴定时，多采用尿负荷试验方法，此法简单易行，可作为评价人体近期营养状况常用的生化检测项目。具体方法如下：受试者清晨空腹口服维生素 B_1 5mg，维生素 B_2 5mg，尼克酸 50mg，维生素 C 500mg（14 岁以下儿童减半），收集 4 小时尿，测定尿中 4 种维生素排出量。如膳食中的维生素含量丰富，尿中维生素的排出量就高；反之就低。因此，可用此法间接判断维生素的营养状况。

评价标准（成人 4 小时尿中排出的各种水溶性维生素）由表 2－5 中显示。

表2－5　　　　　　　　尿负荷试验水溶性维生素的评价

维生素	缺乏	不足	正常	充裕
维生素 B_1（μg）	<100	100～199	200～399	≥400
维生素 B_2（μg）	<400	400～799	800～1299	≥1300
维生素 PP（mg）	<2	2～2.99	3～4	>4
总维生素 C（mg）		<5	5～13	>13
还原型维生素 C（mg）		2～2.99	3～10	>10

摘自《卫生学》，人民卫生出版社，第六版

第四节 膳食结构与膳食指南

一、膳食结构

膳食结构是指所摄入的各种食物类别及其数量占总摄入量的比重。它可表现出膳食中各种食物间的构成关系，并可依据各类食物供给的营养素的质量及构成，评价膳食组成是否合理。膳食结构的形成需有一个漫长的历史过程，受传统文化、生产力水平、自然环境条件、政治经济和科学文化发展等因素的影响，而且这些因素是在不断变化的，这种变化也可使传统的膳食结构渐渐地发生改变。通常由于地域不同、历史阶段不同，经济水平不同、文化结构不同，膳食结构的差异较大。影响膳食结构的因素具有逐渐变化的特点，虽然一个国家、一个民族、一个地区的居民其膳食结构是比较稳定的；但由于其逐渐变化性，故适当地加以科学调整、预防干预，对纠正不良结构膳食，维护身体健康有着积极作用。

世界各国的膳食结构均有各自的特点，大体上可分为四种类型：

第一种是动物性食物为主的"三高、一低"膳食类型。以欧美发达国家如西欧、北欧及美国等为代表的膳食结构，这些国家植物性食品为辅，动物性食品为主。其"高蛋白、高脂肪、高能量、低纤维"膳食，被认为是营养过剩型饮食，易导致冠心病、糖尿病、大肠癌和乳腺癌等疾病的发生，严重威胁着居民的身体健康。

第二种是动植物食物平衡的膳食类型。以日本为代表，集东西方饮食特点于一身，即植物性食物和动物性食物的消费量较为均衡，其中植物性食物比例较大，而选择数量适宜的动物性食物，约占膳食蛋白质总量的42.8%，其动物性食物中50%是海产品，并保留了东方人的饮食习惯，即膳食中有丰富的蔬菜、水果。动植物平衡的膳食类型被认为是：食物结构比较合理，能量和脂肪的摄入低于动物性食物为主的膳食模式，基本符合营养要求。

第三种是植物性食物为主的膳食类型。以发展中国家如印度、印度尼西亚、巴基斯坦、孟加拉和非洲等为代表的膳食结构，这些国家以动物性食物为辅，以植物性食品为主，所提供的能量约占总能量的90%，其能量基本上可满足人体的需要，但由于蛋白质、脂肪的摄入量较低，人体通过动物性食物供给的维生素、矿物质易出现短缺，可导致营养缺乏病的发生。

第四种是地中海地区的膳食类型。以居住在地中海地区居民的膳食结构为特点的膳食类型，如意大利、希腊等国家为代表，其特点主要是饱和脂肪酸摄入低

（红肉摄入少，适量食用鱼、禽和蛋，以橄榄油为主，适量的奶酪和酸奶）；丰富的复合碳水化合物摄入（植物性食物如蔬菜、土豆、谷类、豆类、水果及果仁），且新鲜度高、粗加工；成年人习惯饮用葡萄酒。研究发现：地中海人的心脑血管疾病的发病率很低，认为与其膳食结构特点密切相关。

（一）中国居民的膳食结构和现状

中国居民的膳食因受广阔地域、不同民族文化和不均衡的经济发展水平的影响，各具特点，差异很大。随着国家经济建设的快速发展，中国居民的膳食结构发生了较大改变，蛋白质、脂肪类食品摄入比例在不断提高，另外中国疾病谱也从过去的急性传染病、寄生虫病为主转为以肿瘤、心脑血管病为主。疾病谱的变化与中国人的膳食结构的变化密切相关。

专家认为中国居民的膳食结构在保持以往传统的以植物性食物为主的基础上，增加膳食纤维的摄入（如蔬菜、水果类），增加豆及豆制品类、奶及奶类制品摄入，对贫困地区应尽可能提高动物性食物的消费，减少食盐的摄入量，以防止心脑血管病的发生和发展。

1. 2002 年 8～12 月，由卫生部、科技部和国家统计局共同在全国范围内开展的"中国居民营养与健康状况调查"显示：

（1）居民膳食质量明显提高：我国城乡居民能量及蛋白质摄入得到基本满足，肉、禽、蛋等动物性食物消费量明显增加，优质蛋白比例上升。城乡居民动物性食物分别由 1992 年的人均每日消费 210g 和 69g 上升到 248g 和 126g。与1992 年相比，农村居民膳食结构趋向合理，优质蛋白质占蛋白质总量的比例从17% 增加到 31%、脂肪供能比由 19% 增加到 28%，碳水化合物供能比由 70% 下降到 61%。

（2）儿童青少年生长发育水平稳步提高：婴儿平均出生体重达到 3309g，已达到发达国家水平。全国城乡 3～18 岁儿童及青少年各年龄组身高比 1992 年平均增加 3.3cm。但与城市相比，农村男性平均低 4.9cm，女性平均低 4.2cm。

（3）儿童营养不良患病率显著下降：5 岁以下儿童生长迟缓率为 14.3%，比 1992 年下降 55%，其中城市下降 74%，农村下降 51%；儿童低体重率为7.8%，比 1992 年下降 57%，其中城市下降 70%，农村下降 53%。

（4）居民贫血患病率有所下降：城市男性由 1992 年的 13.4% 下降到10.6%；城市女性由 23.3% 下降到 17.0%；农村男性由 15.4% 下降至 12.9%；农村女性由 20.8% 下降至 18.8%。

2. "中国居民营养与健康状况调查"还指出了我国居民营养与健康存在的问题，具体如下：

（1）城市居民膳食结构不尽合理：畜肉类及油脂消费过多，谷类食物消费偏低。2002 年城市居民每人每日油脂消费量由 1992 年的 37g 增加到 44g，脂肪供能比达到 35%，超过世界卫生组织推荐的 30% 的上限。城市居民谷类食物供能比仅为 47%，明显低于 55% ~ 65% 的合理范围。此外，奶类、豆类制品摄入过低仍是全国普遍存在的问题。

（2）一些营养缺乏病依然存在：儿童营养不良在农村地区仍然比较严重，5 岁以下儿童生长迟缓率和低体重率分别为 17.3% 和 9.3%，贫困农村分别高达 29.3% 和 14.4%。生长迟缓率以 1 岁组最高，农村平均为 20.9%，贫困农村则高达 34.6%，说明农村地区婴儿辅食添加不合理的问题十分突出。铁、维生素 A 等微量营养素缺乏是我国城乡居民普遍存在的问题。

①贫血：我国居民贫血患病率平均为 15.2%；其中 2 岁以内婴幼儿为 24.2%，育龄妇女贫血为 20.6%，60 岁以上老人为 21.5%。

②维生素 A 缺乏：3 ~ 12 岁儿童维生素 A 缺乏率为 9.3%，城市为 3.0%，农村为 11.2%；维生素 A 边缘缺乏率为 45.1%，城市为 29.0%，农村为 49.6%。

③钙缺乏：全国城乡钙摄入量仅为 391mg，相当于推荐摄入量的 41%。

（3）慢性非传染性疾病患病率上升迅速。

①高血压：高血压患病率有较大幅度升高。我国 18 岁及以上居民高血压患病率为 18.8%，估计全国患病人数 1.6 亿多。与 1991 年相比，患病率上升 31%，患病人数增加约 7000 多万人。农村患病率上升迅速，城乡差距已不明显。

②糖尿病：我国 18 岁及以上居民糖尿病患病率为 2.6%，空腹血糖受损率为 1.9%。估计全国糖尿病现患病人数 2000 多万，另有近 2000 万人空腹血糖受损。城市患病率明显高于农村，一类农村明显高于四类农村。

③超重和肥胖：超重和肥胖患病率呈明显上升趋势。我国成人超重率为 22.8%，肥胖率为 7.1%，估计人数分别为 2.0 亿和 6000 多万。大城市成人超重率与肥胖现患率分别高达 30.0% 和 12.3%，儿童肥胖已达 8.1%，应引起高度重视。与 1992 年全国营养调查资料相比，成人超重率上升 39%，肥胖率上升 97%，由于超重基数大，预计今后肥胖患病率将会有较大幅度增长。

④血脂异常：我国成人血脂异常患病率为 18.6%，估计全国血脂异常现患人数 1.6 亿。不同类型的血脂异常现患率分别为：高胆固醇血症 2.9%，高甘油三酯血症 11.9%，低高密度脂蛋白血症 7.4%。另有 3.9% 的人血胆固醇边缘升高。值得注意的是，血脂异常患病率中、老年人相近，城乡差别不大。

⑤慢性病：膳食营养和体力活动与相关慢性病关系密切。调查结果表明，膳食高能量、高脂肪和少体力活动与超重、肥胖、糖尿病和血脂异常的发生密切相

关；高盐饮食与高血压的患病风险密切相关；饮酒与高血压和血脂异常的患病危险密切相关。特别应该指出的是脂肪摄入最多体力活动少的人，患上述各种慢性病的机会多。

（二）日本的膳食结构和现状

日本的膳食结构是以动物性食物与植物性食物并重为特点，保持了东方人饮食文化的传统。日本人仍以稻米为主食，配以其他食物。一日三餐品种多样，谷类、蔬菜、海产品和汤类，不仅美味可口，而且营养丰富，动物蛋白质的消费占总蛋白质摄入的42.8%，其中海产品占50%，日本人有生吃海产品习惯，不仅味道鲜美，还是低能量食品。膳食调查显示：日本人心脑血管病发病率较低的主要原因之一是其膳食结构的特点。在日本人的饮食中能量及脂肪的摄入较低（1985年以来平均每人每日1979kcal），不饱和脂肪酸摄入多，食物以碳水化合物为主（占供能比的57.7%），注意食品的新鲜度和维生素、矿物质的摄入。但是日本人的饮食习惯中米面的精加工，膳食纤维的损失较大；膳食中盐的摄入量较高；生吃鱼类易患寄生虫病。

（三）美国的膳食结构和现状

美国的膳食结构并没有因为地域的辽阔、社会阶层的不同而有很大的差异，美国的物质非常丰富，但饮食却非常单一。主要以动物性食物为主，如猪、牛肉；奶及奶制品的消费量较高，大量食用三明治、汉堡包、面包等快餐食品；以咖啡、果汁为主要饮料。其饮食结构是以高能量、高脂肪、高蛋白、低纤维素为特点的营养过剩型模式。平均每人每日摄入蛋白质100g以上，脂肪140g左右，能量达到3300～3500kcal，长期的"营养过剩"膳食，使成年人体重超重、肥胖的人数增加，30%的成年人身体肥胖，6～19岁的儿童和青年人中16%体重超重，随之而来的慢性疾病如高血压、高血脂、糖尿病、心脑血管病、恶性肿瘤等疾病高发。为了扭转这一趋势，美国卫生和公共服务部、美国农业部提出的《膳食指南》提出平衡饮食结构的概念，减少热量的摄入，加强身体锻炼，明智地选择食物，倡导绿色、黑色食品，以增加维生素、矿物质和膳食纤维的摄入。

二、膳食指南

膳食指南是根据营养学原则，结合自己的国情、民俗、文化等因素，提出指导性意见，教育人们采取平衡膳食，达到合理营养，促进健康的目的。膳食指南实施的关键是政府的强有力支持，以贯彻其具体措施的落实，另一方面要运用宣传手段，提高民众的营养意识，增强实施《膳食指南》的自觉性和主动性。

1．中国居民的膳食指南及膳食宝塔

（1）1989 年制定的第一个膳食指南：①食物要多样；②饥饱要适当；③油脂要适量；④粗细要搭配；⑤食盐要限量；⑥甜食要少吃；⑦饮酒要节制；⑧三餐要合理。

（2）1997 年 4 月修订并通过了"中国居民膳食指南"，其主要内容包括：

①食物多样，谷类为主。人类的食物是多种多样的，各种食物所含的营养成分不完全相同，要达到合理营养、促进健康的目的，则需提倡人们广泛食用多种食物。多种食物应包括以下五大类：谷类及薯类、动物性食物、豆类及其制品、蔬菜水果类和纯能量食物。

②常吃奶类、豆类或其制品。奶类除含丰富的优质蛋白质和维生素外，含钙量较高，且利用率也很高，是天然钙质的极好来源。豆类及其制品是我国的传统食品，含大量的优质蛋白质、不饱和脂肪酸、钙及维生素 B_1、B_2、烟酸等。

③多吃蔬菜、水果和薯类。蔬菜与水果含有丰富的维生素、矿物质和膳食纤维，蔬菜的种类繁多，不同品种所含营养成分不尽相同，颜色为红、黄、绿等深色的蔬菜中维生素含量超过浅色蔬菜和一般水果，是胡萝卜素、维生素 B_2、维生素 C 和叶酸、矿物质（钙、磷、钾、镁、铁）的重要来源，也是膳食纤维和天然抗氧化物的主要或重要来源。研究证明，摄入丰富的蔬菜、水果和薯类，对保持心血管健康、增强抗病能力、降低儿童发生干眼病的危险及预防某些癌症等方面，起着十分重要的作用。

④吃清淡少盐的膳食。清淡膳食有利于健康，动物性食物和油炸、烟熏食物不要过多食用。膳食不宜油腻，食盐的摄入不宜过多。有调查发现我国居民食盐摄入量过多，平均值是世界卫生组织建议值的两倍以上，流行病学调查结果证实了钠的摄入量与高血压发病呈正相关。世界卫生组织建议每人每日食盐用量不超过 6g 为宜。

⑤饮酒要限量。高酒精度酒含能量较高，而且不含其他营养素。人们过量饮酒，会使食欲下降，食物摄入减少，易发生多种营养素缺乏，严重时还会造成酒精性肝硬化，也可增加患高血压、中风等疾病的危险性。

⑥常吃适量鱼、禽、蛋、瘦肉，少吃肥肉和荤油。动物蛋白质的氨基酸组成更适合人体需要，易于人体消化吸收，赖氨酸含量较高，可补充植物蛋白质的不足。肉类中铁的利用较好，鱼类特别是海鱼所含不饱和脂肪酸有降低血脂和防止血栓形成的作用。动物肝脏含维生素 A 极为丰富，还富含维生素 B_{12}、叶酸等。肥肉和荤油为高能量和高脂肪食物，摄入过多往往会引起肥胖，并是某些慢性病的危险因素，应当少吃。

⑦食量与体力活动要平衡，保持适宜体重。人们需要保持食量与能量消耗之

间的平衡。脑力劳动者和活动量较少的人应加强锻炼，开展适宜的运动，如快走、慢跑、游泳等。而消瘦的儿童则应增加食量和油脂的摄入，以维持正常生长发育和适宜体重。

⑧吃清洁卫生、不变质的食物。在选购食物时应当选择符合卫生标准的食物。进餐卫生条件，包括进餐环境、餐具、供餐者和用餐者本身的卫生状况，是保证人们饮食健康的重要方面。集体用餐要提倡分餐制，减少疾病传染的机会。

为了帮助群众把《膳食指南》的原则具体应用于日常膳食实践，中国居民膳食指南专家委员会针对我国居民膳食的主要缺陷，按平衡膳食的原则，推荐了我国居民各类食物的适宜消费量，并以宝塔的形式表达，称之为"中国居民平衡膳食宝塔"，见图2-1。

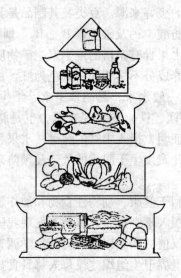

油脂类25g

奶类及奶制品 100g
豆类及豆制品 25g

禽肉类 50~100g
鱼虾类 50g，蛋类 25~50g

蔬菜类 400~500g
水果类 100~200g

谷 类 300~500g

图2-1 中国居民膳食宝塔

谷类食物是我国传统膳食的主体。随着经济发展，生活改善，人们倾向于食用更多的动物性食物。根据1992年全国营养调查的结果，在一些比较富裕的家庭中动物性食物的消费量已超过了谷类的消费量。这种"西方化"或"富裕型"的膳食提供的能量和脂肪过高，而膳食纤维过低，对一些慢性病的预防不利。专家建议：谷类为主的膳食是我国良好传统的膳食习惯，可以防止发达国家膳食结构的弊端。

膳食宝塔建议的豆类和豆制品及奶类和奶制品的消费量比较高，是针对我国居民膳食中提供的钙质普遍较低的缺点而提出的。有调查显示我国居民膳食提供的钙质普遍偏低，平均只达到推荐供给量的一半左右。我国婴幼儿佝偻病的患者也较多，这和膳食钙不足可能有一定的联系。大量的研究表明，给儿童、青少年补钙可以提高其骨密度，从而延缓其发生骨质丢失的速度。因此，应大力发展奶类、大豆及其制品的生产和消费。豆类及其豆制品的生产和食用可提高农村人口的蛋白质摄入量，也可防止城市居民大量消费动物性肉类食品。虽然与大多数居民当前的膳食条件和实际情况有距离，但这是改善中国居民膳食结构不可缺少的重要部分，应当大力提倡食用豆类，尤其是大豆制品的加工和食用，推动豆类、奶类及其制品的生产和消费。

2. 日本的膳食指南 日本人长寿被世人关注，虽然影响因素较多，但不能不说是与日本人的膳食结构关系密切。

日本提出的健康饮食生活指南包括5项原则：①食物多样化，以保持营养素摄入平衡。每日进食的食物种类目标是30种；②加强运动，达到能量平衡。每日坚持一定时间的运动，预防肥胖；③讲究脂肪的量和质。少吃动物性脂肪，适当摄入植物油和鱼油，保持3种来源油脂的均衡，以预防心血管系统的疾病；④注意少用食盐。不要吃太咸食品，每日摄入食盐在10g以下，要讲究烹饪方法；⑤愉快进食。营造愉快轻松的就餐环境和气氛，既提高食物消化吸收率，也可享受美味。

3. 美国的膳食指南 美国农业部和卫生部在1980年颁布的第一版膳食指南为《营养与健康：美国人的膳食指南》，并规定每五年修订一次。

2005年1月由美国健康与人类服务部、农业部宣布发行《2005年美国人膳食指南》，该膳食指南确定了41种关键性建议，其中23种用于普通公众，18种用于特殊人群。它们归入9个方面：

（1）不超过热量所需的充足营养：选择富含营养的食物和饮料，选择含饱和脂肪和反式脂肪、胆固醇、糖、盐、热量少的食物；采取平衡饮食方式，在能量所需限度内达到推荐的营养摄入量。

（2）控制体重：把体重控制在健康的范围内，从食物和饮料中摄取的热量应与消耗的热量平衡；防止体重随时间逐渐增加，减少热量的摄入并增加活动量。

（3）体育锻炼：经常参加体育锻炼、减少久坐的时间，以改善健康状况、促进心理健康并保持健康体重；减少成年后慢性病的发病风险，除外上班和日常的家庭活动外，每日还应进行至少半个小时的中等强度的体育活动；成年人持续减重，热量的摄入不要超过所需量。

（4）鼓励摄入的食物：要食用足够数量的水果和蔬菜，每日2杯（约454g）水果和2.5杯（约567g）的蔬菜，量的多少取决于热量的标准（建议2000kcal）；每日食用多种水果和蔬菜，建议5种蔬菜（深绿色蔬菜、橘黄色蔬菜、含淀粉蔬菜、豆类和其他蔬菜），每周食用多次；每日要食用 3 盎司（约 85g）左右的全麸谷类食品，应该至少有一半的谷类食品是全麸谷类；每日食用 3 杯（约 0.7L）脱脂或低脂牛奶或乳制品。

（5）脂肪：摄入量应控制在所需热量的 20% ~ 35%，每日从饱和脂肪酸中摄取热量不应超过 10%，食用多不饱和脂肪酸和单不饱和脂肪酸含量高的食物（如鱼类、坚果和植物油），反式脂肪酸的摄入越少越好；选择低脂肪、脱脂的食品（如瘦肉、家禽、干豆、牛奶和乳制品）。

（6）碳水化合物：经常食用含有大量纤维素的水果、蔬菜和全麸谷类食品；选择低糖和甜料较少的食品和饮料；减少龋齿的发生，养成良好的口腔卫生，少吃糖及含淀粉的食物和饮料。

（7）钠和钾：选择含盐量少的食品，每日摄入的钠不要超过 2300mg（约一茶匙盐）；食用含钾丰富的食物。

（8）酒精饮料：理智饮酒，量要适中，女性每日最多喝 1 杯，男性为 2 杯。饮酒无节制的人、孕妇、儿童、青少年和病人及一些特殊职业的人（驾驶员、机械操作员）不应该饮酒。

（9）食品安全：避免由微生物引起的食源性疾病（食物要清洗充分、生熟分开、烹调温度达到杀灭微生物的温度、易坏食物应立即冷藏或冷冻并在食用前正确解冻）；避免饮用未经高温消毒的生牛奶；避免食用生的或未全熟的鸡蛋及食品；避免食用生的或烹调火候不够的肉和家禽；避免饮用未经高温消毒的果汁。

第五节　食物的科学烹调

饮食习惯和烹调方法具有地域和民族特色，我国的饮食及烹调习惯蕴藏着大量的宝贵技艺和方法，有大量实用的科学的经验和智慧，为此而传遍海内外。但由于我国幅员辽阔，民族较多，各地的食物烹调方法和习惯也不相同，差别较大。

各类食物中所含营养素的数量一般是指烹调加工前的营养素含量，大多数的食物经过贮存、加工和烹饪，其营养成分会发生改变，有可能损失一部分营养素。因此，不但要认真选择食物，还要科学合理的烹调、加工和保存食物，以最大限度地保留食物中原有的营养素，将损失减少到最低。

一、食物烹调的目的

食品在食入前需经必要的烹饪加工处理，这样可以杀灭微生物和寄生虫，消除食物中的有害物质，经过合理烹调可增进食品的色、香、味，使食品味道鲜美，又容易被消化和吸收，提高了食品原有的营养素在人体的利用率。但在加工烹调过程中由于一些加工手段和方法也会造成食品发生物理化学变化，使所含的营养素遭到破坏，因此在烹饪过程中既要尽量利用其有利因素提高营养素的利用，促进消化吸收，又要控制不利因素，尽量减少不稳定营养素的损失。例如淘米的时候，搓洗的次数越多、米在水里浸泡的时间越长、淘米用水的温度越高，米中的水溶性维生素（如维生素 B_1、维生素 B_2、烟酸）和矿物质的损失就越严重。豆类的加工过程因除去和破坏了大豆中抗营养素因子，故大豆经过加工制成豆腐、豆浆等豆制品，提高了蛋白质的消化吸收和利用，提高了大豆蛋白质的营养价值。

二、科学烹调的原则和基本方法

从食品营养与安全的角度来要求食品的加工烹调，即要保证食物被人体食入后安全，无有害因素的存在，并通过合理的烹调手段，使食物具有良好的感官性状和口味，食品更加容易消化吸收。具体方法如下：

1. 粮谷类的加工与烹调 谷类经过加工，去除了杂质和谷皮，使谷物的感官性状得以改善，并有利于人体的吸收和利用。但是谷类的营养素如矿物质、维生素、蛋白质、脂肪等，大多存在于谷粒的周围，所以谷类的精加工对其营养素的存留影响较大。近些年由于人民生活水平提高，对食品的感官要求也越来越高，为了保障人民身体健康和对营养素的要求，应采取改良谷类加工工艺和营养强化手段，加强宣传教育，提倡粗粮细做、粗细混合等方法，克服谷类精加工所带来的缺陷。

面粉常用的加工方法有蒸、煮、炸、烙、烤等，制作方法不同，营养素损失程度也不同。一般蒸馒头、包子、烙饼时营养素损失较少；煮面条、饺子等大量的营养素如维生素 B_1（可损失 49%）、B_2（可损失 57%）和尼克酸（可损失 22%）可随面汤丢弃。炸制的面食如油饼、油条等因加碱及高温，可使一些维生素几乎全部被破坏。

米类加工前的淘洗可损失较多营养素，根据实验，大米经一般淘洗维生素 B_1 的损失率可达 40% ~ 60%，维生素 B_2 和尼克酸可损失 23% ~ 25%，洗的次数越多，水温越高，浸泡时间越长，营养素的损失越多。所以淘米时要根据米的清洁程度适当洗，不要用流水冲洗，不要用热水烫，要用冷水或微温的水，不要用力搓，淘洗的次数不要超过 3 次。米类以蒸煮比较好，吃捞饭丢弃米汤的方法营养素损失最多，除维生素 B_1、B_2 和尼克酸大量损失外，还失掉部分矿物质。米饭在电饭煲中时间越长，硫胺素的损失也越大。

2. 肉类和鱼类的加工与烹调 畜、禽、鱼类食品经烹调加工使蛋白质的消化吸收率提高，采用炖、煮的方法对维生素、矿物质的损失较小，但在高温制作时，B 族维生素可受损失。如红烧或清炖，维生素损失最多，但水溶性维生素和矿物质溶于汤内；蒸或煮对糖类和蛋白质起部分水解作用，也可使水溶性维生素及矿物质溶于水中。因此，在食用以上方法烹调的肉类或鱼类食物时要连汁带汤一起食用。炒肉及其他动物性食物营养素损失较少，如炒肉丝，维生素 B_1 可保存 87%。炸食可严重损失维生素，但若在食品表面扑面糊，避免与油接触则可以减少维生素的损失。用肉骨头熬汤的时候，最好敲碎再煮，并且在汤中加少许食醋，能使骨中的钙等矿物质溶出，以利吸收利用。

烧烤食物有诱人的香味和口味，但食物经过烧烤维生素大量破坏，脂肪、蛋白质也会损失。肉类在烧烤过程中可产生某些致癌物质，如 3，4 - 苯并芘，是致癌作用较强的物质，可导致肿瘤的发生。此外，烧烤时还会产生其他有害物质如二氧化碳、二氧化硫等有害气体，污染大气环境和进食的空气环境，所以要少吃烧烤类食物。

3. 蛋类的加工与烹调 蛋类的烹调加工不仅杀灭细菌，同时破坏了蛋清中的抗生物素和抗胰蛋白酶，提高了蛋类的消化吸收率，故不提倡生食鲜蛋。一般的烹饪方法为蒸、煮、炒和油煎，蛋类的蒸、煮、炒其营养素损失少，仅有少量的维生素 B_1 损失，采取油炸或油煎的方法，蛋类的维生素损失较多。

4. 蔬菜的加工与烹调 蔬菜是膳食中维生素 C、胡萝卜素和矿物质的主要来源。在加工烹调时应注意水溶性维生素及无机盐的损失，长时间的浸泡可使维生素 C 和 B 族维生素损失。烹饪前对蔬菜的处理方式如洗涤方法、切碎程度、用水量、pH 值、加热程度及时间等均可影响维生素的损失程度。提倡洗菜时要用流水冲洗，不可在水中浸泡；要先洗后切，不要切的太碎；现炒现切，急火快炒，减少维生素 C 的丢失；食用时要连汤一起吃；做汤或焯菜时要等水开了再把菜放入，且不要过分的挤去水分；蔬菜要现做现吃，切忌反复加热。炒菜的时候，勾以少量的稀芡（即在菜中加用少许水淀粉，使汤汁浓厚），可对菜和汤汁中的维生素 C 起保护作用，不易丢失。蔬菜和肉类同时烹调的时候，肉类中的一些抗氧化物质，可以保护蔬菜中的维生素少遭损失。

第六节　食谱的设计与制定

合理的膳食设计与调配是实现合理营养的具体体现。在满足人体的营养素需要的前提下，依照膳食指南的原则，依据人体营养素参考摄入量选择各类食品，组成科学合理的平衡膳食，不仅达到机体的营养素需要，也符合平衡营养对质和量的要求。

一、食谱设计的原则

1. 要充分满足人体对营养素的质量要求。按照营养素参考摄入量选择各类食物，达到平衡营养原则，符合卫生质量标准，满足食物数量要求。

2. 有计划地将每日的食物合理地分配到一日的三餐中。组成合理的每一餐，不仅营养素达到均衡，而且有按时定量供给的进餐制度。

3. 满足人们对食物感官性状的要求。食物要求品种多样、色香味俱全，食品的种类和烹调方式要经常调换，富有变化，可增进食欲，提高食物的消化吸收。

4. 食物需要有一定的容积，进食后产生饱腹感。每餐食物的容积要求达到一定的饱腹感，即不能过饱，以免造成消化系统负担过大，又不能餐后无饱腹感或有饥饿感。应在合理营养的基础上，粗细食物搭配，固体和流体食物搭配，使用餐后人体产生的饱腹感能维持一定时间。

5. 食物的选用要随地域、民习和季节而变化和调整。充分考虑地区特点和民族习惯，选择人们喜爱的食物和烹饪方式。一般夏季膳食应清爽可口，而冬季可选择浓厚的饮食。

6. 纠正不合理、不科学的饮食习惯。通过宣传教育和适当的措施，逐渐地纠正和改变不良的饮食习俗，提倡科学的饮食方式。

二、食谱的制定

食谱制定是指在充分满足人体需要的能量和营养素的基础上，选择含有足够能量和各类营养素的多品种、高质量的食品，并将食品配制成可口的饭菜，分配到每日的三餐中，这个过程为食谱的编制或制定。

食谱的制定是膳食调配中的重要工作。食谱基本内容包括了每日、每餐中所用食物的种类、数量和饭菜的名称。食谱的编制分为一日食谱、一周食谱。编制食谱要以营养素需要量、饮食调配的原则为前提，同时考虑到个人的经济状况、食品的供应情况、现有的烹调技术和条件，才能编制出科学合理、切实可行的食谱。

具体制定食谱的方法：

1. 根据用餐人的年龄、性别、劳动强度、健康状况等特点，依照营养素参考摄入量标准，在尽可能考虑各方面因素后，经过初定——调整——确定的原则，制定出每日所需总能量和各类营养素的量。在总能量的分配上蛋白质、脂肪和碳水化合物分别占 10%～13%、20%～25% 和 60%～65%。如果一个从事中等体力强度工作的人，每日所需总能量为 2500kcal，则可按照适宜比例，若蛋白质占总能量的 12%、脂肪占总能量的 25%、碳水化合物占总能量的 65% 计算，每日需要：

蛋白质 $2500 \times 0.12 \div 4.0 = 75.0g$

脂　肪 $2500 \times 0.25 \div 9.0 = 69.4g$

碳水化合物 $2500 \times 0.65 \div 4.0 = 406.2g$

2. 确定每日主食、副食的量。主食数量确定后，即可计算出所包含的各类食物中蛋白质、脂肪、碳水化合物及其他营养素的量；副食的确定要根据个人的经济条件和季节等因素，计算每日的动物性食物（畜、禽、鱼、蛋）和豆类食品的数量，同样计算出各类食物的蛋白质、脂肪、碳水化合物及其他营养素的数量。豆类和动物性蛋白质的供给量能达到总蛋白质摄入量的三分之一，其余由主食来提供。粮谷类为主食，一般每 100g 粮谷类食物约产生 348kcal 能量，按一天 400g 的碳水化合物摄入，需要主食 $400g \times 4kcal \times 100g \div 348kcal = 459g$，这其中还含有来自副食中的碳水化合物，故每日实际主食的摄入量在 400g 左右即可；400g 的粮谷类主食中含有蛋白质 32～40g，其余的蛋白质主要由每日摄入的肉类、鱼类、蛋类、奶类和豆制品所提供；脂肪主要来源于每日烹调所用的油类，为 30～40g，其余由动、植物性食物供给。

3. 参照营养素供给标准确定富含维生素和矿物质的蔬菜供给量。每日应有 500g 的蔬菜供给。选择多色泽蔬菜如绿色（最好占 50% 左右）、橙色、红色、黄色等，提供维生素 C、维生素 B_2、胡萝卜素及矿物质等；选择多品种蔬菜，一般要求 5 种以上为好；选择新鲜蔬菜，根据季节特征，选择时令新鲜蔬菜。

4. 在确定了每日摄入的食物后，计算全部营养素的含量，参照标准摄入量，进行适当调整，一般认为相差范围 <±10% 为符合要求。另外，由于副食食品并非都是 100%，消化率也各异，所以设计的食谱中食物的数量要稍有增加，通常需增加 10%～15% 为宜。

5. 将确定的全天的食物，按早餐 25%～30%、中餐 40% 左右、晚餐 30%～35% 的比例分配到各餐，科学地配餐和烹调，使每餐的饭菜都有良好的色香味，且丰富多样、粗细兼备、荤素搭配。

在实际操作中，一般多采用一周食谱，这需要在一日食谱的基础上进一步制定。

普通一日食谱举例：一位从事轻体力工作的健康中年男子，以2300kcal的能量摄入为基准设计，如表2-6。

结果为：

（1）食谱摄入的总能量为2285.5kcal、蛋白质84.01g、脂肪69.16g、碳水化合物349.92g，分别占总能量的14%、27%和61%。

（2）一日的碳水化合物摄入400g，豆类和动物性蛋白质的供给量32.25g，达总蛋白质摄入量的42%，脂肪67g，其中油脂为30g左右。

（3）蔬菜种类超过5种，注意选择深色、绿色类，总量为510g。

（4）烹调加工的食物有良好的色香味，又丰富多样，且粗细兼备、荤素搭配：各餐所占能量为早餐28%、中餐41%、晚餐31%。

（5）摄入的维生素 B_1 1.37mg；维生素 C 135.1mg、钙411mg、铁23mg。

表2-6 食谱举例

餐次	饭菜名称	食物名称	数量(g)	能量(kcal)	蛋白质(g)	脂肪(g)	碳水化合物(g)	维生素B_1(mg)	维生素C(mg)	钙(mg)	铁(mg)
早餐	玉米馇粥	黄玉米	50	167	4.4	1.9	36.5	0.13		7	1.2
	花卷	标准粉	50	105	3.2	0.5	22.8			9.5	0.4
	盐水花生	花生仁	50	282	12.5	22.2	10.9	0.36	1	19.5	1.05
午餐	米饭	大米	150	519	11.9	1.5	117	0.17		19.5	3.45
	青椒肉丝炒豆腐干	青椒	100	18.1	0.82	0.16	4.43	0.03	59.0	11.5	0.66
		瘦猪肉	50	71.5	10.2	3.1	0.75	0.27		3	1.5
		豆腐干	100	140	16.2	3.6	11.5	0.03		308	4.9
	西红柿鸡蛋汤	西红柿	100	18.4	0.87	0.19	3.9	0.03	18.4	9.7	0.39
		鸡蛋	50	63.4	5.85	3.87	1.23	0.05		24.6	0.88
		紫菜	10	20.7	2.7	0.11	4.41	0.03	0.03	26.4	5.49
晚餐	米饭	大米	150	519	11.9	1.5	117	0.17		19.5	3.45
	炒青菜	油菜	100	20	1.57	0.44	3.3	0.03	31.3	94	1.04
	炝土豆丝	土豆	100	72	1.9	0.19	16.2	0.08	25.4	7.52	0.75
全天烹调用油			30	269.4		29.9				5.4	0.3
合计				2285.5	84.01	69.16	349.92	1.38	135.1	565.12	25.46

第三章
特殊人群的营养

第一节　孕妇及乳母营养

　　孕期及哺乳期是育龄女性的一段特殊生理时期。此阶段所摄入的食物，不仅要满足自身的营养需要，还要满足胎儿生长发育以及泌乳的需要。孕期及哺乳期妇女营养状况的好坏，直接影响到新生儿及婴儿的正常生长发育乃至成年后的健康。所以，保证孕妇及乳母的合理营养，对于母亲及其子女的健康具有重要意义。

一、孕妇营养

　　1. 生理特点　怀孕期间，为满足胎儿生长发育的需要，母体相应的组织、器官的代谢功能发生一系列的生理变化。主要表现在以下几个方面：

　　（1）内分泌变化：孕期内分泌的变化主要是与妊娠有关的激素水平的改变。其中雌激素的主要功能是刺激子宫生长，增加子宫的血流量，促进乳房发育。

　　（2）血容量及成分改变：妊娠期间，孕妇体内的血容量增加。从6~8周开始，32~34周时达顶峰，持续至妊娠末，最大增加量可达50%。同时，红细胞及血红蛋白量也增加，至分娩时达峰值，约增加20%。由于血浆容积的增加量大于红细胞的增加量，形成血液的生理性稀释，可使血红蛋白浓度下降20%，红细胞压积约下降15%。在怀孕中期降至最低，孕期末又上升。所以，孕期妇女易出现生理性贫血。因此，在筛检孕妇贫血时，根据孕期阶段不同，应采用不同的血红蛋白浓度及红细胞压积参考值。

　　（3）肾功能：妊娠期母体为了清除胎儿及自身的含氮废物及其他代谢废物，肾功能发生了显著变化。肾小球滤过率、有效肾血浆流量均增加。用对氨基马尿酸清除率，测得有效肾血浆流量，在怀孕早期即增加75%左右，这是妊娠期间最早出现的生理性调节之一。肾小球滤过率增加约50%。由于有效肾血浆流量以及肾小球滤过率的增加，尿中葡萄糖、氨基酸及水溶性维生素的排出量均明显增加。其中，葡萄糖的排出量可增加 10 倍以上，并且与血糖浓度无关。尿中氨基酸排出量也增加，平均大约每日 2g，尿中氨基酸的构成与血浆构成无关。

　　（4）体重及其构成：妊娠期妇女体重明显增加，由两部分构成：一是妊娠产物，如胎儿、羊水及胎盘等；二是母体组织的增长，包括血液、细胞外液的增多，子宫、乳腺的增大以及母体脂肪组织的储存等。其中，胎儿、羊水、胎盘的增加以及血容量、乳腺、子宫的增大，称为必需体重增加。不同妊娠时期，体重增加量及构成不同，如表 3－1 所示。

表 3－1　　　　　　　　　　　孕期体重增加量及构成

体重构成	增加体重（g）			
	10w	20w	30w	40w
胎儿、胎盘及羊水	55	720	2530	4750
子宫、乳房	170	765	1170	1300
血液	100	600	1300	1250
细胞外液	－	－	－	1200
脂肪及其他	325	1915	3500	4000
合　计	650	4000	8500	12500

据 Hytten and Leich 1971 年

　　上表数据只是平均值。孕期体重的变化范围较大，从体重下降至高于平时体重 2 倍，均属正常的妊娠。但体重降低或增加过多，使孕妇发生妊娠合并症的危险性加大。胎儿在宫内发育迟缓以及围产期死亡，均与孕期母亲体重下降，或体重增长偏少有关。而巨大儿、胎儿与骨盆不相称，导致产妇死亡的危险性，与孕期体重增加过多相关。因此，母亲在孕期，体重适当增加，对于保证胎儿正常生长发育，保证母体正常分娩以及产后身体的恢复极其重要。

　　不同的个体，孕期体重适宜增加量是不同的。体重增加量与孕妇怀孕前的胖瘦程度以及年龄等有关。胖瘦程度以体质指数来衡量，建议不同体质指数的妊娠妇女，在整个孕期的体重增加数可参考表 3－2。

表 3－2　　　　　　　按孕前 BMI 推荐孕期体重增长的适宜范围

	BMI	推荐体重增加范围（kg）
低	＜19.8	12.5～18
正常	19.8～26.0	11.5～16
超重	26～29	7～11.5
肥胖	＞29	6～6.8

Institution of Medicine：Nutrition during Pregnancy 1990

2. 营养需要 孕期妇女摄入的各种营养素，除了满足自身的生理需要外，还要满足胎儿生长发育的需要，因此，对各种营养素的需要量，在非孕期的基础上有所增加。增加多少却是一个复杂的问题，中国居民膳食指南可作为孕妇营养指导的纲要。

（1）能量：孕期增加能量供给是为了满足胎儿生长发育、母体组织增长及代谢增加等方面的需要，但摄入量应该与消耗量保持平衡。过多地摄入能量，对孕妇及胎儿并非有益。上世纪70年代Hytten和Leitch建议：正常女性整个孕期需额外增加能量摄入80000kcal（335MJ）。1985年WHO对此建议值进行了修改，建议孕期能量摄入增加值为每日250kcal（1046kJ）。中国营养学会根据我国妇女怀孕后普遍得到家庭、社会的关照，体力活动明显减少等实际情况，提出的推荐摄入量为在非孕期的基础上增加每日200kcal（836.8kJ）。

由于个体差异的存在，能量的供给也可根据每个人体重增加情况进行调整。若怀孕前体重在标准范围内，则怀孕的中、晚期，每星期使体重增加0.5kg左右是合适的。

（2）蛋白质：充足的蛋白质对于保证胎儿正常生长发育十分重要。妊娠期间，大约额外需要蛋白质925g才能满足胎儿生长发育以及补充胎盘、母体组织所需。中国营养学会推荐，妊娠期间蛋白质增加量为：妊娠早期（1～12周）每日5g；妊娠中期（13～27周）每日15g；妊娠晚期（28～40周）每日20g。每日所供给的蛋白质中，优质蛋白质应占1/3以上。每日膳食中可增加鸡蛋、牛奶、瘦肉、鱼虾、豆制品等。

（3）矿物质：妊娠期间，由于胎儿生长发育的需要及母体代谢的改变，使母体对各种矿物质的需要量有所增加。膳食摄入不足，易导致缺乏。妊娠期容易缺乏的矿物质主要有：钙、铁、锌、碘等。

①钙：钙是构成骨骼和牙齿的重要成分。一个成熟的新生儿体内含钙大约30g。在整个孕期的不同阶段，胎儿体内的钙积累速度不同。在前3个月，大约每日70mg；孕中期每日110mg；孕后期每日300mg。所以，在妊娠的中、后期，孕妇对钙的需要量明显增加。钙摄入不足，会影响胎儿骨骼、牙齿的正常发育，还可导致母体骨密度降低。中国营养学会推荐的适宜摄入量为：妊娠中期每日1000mg，妊娠后期每日1500mg。钙的最好食物来源是奶类及其制品，故可增加牛奶的饮用量，还可多食用虾皮、海带、芝麻酱、豆制品等含钙丰富的食物。

②铁：铁是人体所必需的微量元素，缺铁性贫血是常见的营养缺乏病，妊娠期妇女发病率更高。我国孕期妇女贫血发病率大约35%，所以，孕期补铁十分重要。孕期妇女对铁的需要量增加明显，原因是一方面要补充自身的生理需要，同时要满足胎儿生长发育的需要。另外，还需储备一定量的铁。因此，孕期妇女

膳食中应增加铁的摄入量。中国营养学会推荐：孕期妇女铁的适宜摄入量为：孕中期每日 25mg，孕后期每日 35mg。含铁丰富的食物主要有：全血、动物肝脏、瘦肉等。

③碘：碘是合成甲状腺素的原料。甲状腺素对胎儿骨骼、神经系统的发育具有促进作用。孕妇缺碘，除自身会发生甲状腺肿外，还会影响胎儿大脑的正常发育，严重缺乏将导致永久性的中枢神经系统发育不全，即克汀病。怀孕的前 3 个月注意补碘，可以预防克汀病的发生。中国营养学会推荐孕期妇女碘的适宜摄入量是每日 175μg。海产品是碘的极好来源，如海鱼、海带、紫菜等。

④锌：锌是体内多种酶的成分，参与机体的代谢过程。孕期妇女对锌的需要量增加。孕妇体内锌的含量大约为 1700mg，比非孕期妇女多 400mg。一个成熟的新生儿体内，锌的含量大约为 53mg。孕妇缺锌，会影响胎儿的发育。据国外报道，缺锌地区的新生儿，中枢神经系统畸形的发生率升高。动物实验也发现，母鼠缺锌，其所产仔鼠发育不良，并发生畸形。所以，孕期应增加锌的摄入量。中国营养学会推荐的适宜摄入量为每日 20mg。含锌丰富的食物主要是动物性食品，其中，牡蛎含量最多，瘦肉、蛋类、豆类也是很好的来源。

（4）维生素

①脂溶性维生素

维生素 A 与胡萝卜素：孕妇从膳食中摄入足量的维生素 A，有利于自身的健康及满足胎儿生长发育的需要。若摄入不足，可使胎儿发育迟缓，出生体重低，甚至早产。然而，维生素 A 是脂溶性的物质，摄入过多，在体内蓄积，可引起中毒，还可导致自发性流产及先天性畸形。中国营养学会推荐的摄入量为：怀孕早期每日 800μgRE，中、晚期每日 900μgRE。动物肝脏中维生素 A 含量最丰富，胡萝卜素主要在深绿色、红黄色的蔬菜、水果中。

维生素 D：维生素 D 可促进钙的吸收，促进钙在骨中的沉积，对胎儿的骨骼、牙齿的发育十分重要。孕妇若缺乏维生素 D，可影响胎儿骨骼、牙齿的发育，甚至发生新生儿低钙血症，孕妇自身可发生骨质软化。获得维生素 D 的重要途径是日光浴。但孕妇对维生素 D 的需要量增加，尤其北方地区，特别是冬季，户外活动时间少，需从膳食中补充。但不可摄入过多，否则可引起中毒。中国营养学会推荐：怀孕中、晚期每日 10μg。

②水溶性维生素

硫胺素及核黄素：硫胺素及核黄素是体内一些重要的辅酶成分，参与机体代谢过程，并与能量代谢有关。而妊娠期妇女基础代谢率增高，对能量的需要量增加，因此，对硫胺素及核黄素的需要量也增加。由于我国居民膳食以植物性食物为主，核黄素摄入不足比较严重，所以，孕妇更应注意补充。中国营养学会建议，妊娠期间硫胺素的推荐摄入量为每日 1.5mg，核黄素的推荐摄入量为每日 1.7mg。

叶酸与维生素 B_{12}：叶酸在体内参与许多重要的生化反应过程，参与核酸的合成及氨基酸的代谢，对细胞分裂及组织生长都具有重要作用。大量流行病学调查结果显示，妊娠早期缺乏叶酸可导致胎儿神经管畸形，妊娠中、后期缺乏叶酸可发生巨幼红细胞贫血，还可导致出生体重低、胎盘早期剥离等。在怀孕前及孕期补充叶酸，可预防多数神经管畸形的发生。中国营养学会推荐的摄入量为每日 600mg。维生素 B_{12} 参与造血过程，孕妇缺乏维生素 B_{12}，可发生巨幼红细胞贫血，还可导致胎儿神经系统受损。

维生素 B_6：孕期妇女血浆中维生素 B_6 及磷酸吡哆醛水平下降，而胎儿体内的磷酸吡哆醛水平较高。一般认为，母体中维生素 B_6 及磷酸吡哆醛水平降低是生理性的调节，为保证孕妇及胎儿的需要，膳食中应增加维生素 B_6 的摄入量。中国营养学会推荐孕期妇女每日摄入量为 2.0mg。

维生素 C：妊娠期妇女摄入足量的维生素 C，对于胎儿骨骼、牙齿的正常发育十分重要。膳食中缺乏，会导致自身出血、贫血及早产，还会影响胎儿的正常发育。中国营养学会建议，自妊娠中期开始应注意补充，推荐摄入量为每日 130mg。

3. 膳食原则 孕期妇女的膳食原则应根据不同阶段进行适当调整。

（1）孕早期：由于胚胎较小，生长速度较慢，所以孕妇对各种营养素的需要并无明显增加。但早期多有早孕反应，影响食欲，食物摄入量减少，故应注意选择容易消化，增加食欲的食物。

（2）孕中期：胎儿生长发育速度开始加快，也是神经系统发育的关键时期，应摄入充足的能量，满足胎儿生长及孕妇的生理需要。膳食中应增加优质蛋白质和必需脂肪酸的供给，并注意补充铁和叶酸，保证大脑发育所需的营养。

（3）孕后期：由于胎儿体重增加较多，需要更多的能量和营养素，所以，在保证平衡膳食的基础上，增加各种食物的摄入量，注意补充钙、长链的多不饱和脂肪酸。同时，应注意保持适宜体重增长，避免体重增加过多，以防增加难产的危险性。

二、乳母营养

1. 生理特点 随着胎儿的娩出，产妇血中雌激素、孕激素水平急剧下降，而垂体分泌的催乳素水平持续升高，促使乳汁分泌。通常新生儿出生 8 小时后就应得到母乳。喂哺时间越早，越有利于母乳的分泌，也有利于产妇的恢复。

不同时期乳汁的成分不同。产后最初一周的乳汁称为初乳，颜色微黄，质稠，其中含大量的氯、钠以及免疫蛋白，乳糖及脂肪含量较少；第二周分泌的乳汁为过渡乳，其中乳糖及脂肪含量增多；第二周以后分泌的乳汁为成熟乳，呈白色，其中含有丰富的蛋白质、脂肪、乳糖等多种营养素。

母乳的分泌受许多因素的影响，主要有精神生理因素及营养状况。哺乳期开始，乳汁的分泌依靠催乳素维持，婴儿对乳头的吸吮，将刺激乳汁分泌。而乳汁合成的物质基础是乳母的营养状况。乳母的营养状况不仅影响自身健康，而且影响乳汁的数量及质量。乳母营养素摄入不足是导致母乳分泌不足的主要原因。

2．营养需要

（1）热量：哺乳期需要增加热量。因为，除满足自身的能量需要，还需分泌足够数量的乳汁。维持乳汁的数量和质量是需要能量的，并且，所增加的能量与分泌乳量成正比。据 WHO 估计，母体能量转变为乳汁能量的效率为 80%，每 100ml 乳汁含能量约 280kJ，哺乳期平均分泌乳量约每日 800ml，则乳母每日需增加能量 2800kJ（670kcal）。由于孕期体内储备的脂肪，部分可用于补充哺乳期的能量，故中国营养学会推荐：乳母每日增加能量 2.09MJ（500kcal）。

（2）蛋白质：母乳中各种营养素的浓度会受母体营养状况的影响，而蛋白质摄入量对乳汁的质量及数量均有明显影响。母乳中蛋白质含量约 1.2g/100ml，则每日从乳汁中输出的蛋白质大约 10g。若膳食蛋白质转为乳汁蛋白质的转换率为 70%，则需从膳食中增加蛋白质约 15g。考虑到中国居民膳食蛋白质中，植物蛋白质所占比重较大，中国营养学会推荐乳母膳食中每日增加蛋白质 20g。故乳母每日的膳食中，应增加鸡、鱼、肉、蛋、奶、豆类等富含蛋白质的食物。

（3）脂肪：膳食中脂肪的种类对乳汁中的脂肪成分具有影响。乳汁中的必需脂肪酸对促进婴儿的生长发育，特别是中枢神经系统的发育具有重要作用，因此，乳母每日膳食中应含有一定量的脂肪。中国营养学会推荐，乳母每日膳食脂肪供给能量，应占总能量的 20%～25%。

（4）矿物质：人乳中一些重要的矿物质浓度，如：钙、磷、镁、钠、钾等，不受膳食摄入量的影响。但是有些矿物质，如硒、碘的摄入量与乳汁中的含量成正相关。但乳汁中其他微量元素的浓度是否与摄入量有关，尚无有力的证据。

①钙：乳汁中的钙含量较稳定，大约 30mg/100ml，故每日从乳汁分泌的钙大约 240mg。若乳母膳食中钙供给不足，将动用自身体内的钙储备，导致母体钙的负平衡，甚至可导致骨质软化症。中国营养学会推荐，乳母钙的适宜摄入量为每日 1200mg。为达到这个摄入量，建议多摄入奶类、豆类及其制品，必要时还可服用钙剂及骨粉等。

②铁：乳汁中铁含量较低，大约 0.1mg/100ml。每日从乳汁中分泌约0.8mg，加之母体自身的需要，中国营养学会建议，乳母铁的适宜摄入量为每日 25mg。

建议多摄入。

③碘：碘对于婴儿大脑的发育十分重要，而乳汁中碘含量的多少，与乳母膳食中碘含量成正比。中国营养学会对乳母碘的推荐摄入量为每日 200μg，比正常人要多，故乳母膳食中应增加海产品的摄入量。

④锌：锌对于婴儿的正常生长发育很重要。乳汁中，锌含量与乳母从膳食中的摄入量有关。中国营养学会建议的适宜摄入量为每日增加 10mg。含锌较多的食物主要是动物性食物，以牡蛎含量最多。

（5）维生素：乳母对各种维生素的需要量均有所增加，而且乳汁中维生素的含量与膳食摄入量及体内的储存量有关。

①脂溶性维生素

维生素 A：乳汁中维生素 A 含量大约 $11μg/ml$，且比较稳定。中国营养学会推荐的摄入量为每日 $1200μgRE$。

维生素 D：母乳中维生素 D 含量很低。目前认为，乳母不必额外补充维生素 D，只要在婴儿出生前后营养状况良好，并且有足够接触阳光的机会，即可保证体内维生素 D 的营养水平。必要时，可直接给婴儿补充适量的维生素 D 及多晒太阳。

②水溶性维生素：水溶性维生素大多可自由通过乳腺，故乳母对各种水溶性维生素的需要量增加。维生素 B_1 摄入充足有利于乳汁分泌。人乳中维生素 B_1 的含量大约 $0.01mg/100ml$，维生素 B_2 的含量大约 $0.05mg/100ml$，维生素 C 的含量大约 $5mg/100ml$。中国营养学会建议的适宜摄入量为：维生素 B_1 每日 $1.8mg$，维生素 B_2 每日 $1.7mg$，维生素 C 每日 $130mg$。

3. 膳食原则

（1）保证供给充足的能量：乳母每日不仅要满足自身的营养需要，还分泌乳汁哺育婴儿，所以，每日的膳食摄入不仅要保证平衡营养，满足自身需要的需要，还应额外补充能量和营养素，以满足婴儿生长发育的需要。

（2）增加鱼、肉、蛋、奶、海产品的摄入：每日可通过增加餐次，增加动物性食物和大豆制品的供给，保证蛋白质白的供给。

第二节　特殊年龄人群的营养

一、婴儿营养

婴幼儿（0~3 岁）时期是人体发育过程中的一个重要阶段，是生长发育的关键时期。此阶段营养状况的好坏，直接影响其一生的健康与智力水平。

1. 生理特点

（1）生长发育旺盛：婴儿期是指 0 ~ 1 岁的时间，这是一生中生长发育最快的时期。一年中体重大约增加 2 倍，身长增加 50%，大脑的重量也增加了一倍。体内各器官也迅速增长，功能不断完善。由于生长发育迅速，对各种营养素的需要量增加。

（2）消化功能尚不完善：婴儿的消化功能低下，对各种营养素的吸收与利用受到极大的限制。比如：唾液腺分泌功能低下，淀粉酶含量低；牙齿尚未萌出，无法咀嚼；胃容量小，且贲门括约肌功能不完善，不能闭合；胃液分泌量不足；肠道的蠕动及分泌功能不完善。

2. 营养需要

（1）能量：婴儿所需能量主要消耗在以下几个方面。①基础代谢：约相当于总能量的 60%，每日每千克体重约需要 230kJ（55kcal）。②食物特殊动力作用：约相当于全日耗能量的 10%。③活动：婴儿活动较少，因此，这部分耗能量不多，每日每千克体重耗能 62.8 ~ 82.7kJ（15 ~ 20kcal）。④排泄消耗：由于少量未被消化吸收的蛋白质、脂肪被排出体外所消耗能量，约占基础代谢耗能量的 10%，即总能量的 6% 左右。⑤储存能量用于生长发育，所需能量的多少与生长速度成正比。出生后的前几个月，此部分能量消耗占摄入能量的 1/4 ~ 1/3，每日每千克体重需 62.8 ~ 82.7kJ（15 ~ 20kcal）；接近 1 岁时，需 20.9 ~ 62.8kJ（5 ~ 15kcal）。能量供给充足，才能保证婴儿生长发育的需要，若供给能量不足，各种营养素的利用将受到影响，可导致生长发育迟缓，活动能力减弱，严重的可导致死亡。而能量摄入过多，容易发生肥胖。因此，所提供的能量应与机体的需要相平衡。中国营养学会推荐，婴儿每日适宜的能量摄入量为 0.4MJ/kg·bw。

（2）蛋白质：婴儿期生长迅速，代谢旺盛，不仅需要足够数量的蛋白质，而且需要优质蛋白质，以满足对必需氨基酸的需要。而母乳则是婴儿最适宜的蛋白质来源。以充足的母乳喂养，婴儿每日蛋白质摄入量相当于 1.6 ~ 2.2g/（kg·bw）。中国营养学会推荐的婴儿每日蛋白质摄入量为 1.5 ~ 3.0g/kg·bw。

（3）脂肪：脂肪是能量的重要来源，同时也是必需脂肪酸的主要来源。必需脂肪酸对婴儿的生长发育及神经系统的发育和成熟，具有重要的作用。中国营养学会建议，0 ~ 6 个月婴儿脂肪供给能量占全日总能量的 45% ~ 50%；6 ~ 12 个月婴儿脂肪供给能量占全日总能量的 35% ~ 40%。亚油酸供给能量占总能量的 3%。

（4）碳水化合物：碳水化合物是重要的产能营养素，还具有节约蛋白质，促进脂肪氧化的作用。婴儿出生后即可消化乳糖、蔗糖、果糖及葡萄糖，但由于缺乏淀粉酶，需 3 ~ 4 个月后才可添加淀粉类食物。母乳喂养的婴儿所摄入能量的一半来自碳水化合物。

（5）矿物质：机体所需的各种矿物质，对于生长旺盛的婴儿都十分重要，其中，婴儿期比较容易缺乏的矿物质主要有以下几种。

①钙：新生儿体内的钙含量大约 25g，相当于体重的 0.8%，到成年时，体内的钙大约 1200g，占体重的 1.5% ~ 2%。可见，在生长过程中机体需要大量的钙。钙是构成骨骼和牙齿的原料，婴儿期正是骨骼、牙齿发育的关键时期，若缺钙，则影响骨骼、牙齿的发育，而且这种损害是不可逆的。缺钙容易发生在人工喂养不当的婴儿中，母乳喂养的婴儿一般不会缺钙。中国营养学会建议的适宜摄入量为：0 ~ 6 个月婴儿每日 300mg；6 ~ 12 个月婴儿每日 400mg。

②铁：初生婴儿体内储备一定量的铁，但 4 个月后体内的储备将耗竭。奶是贫铁的食物，以奶类为主食的婴儿，若不及时添加辅助食品，及时补充铁，易发生缺铁性贫血。所以，4 个月以上的婴儿，应及时补充含铁丰富的食物。如：肝泥、蛋黄等。中国营养学会建议，婴儿铁的适宜摄入量为 0 ~ 6 个月婴儿每日 0.3g；6 ~ 12 个月婴儿每日 10g。

③锌：锌是体内多种酶的成分，参与核酸代谢及蛋白质的合成。婴儿缺锌会导致食欲下降，生长发育迟缓，大脑发育受损。婴儿体内一般没有锌的储备，需由食物供给。中国营养学会建议锌的适宜摄入量为 0 ~ 6 个月婴儿每日 1.5mg；6 ~ 12 个月婴儿每日 8mg。

（6）维生素：维生素是人体所必需的一类营养素，几乎所有的维生素缺乏都会影响婴儿的生长发育，其中尤为重要的是以下几种。

①脂溶性维生素

维生素 A：维生素 A 对于骨骼的生长，维持皮肤黏膜的健康及正常的暗视觉十分重要。婴儿摄入不足可影响体重的增长，出现维生素 A 缺乏的症状。所以，应适时补充富含维生素 A 的食物，必要时给予维生素 A 制剂。但不可过量补充，否则会引起中毒。中国营养学会建议婴儿的适宜摄入量是每日 400μgRE。

维生素 D：维生素 D 可促进钙、磷的吸收和代谢，促进骨骼、牙齿的生长。对婴儿的生长发育十分重要，缺乏可导致佝偻病。婴儿以乳汁为主要食物，而乳汁中维生素 D 含量很低，所以，可适当补充维生素 D 制剂，但不可过量，并经常晒太阳。中国营养学会推荐的摄入量是每日 10μg。

②水溶性维生素：维生素 B_1、B_2、PP 均与能量代谢有关，对生长代谢旺盛的婴儿十分重要，且需要量随能量摄入量增多而增加。维生素 C 是一种强还原剂，参与体内多种生理功能。母乳喂养的婴儿一般不易缺乏，但人工喂养的婴儿，要注意补充菜汁、果汁等，以防维生素 C 缺乏。

（7）水：婴儿期由于生长快，代谢旺盛，对水的需要量较大，每日绝对需要量为75～100ml/kg·bw，但婴儿从肾脏、皮肤、呼吸道等途径丢失水分较多，易发生脱水。建议每日供水150ml/kg·bw。

3. 膳食原则　婴儿所需的能量及各种营养素必须通过合理的喂养才能获得。婴儿的喂养方式一般有三种形式：母乳喂养、人工喂养及混合喂养。

（1）母乳喂养：母乳是6个月以下婴儿最佳的食物，母乳喂养也是养育婴儿的天然方式，具有许多优点。

①营养素种类齐全，数量适宜，易于消化吸收。母乳中蛋白质含量虽然不及牛奶高，但其成分以乳清蛋白为主，与酪蛋白的比例为60∶40，容易被消化吸收；母乳中必需氨基酸的构成与婴儿体内必需氨基酸模式最接近，更容易被机体利用；母乳中含较多的牛磺酸，对婴儿大脑的发育十分有利。

母乳中脂肪以多不饱和脂肪酸为主，必需脂肪酸含量丰富，有利于婴儿神经系统的发育。

母乳中含较多的乳糖，乳糖可促进钙的吸收，在肠道经细菌分解转变为乳酸，降低肠道pH值，有利于肠道正常菌群的生长。

母乳中钙、磷比例适宜，有利于钙的吸收。母乳中各种维生素基本上可满足婴儿的需要。

②母乳中含有大量的免疫物质，增强机体免疫功能。母乳中含有大量的免疫物质，如免疫球蛋白、乳铁蛋白、溶菌酶、双歧杆菌因子等，可有效增强婴儿抵抗力，预防细菌和病毒的感染。所以，母乳喂养的婴儿，呼吸道及肠道感染的发病率较低。

③经济卫生方便。健康母亲的乳汁是无菌的，而且温度适宜，是最安全的食品。只要母亲合理膳食，乳汁中的营养素就可满足婴儿的需要，因此，母乳是婴儿经济、易得的食物。

④母乳喂养可增进母子感情，也有利于母亲产后恢复。

（2）人工喂养：对于不能实施母乳喂养的婴儿，可用牛奶或代乳品喂养。但是，婴儿不宜饮用鲜牛奶及全脂奶粉。主要是因为鲜奶及全脂奶粉中，蛋白质、氯、钠、钾等含量较高，增加肾溶质负荷，而婴儿的肾功能尚不完善。人工喂养婴儿，应选用婴儿配方奶。它是以牛奶为基础，添加乳清蛋白、乳糖、维生素、矿物质，去除部分脂肪，加入植物油配成的。其营养成分与母乳接近，利于消化吸收，但婴儿配方奶中缺乏免疫活性物质。选购婴儿奶粉时，0～6月婴儿应选含蛋白质较低（12%～18%）的配方奶粉；6个月以上婴儿可选用含蛋白质18%以上的配方奶粉。

（3）断奶过渡期的喂养：婴儿由完全从乳汁获取营养素，到从其他食物中获得营养素，需要一段时间，这段时间称为断奶期，一般持续 6~8 个月。断奶期的食品可统称为断奶食品或婴儿辅助食品。

婴儿生长至 4 个月时，对各种营养素的需要量进一步增加，而母乳的分泌量并不随婴儿的生长而增多。此时，单纯母乳喂养已不能满足婴儿对各种营养素的需要，必须添加其他食物。此外，4 个月以上的婴儿，唾液中淀粉酶含量逐渐增多，已能消化淀粉类食物；消化系统的功能及各器官的协调性也日臻完善；牙齿也开始萌出。此时，添加辅助食品有助于婴儿逐渐断奶，也有利于婴儿的健康成长。

断奶食品添加原则：由少到多，先稀后稠，先单一食物，后混合食物。

4 个月时，可开始添加稀粥、奶糕等淀粉类食物；4 个月以上的婴儿，从母体带来的铁储备已消耗完，需补铁，可添加肝泥、蛋黄等，以防缺铁性贫血。6 个月时，母乳逐渐减少，还可添加菜汁、果汁等，预防维生素缺乏。随着牙齿的萌出及消化功能的进一步完善，可逐渐添加饼干、面条、豆腐、肉泥、鱼泥等。由于婴儿肾功能不完善，肾溶质负荷低，婴儿膳食应清淡，避免过咸，避免使用味精等调味品。

二、幼儿营养

1. 生理特点　幼儿的生长发育速度虽不及婴儿期旺盛，但与成人相比，代谢速度仍然非常快。故其单位体重所需要的能量及各种营养素较成人要多。断奶后的幼儿主要依靠自己进食得到机体所需要的各种营养素。而此时，他们的消化系统的功能尚不完善，比如，牙齿数目少，影响咀嚼；胃容量小，一次进食量有限；胃肠道的蠕动功能弱，消化酶活性低等，均与其代谢旺盛，对能量和各种营养素的需要量大，形成了很大的矛盾，若不能很好地解决这个矛盾，幼儿的营养需要将得不到满足，会影响其正常的生长发育。

2. 营养需要　幼儿期的生理特点决定了幼儿对能量及各种营养素的需要。

（1）能量：每日所需要能量除了满足活动、基础代谢、食物特殊动力作用、排泄等生理需要外，尚需储备部分能量，用于机体组织生长的需要。因此，幼儿每日对能量的需要量较多，中国营养学会推荐的每日摄入量为 1050~1350kcal。

（2）蛋白质：蛋白质是构成一切组织细胞的原料，对幼儿来说，为满足生长发育的需要，每日需从膳食中获得足够的蛋白质，且应注意优质蛋白质的比例，以保证必需氨基酸的合适数量和比例。中国营养学会推荐的每日摄入量为：1 岁每日 35g；2 岁每日 40g；3 岁每日 45g。每日至少应供给 350ml 牛奶，还应保证肉、鱼、蛋、豆制品等含蛋白质丰富的食物。

（3）脂肪：脂肪是每日能量的重要来源，所提供的必需脂肪酸是保证幼儿神经系统发育所必需的。但脂肪摄入过多，易发生肥胖及导致成年后的疾病，如高血脂、高血压、动脉硬化、糖尿病等。因此，膳食中脂肪的比例应适当。中国营养学会建议的适宜供热比例为30%~35%。

（4）碳水化合物：碳水化物不仅提供能量，而且具有节约蛋白质及促进脂肪氧化的作用。幼儿每日所需能量的一半应由碳水化合物供给。碳水化物主要来自粮谷类、薯类及各种食用糖。应避免过多地食用甜食，以预防营养不平衡及龋齿。

（5）矿物质：各种矿物质对于幼儿的健康成长发育都十分重要，幼儿尤其应注意钙、锌、铁等矿物质的摄入，以防缺乏。中国营养学会建议的幼儿某些矿物质摄入量如表3-3表示。

表3-3　　　　　　　　　幼儿某些矿物质参考摄入量（RNI 或 AI）

钙（mg）	磷（mg）	铁（mg）	碘（μg）	锌（mg）	硒（μg）
600	450	12	50	9	20

（6）维生素：维生素是人体所必需的一类营养素，任何一种维生素的缺乏，都会对幼儿的正常生长发育产生不利的影响。其中比较重要的主要有以下几种。

①脂溶性维生素

维生素A：摄入不足可导致生长发育迟缓，食欲下降，并容易反复发生上呼吸道感染，甚至发生干眼病等。所以，膳食中应注意补充。维生素A的最好来源是鱼肝油、动物肝脏、禽蛋等。补充维生素A制剂时，不可过量，以免发生中毒。

维生素D：维生素D对于幼儿骨骼、牙齿的正常发育十分重要。膳食中缺乏，可导致佝偻病。我国居民膳食中维生素D含量较低，应注意给幼儿适当的补充，并经常进行户外活动，多接受日光浴。在补充维生素D制剂时，应避免长期过量补充，以防中毒。

②水溶性维生素：B族维生素中的 B_1、B_2 及 PP 等，作为酶的成分参与体内的代谢过程，具有促进幼儿生长发育的作用。其需要量与能量的需要成正比，膳食中应注意补充。另外，维生素C对幼儿骨骼、牙齿的正常发育具有促进作用，膳食中不可缺乏。幼儿维生素的参考摄入量如表3-4所示。

表3-4　　　　　　　　　幼儿维生素的参考摄入量（RNI 或 AI）

维生素A（μgRE）	维生素D（μg）	维生素E（mg）	维生素 B_1（mg）	维生素 B_2（mg）	维生素 B_6（mg）	维生素C（mg）
400	10	4	0.6	0.6	0.5	60

3. 膳食原则

（1）食物多样，平衡膳食：每日膳食所提供的能量及各种营养素应当满足幼儿的营养需要，品种多样，应包括粮谷类、鱼、肉、蛋、奶及蔬菜、水果等。每日至少供给350ml牛奶。每周提供一次动物血或猪肝，每周至少提供一次海产品，以补充维生素A、铁、锌、碘等容易缺乏的微量营养素。

（2）合理烹调：幼儿的食物应与其消化功能相适应。各类食物应切碎、煮烂、煮软。食物宜清淡、低盐，避免使用味精、刺激性调味品以及油腻食物。并注意色香味，增加食欲。

（3）合理安排餐次：由于幼儿代谢旺盛，又活泼好动，容易饥饿。同时，幼儿的胃容量有限，一次进食量不多，所以，两餐间隔不宜过长，可以每日安排4～5餐，或在三餐外增加1～2次点心。但是，进餐要有规律，养成定时定点就餐的习惯，避免零食、甜食摄入过多，影响正餐。

三、学龄前儿童营养

学龄前儿童一般指3～6岁的儿童。虽然，与婴幼儿相比，学龄前儿童的生长速度减慢，但体格的生长仍在进行中，加之活动量增大，所需能量及营养素的量仍较成人为多。同时，此阶段的儿童具有好奇心理，模仿能力强，正是培养良好的饮食习惯，建立良好的生活模式的好时机。

1. 生理特点

学龄前儿童与婴幼儿相比，生长速度减慢，但仍在稳步增长。每年身高增长约5cm，体重约增加2kg，各组织器官的功能和结构在进一步的发育和完善。因此，足够的营养素和能量供给是保证其正常生长发育的物质基础。

学龄前儿童消化系统的功能仍不完善。虽然乳牙已全部萌出，6岁时第一颗恒牙也已萌出，但咀嚼功能有限，仅相当于成年人的40%。胃容量及消化能力也较弱，不能与成人相比。因此，其膳食应有别于成人膳食。学龄前儿童的膳食，既要富含各种营养素，又要有助于消化吸收，烹调中还应注意色香味，以增加食欲。

2. 营养需要

（1）能量：学龄前儿童对能量的需要，按照千克体重计算，比成人要高。中国营养学会推荐摄入量为每日1300～1600kcal。

（2）蛋白质：为满足生长发育的需要，学龄前儿童需要更多的蛋白质，每千克体重需3～4g。并且，必需氨基酸的含量及比值应符合人体的需要。中国营养学会建议的推荐摄入量为每日45～55g。

（3）脂肪：学龄前儿童，由于胃容量小，而对能量的需要相对较多，故脂肪供给能量的比例较成人要高，应占总能量的 30% ~ 35%。

（4）碳水化合物：学龄前儿童已完全适应了以粮谷为主的膳食结构，碳水化合物是每日能量的主要来源，大约占总能量 50% 左右，但不应过多食用甜食。

（5）矿物质与维生素：随着年龄的增长，学龄前儿童的活动量加大，但是胃容量依然有限，若喂养不当易出现饮食无规律、挑食、偏食等不良饮食行为，影响营养素的摄入，尤其以微量营养素，如钙、铁、锌及各种维生素的缺乏较多见。中国营养学会建议钙的适宜摄入量为每日 800mg；铁的适宜摄入量为每日 12mg；锌的适宜摄入量为每日 12mg。

（6）维生素：维生素保证儿童的生长和身心发育。5 岁以上的儿童维生素 A、维生素 D、维生素 C 的需求量比幼儿大，接近成人标准。但儿童的胃容量比成人小，营养要求比成人高，为达到此需求，可增加餐次，同时注意食物的精度和质量。各类维生素的摄入量如表 3 - 5 所示。

表 3 - 5　　　　　学龄前儿童维生素的参考摄入量（RNI 或 AI）

维生素 A （μgRE）	维生素 D （μg）	维生素 E （mg）	维生素 B_1 （mg）	维生素 B_2 （mg）	维生素 B_6 （mg）	维生素 C （mg）
600	10	5	0.7	0.7	0.6	70

3. 膳食原则

（1）食物多样，合理搭配：各种食物所含的营养素的种类及数量各不相同，只有摄取多种食物，才有可能获得机体所需的各种营养素。从小培养儿童不挑食、不偏食的习惯非常重要。每日除主食外，应保证一定量的乳制品的摄入，同时，供给一定量的优质蛋白质，如鱼、肉、蛋等。还应摄取适量的蔬菜及水果。

（2）合理烹调：学龄前儿童的咀嚼功能及胃肠道的消化功能均不完善，故不宜进食与成人相同的食物，需单独烹制。食物加工应切细、煮软，并注意色香味，烹制中应避免过咸，避免使用辛辣调味品等。

（3）合理安排餐次：由于胃容量小，一日三餐不能满足机体对能量及各种营养素的需要，可在两餐之间增加点心。但应避免因零食、甜食摄入过多而影响正餐。

（4）培养良好的饮食习惯：学龄前儿童活泼好动，模仿能力强，是形成各种生活习惯的关键时期，故应注意培养好的饮食和卫生习惯。

四、学龄儿童营养

1. 生理特点　学龄儿童指 6 ~ 12 岁的儿童，一般在小学时期。该年龄段的儿童生长发育过程仍在进行中，但至后期即小学高年级时又进入人生第二次生长发育加速期。学龄期儿童体重每年可以增加 2 ~ 2.5kg，身高每年可以增加 4 ~ 7.5cm，各组织器官的形态及功能逐渐达到成人水平。但个体差异较大，与性别、活动状况、进入青春期迟早有密切关系。此阶段也是身体和智力发展的关键时期，营养状况将对其成年后的健康及智力水平产生重要影响。

2. 营养需要 学龄儿童仍处于生长发育时期，合成代谢大于分解代谢，因此，对能量和各种营养素的需要量也较高，与成人接近，但对质量的要求更高。

（1）能量：对能量的需求随年龄增长而渐增，后期随生长加速增加显著。从 6 岁到 12 岁能量的每日推荐摄入量从 1700kcal 增至 2400kcal（男）；1600kcal 增至 2200kcal（女）。

（2）蛋白质：蛋白质的每日推荐摄入量从 55g 增至 75g，并应保证一定数量的优质蛋白质，蛋白质的热比为 12% ~ 14%。

（3）脂肪：脂肪提供的能量占 25% ~ 30%，低于婴幼儿及学龄前儿童，向成人水平靠近。

（4）碳水化合物：引导孩子饮用清淡的饮料，控制含糖饮料和糖果的摄入，养成少吃零食的习惯。

（5）矿物质：骨骼生长迅速对矿物质尤其是钙的需要量增大，如钙适宜摄入量每日从 800mg 增至 1000mg，铁适宜摄入量每日从 12mg 增至 16mg（男）及 18mg（女），锌的每日推荐摄入量从 13.5mg 增加到 18mg（男）及 15mg（女）。

（6）维生素：对维生素 A、B 族维生素、维生素 C 等需要量大幅增加，且男性高于女性。

学龄儿童较常见的营养问题有营养不良和饮食过剩导致的超重并存。营养不良有缺铁性贫血，钙、锌缺乏及维生素 A、B 族维生素缺乏。

3. 膳食原则

（1）食物多样，平衡膳食：每日应合理食用各种食物，保证平衡膳食，满足机体所需的各种营养素。膳食中以粮谷类为主，食物不要过于精细，多食粗粮、杂粮；多提供鸡、鱼、肉、蛋等动物性食品及大豆制品，以满足生长发育所必需的氨基酸；每日应当饮用一定量的牛奶，以补充骨骼生长所必需的钙；每日应摄入蔬菜、水果，以获得机体必需的矿物质及维生素；每周食用一次猪肝、海产品，以补充可能缺乏的某些微量营养素。

（2）合理膳食制度：应合理安排一日三餐及进食量，尤其要注意早餐的质量。早餐对于学龄儿童来说，是上午学习和活动所需能量的重要来源，早餐吃不饱，血糖浓度降低，直接影响大脑的功能，影响学习效果，严重的影响身体健康。所以，早餐所提供的能量及营养素应相当于一日总量的30%，午餐占总量的40%，晚餐占30%。

（3）良好饮食习惯：学龄儿童应注意培养良好饮食习惯。控制含糖饮料及甜食的摄入，以防龋齿。多参加体育活动，使摄入能量与消耗能量相平衡，防止肥胖。不挑食，不偏食，防止营养不良的发生。

五、青少年营养

青少年指12～18岁的人群，相当于初中和高中阶段的学生。青少年时期是由儿童发育为成人的过渡时期，也是人生发育的第二个生长高峰期，是体格和智力发育的一个重要阶段。良好的营养状态对保证成年后的健康具有重要意义。

1. 生理特点 此阶段的男女青少年已先后进入青春期，生长发育速度加快，出现第二次生长高峰。每年身高平均增长5～7cm，甚至10～12cm；体重平均每年增加4～5kg，个别可达8～10kg。不仅身高增长，体重增加，并且各器官的功能更加成熟，机体的代谢过程更加旺盛。另外，青少年期正是在初、高中读书时期，学习负担重，活动范围广，活动量也大。因此，此阶段的人群每日对能量及各种营养素的需要量，一般比成人更多，对质量的要求也更高。

2. 营养需要

（1）能量：青少年由于生长发育加速，每日所需能量的25%～30%用于生长发育的需要。加之学习负荷重、体育活动量大等，对能量的需要明显比儿童期增加，一般青少年所需能量超过成人，且男生高于女生。

（2）蛋白质：蛋白质是体格增长的物质基础。青春期少年体重增加明显，而所增体重的16%是蛋白质，故对蛋白质的需要量增加，每日需要80～90g，且男生高于女生。

（3）矿物质：青少年正处于生长发育的第二次高峰，骨骼等组织的生长加速，性器官开始发育、成熟，对各种矿物质的需要量增加，其中比较重要的有钙、磷、铁、锌、碘等。钙、磷参与骨骼、牙齿的构成，青少年期骨骼等组织生长加速，对其需要量明显增加，每日约需钙1000g。随着性发育成熟，女性出现月经初潮，铁的丢失增加，故机体对铁的需要量增加，若供给不足，可发生青春期缺铁性贫血。锌、碘对促进生长发育具有重要作用，故青少年的需要量增加。中国营养学会建议：男性青少年铁的适宜摄入量为每日20mg，锌的推荐摄入量为每日19mg，碘的推荐摄入量为每日150μg；女性青少年铁的适宜摄入量为每日25mg；锌的推荐摄入量为每日15.5mg，碘的推荐摄入量为每日150μg。

（4）维生素：维生素是维持人体正常生理功能所必需的一类营养素。对生长旺盛的青少年来说，每一种维生素摄入不足，都会影响正常生理功能，影响生长发育。

3. 膳食原则

（1）多吃谷类，供给充足的能量：谷类在我国居民膳食中是碳水化合物和蛋白质的主要来源。青少年每日所需能量的60%由碳水化合物供给，每日需400~500g粮谷类，可因活动量的大小有所不同。

（2）保证鱼、肉、蛋、奶、豆类和蔬菜的摄入：蛋白质是构成机体组织器官及保证正常生长发育的重要原料。青少年每日应摄入足够的蛋白质，并保证一半为优质蛋白质。因此，膳食中应含有充足的动物性和大豆类食物。

（3）参加体力活动，避免盲目节食：由于生活水平的提高，活动量减少，近年来青少年中肥胖的发病率增高。个别青少年为减肥而盲目节食，导致新陈代谢紊乱，影响身体健康，严重的导致精神性厌食，甚至死亡。所以，应鼓励青少年多参加体力活动，合理控制饮食，使摄入的能量与消耗的能量平衡，避免发胖，保障青少年的正常生长发育。

六、老年人营养

我国目前60岁以上的人群已占总人口的10%以上，已进入老年社会。关心老年人的营养，关心老年人的健康，对提高老年人的生活质量，延长寿命具有重要意义。

1. 生理特点

（1）机体代谢功能降低，成分改变：随着年龄的增长，机体组织细胞的数量不断减少，细胞的代谢速度逐渐减慢，老年人机体组织的代谢率比年轻人降低15%~20%。同时，机体组织成分也发生改变，脂肪组织增多，而体重相应减少。另外，骨骼中矿物质含量减少，特别是钙含量减少，导致骨密度降低，尤其绝经后的女性，更易发生骨质疏松症。

（2）消化系统功能退化：老人的消化功能随着年龄增长逐年下降。味蕾减少，味觉功能减退，所以，老年人口味往往偏重。牙齿脱落，咀嚼能力降低；消化酶分泌减少，胃酸减少，消化功能降低，对各种营养素的利用率降低；胃肠蠕动减慢，胃肠排空时间延长，容易出现胃肠胀气、排便困难等。

（3）体内的氧化损伤加重：随着年龄的增长，体内的自由基对组织细胞的损伤加重，形成更多的脂质过氧化物，并在细胞中大量堆积，引起心、脑神经系统的疾病。此外，自由基还可使体内的蛋白酶变性，导致酶的活性降低或丧失。

（4）免疫功能低下：老年人胸腺萎缩，重量减轻，T淋巴细胞数目减少，免疫功能低下，容易感染各种疾病。

（5）其他：由于年龄增长，活动量减少，摄入食物减少，可引起多种营养素的摄入不足。老年人常患一些慢性病，时常服用药物等，也会影响营养素的吸收。

2. 营养需要

（1）能量：老年人由于基础代谢降低，活动减少，能量需要是下降的。一般60岁以上者，应比年轻时减少20%，70岁以上者，减少30%。但个体差异较大，主要与个人的活动量多少有关。因此，可以体重来衡量，若摄入量与消耗量平衡，则体重可以维持恒定，并维持在正常范围内。否则，体重会达不到理想体重或超出理想体重。理想体重 = 身高 − 105，或者，理想体重 =（身高 − 100）× 0.9

（2）蛋白质：试验表明，老年人对蛋白质的需要量并不随着年龄的增长而减少。但由于老年人消化功能减退，以及食物摄入量减少，更容易发生蛋白质摄入不足，引起氮的负平衡。因此，对于老年人来说，不仅每日蛋白质的摄入量不应减少，而且应注意摄入优质蛋白质。比如，可多摄取鱼类、禽类及大豆制品等。蛋白质供给能量应占总能量的15%，中国营养学会建议的推荐每日摄入量为男性75g，女性65g。

（3）脂类：对于老年人来说，脂类也是必需的。脂肪可以改善食物的感官性状，增强饱腹能力，增加食欲，促进脂溶性维生素的吸收。老年人每日摄入的脂肪所供给的能量，应占全日总能量的25%左右。膳食中，应避免摄入过多的饱和脂肪酸，畜肉的摄入量应节制。多食鱼类和豆制品，烹调用油选择植物油。

（4）碳水化合物：碳水化合物供给能量应占全日总能量的60%左右。应多摄入五谷杂粮，增加膳食纤维的摄入，以防便秘。由于老年人胰岛素分泌减少，机体对胰岛素的敏感性降低，糖耐量降低，易发生糖尿病，故应避免过多食用单糖及甜食。

（5）矿物质：机体所需的各种矿物质对老年人的健康均具有重要意义，其中尤其重要的是钙和铁。

①钙：老年人尤其女性，由于骨质丢失加速，以及体内维生素 D 合成减少，易发生钙缺乏，导致骨质疏松。另外，老年人对食物中钙的吸收率也大大降低，所以，老年人钙的摄入应适当增加，每日应适当增加奶类、豆制品的摄入。中国营养学会建议50岁以上者，钙适宜的摄入量为每日1000mg。

②铁：老年人易发生贫血，原因是摄入不足、吸收差以及造血功能低下。所以，膳食中应增加铁的摄入。可多选择动物全血、肝脏、瘦肉、蛋黄等。中国营养学会建议老年人铁的适宜摄入量为每日15mg。

（6）维生素：老年人由于消化功能减退、机体代谢率降低、活动量减少等原因、使之摄入食物量减少，吸收能力减弱，而容易发生各种维生素的缺乏。比如：维生素 B_1、维生素 B_2、维生素 B_6、叶酸、维生素 B_{12} 及维生素 C 等。叶酸、维生素 B_6、维生素 B_{12} 摄入不足，使血中同型半胱氨酸的浓度升高，促使动脉粥样硬化及冠心病的发生，还会影响老年人的认知能力。维生素 E 与维生素 C 是重要的抗氧化剂，而维生素 A 与胡萝卜素具有抗癌作用；维生素 D 可促进钙的吸收，预防骨质疏松症。总之，各种维生素对于抗衰老、预防疾病具有重要作用，对老年人十分重要。老年人各种维生素的参考摄入量如表 3-6 所示。

表 3-6　　　　　　　　老年人维生素的参考摄入量（RNI 或 AI）

	维生素 A（μgRE）	维生素 D（μg）	维生素 E（mg）	维生素 B_1（mg）	维生素 B_2（mg）	维生素 B_6（mg）	维生素 C（mg）
男性	800	10	14	1.3	1.4	1.5	100
女性	700	10	14	1.3	1.4	1.5	100

3. 膳食原则

（1）平衡膳食：老年人由于消化功能的减退，影响了食物的消化吸收，容易发生各种营养素的缺乏，尤其是微量营养素。因此，老年人的膳食一定要保证机体所需的各种营养素的摄入量达到推荐摄入量标准，并保持合适的比例。必要时可适当服用营养补充剂。

（2）食物多样，粗细搭配：由于各种食物中的营养素含量各不相同，为获得全面的营养，老年人膳食种类应多样。多食五谷杂粮，对增加膳食纤维的摄入有益；为增加优质蛋白质的摄入，又不使脂肪摄入过多，生活中应多食用鱼类及大豆制品。

（3）多食蔬菜和水果：蔬菜和水果可提供丰富的维生素和矿物质，也是膳食纤维的重要来源，老年人应每日摄取一定量的新鲜蔬菜和水果。

（4）合理烹调：老年人由于牙齿脱落、胃肠功能降低，对各种食物的消化吸收受到影响，烹调中应注意符合老年人的生理特点，少烹炸，少油腻，注意色香味，以增加食欲。

（5）多饮水：老年人对水的需要不少于中青年人。多饮水有助于机体的正常代谢，有利于排出体内的代谢废物。所以，老年人每日应在三餐之外，补充1000ml 左右的饮水，并以白开水或淡茶水为宜。

（6）进行力所能及的体力活动，维持合适体重：适量的体力活动可以避免肥胖，还可加快胃肠排空，增加食欲，增强体质。所以，每日进行一些力所能及的体力活动是必要的。

第三节　特殊职业人群的营养

一、高温环境作业人员

高温作业是指工作地点存在生产性热源，以本地区夏季通风室外平均温度为参照，工作地点气温高于室外温度2℃或2℃以上的作业。生产性热源是指在生产过程中能散发热量的机械、产品或中间产物。一般认为超过35℃的生活环境、超过32℃（或30℃以上，相对湿度>80%）的生产环境为高温作业环境。可分为：①干热作业，如冶金行业的钢铁冶炼、锻造、机械加工等，玻璃、陶瓷、搪瓷等制造加工、锅炉车间的炉前作业等。②湿热作业，如造纸、印染、屠宰、水产加工、矿井等作业。③夏季露天作业，如建筑作业、农田劳作等高温室外作业。

1. 生理特点

（1）体温调节中枢：在通常情况下，人体的散热是以辐射、传导和对流方式进行的。在高气温、高气湿和强辐射的高温环境中作业时，作业者的辐射散热和对流散热发生困难，散热只能依靠汗液蒸发来完成。在高气温、高气湿条件下工作时，蒸发散热也会受到阻碍。当机体在作业环境中受热和机体产热明显超过散热时，可出现热蓄积，发生中暑。

（2）消化系统：高温环境作业，体内血液重新分配，皮肤血管扩张，腹腔内脏血管收缩，引起消化道血流量减少。人体出现消化功能降低，胃肠蠕动减慢，消化腺功能减低、分泌减少，消化酶活性降低，胃液中游离盐酸减少，唾液分泌减少。高温作业者易出现消化不良、食欲不振，消化道疾病发病率增高。

（3）水盐代谢：在高温环境从事体力劳动，排汗量增加，最多时1小时出汗量可达1.5L，每人每日出汗量可达4~8L。汗液中99%是水分，固体成分为0.3%~0.8%，主要为电解质成分，如氯化钠、常量元素和微量元素等。所以大量出汗对人体的水盐代谢产生显著的影响，同时对元素和维生素代谢也产生一定的影响。当水分丧失达到体重的2%~4%，而未能及时得到补充时，就可能出现口渴、头痛、头晕、四肢无力、作业能力降低、尿少、脉搏增快、体温升高、水盐平衡失调等症状。

（4）矿物质代谢：汗液的大量蒸发，机体内所需的钾、钠、钙等无机盐以及水溶性维生素也随汗液流失，高温作业人员一日内随汗丢失的氯化钠可达20~30g，超过了人体一日摄入量的2~3倍。同时随汗液流失的还有钾、钙、镁、铁等微量元素（包括锌、铜、锰、硒等）。

（5）维生素代谢：通过汗液和尿液排出水溶性维生素较多，首先是维生素C。汗液中维生素 C 含量达 $10\mu g/ml$，按每日排汗 5000ml 计，可损失维生素C50mg，另外在高温环境中人体对维生素 C 的需要增加。对 B 族维生素需要量增加，如硫胺素、核黄素等。有研究提示高温环境可能使人体对维生素 A 的需要量增加。

2. 营养需要

（1）能量：高温环境下作业人员能量推荐量要比正常增加 5% 为宜。在 30℃～40℃之间，环境温度每增加 1℃，则应在 RNIs 基础上增加能量 0.5%。

（2）蛋白质：高温环境下，组织蛋白质的代谢以分解代谢为主；尤其在热应激期，肌体蛋白质处于高度分解状态。同时尿肌酐排出量增加，汗液中氮排出量也增多，故蛋白质需要量增加。

（3）矿物质：高温环境作业，由于大量出汗，丢失水分和矿物质是高温中暑的主要原因。每日通过排汗可损失钠、钾、钙、镁和铁等；其中钾最值得注意，长期缺钾的人员，在同样高温条件下易发生中暑。

（4）维生素：高温环境使维生素消耗增多，补充维生素后能提高机体应激反应能力，加速热适应。每人每日维生素 C 推荐量应在 150～200mg、维生素 B_{12} 0.5～3.0mg、维生素 $B_2$3～5mg 才能满足机体需要。接触干热、强辐射作业人员，如接触钢、铁水人员，应适当增加维生素 A 供给量，可增加到每日 5000IU。

3. 膳食原则 高温作业人员的营养问题主要是由于食欲不振、消化功能降低所致，因此，需要通过对一日三餐的精心调配，合理烹调，使食物色、香、味俱全，品种多样化，增进作业者的食欲，达到营养素适宜摄入量的要求。

（1）补充水分：高温作业人员补充的水量与环境热强度和劳动强度有关。一般按出汗量补充水分，以保持人体内水的平衡。一般情况下，由于人们对含盐饮料难以接受，通常通过正常用餐提供，如质量较高的菜汤、鱼汤、肉汤、家禽汤等，在补充水分的同时，也补充了盐等其他营养素，又可增进食欲。但出现较严重的汗液流失时，完全依靠膳食来补充水分，则达不到及时补充的要求，可在两餐之间或作业时补充含盐饮料，以水温在 10℃左右、少量多次为宜。中等劳动强度的高温作业人员，每日（8 小时工作时间内）饮水参考量为 3～5L；劳动强度较大的强高温作业人员，每日（8 小时工作时间内）饮水参考量为 5L 以上，其中应包括所有食物中的水分。

（2）补充矿物质：增加高温作业人员食盐的供给量，每人每日 15～25g。由于大量出汗，钾丢失也较多，在平时膳食中应增加含钾高的食物，如豆类及其制品。各种蔬菜、瓜果和鱼类中钾、钙、铁、镁等元素含量较高；动物肝脏、瘦肉、黄豆及制品中铁含量高，且吸收率较高；动物性食物、海产品含锌量较高。对高温作业人员必须考虑保持体内电解质平衡，不能单一补充。尤其在大量出汗人员的矿物质补充时，建议采用混合盐片。

（3）补充维生素：高温作业人员维生素 C、维生素 B_1、维生素 B_2 和维生素 A 的需要量增加。谷类、豆类及瘦肉食物中含有 B 族维生素；蛋类和动物性食物富含维生素 A 和维生素 B_2，绿叶蔬菜中富含维生素 C 和胡萝卜素。但当膳食不能完全补充高温作业造成维生素的缺失时，可适当给予维生素制剂或强化饮料、食品等。

（4）合理烹调：科学搭配、精心烹调，达到增加高温作业人员的食欲，提高营养素的吸收。总能量的 12% 来源于蛋白质，25% ~ 30% 来源于脂肪。鱼、肉、奶、蛋、豆类等是主要的蛋白质食物来源，选择各类蔬菜以提供多种维生素和矿物质，适量的脂肪可增加食物的色香味，也可通过添加调味品达到增加消化液分泌、增加食欲的目的。

（5）就餐环境：为高温作业人员安排餐前洗浴和凉爽环境就餐。餐前饮适量冷饮（不低于10℃），也可食用少量可口汤类，以促进食欲。

二、低温环境作业人员

低温环境主要是指环境温度在 10℃ 以下的外界环境。低温环境作业则是指工作地点平均气温为 5℃ 或 5℃ 以下的作业。包括寒冷季节从事室外或室内无采暖设备的作业、特殊需要工作场所设置冷源的作业，如林场作业、水产加工、农业生产、建筑、采矿、运输、环卫、科考、食品加工等行业，可分为冬季室外作业和冷库、冰库等作业。低温对人体的影响较为复杂，涉及低温的强弱程度、作用时间及方式。

1. 生理特点

（1）体温调节：气温低于皮温时，人体以负辐射形式向外界散热；或直接接触低于皮温的物体，通过传导、对流方式散热；也可以蒸发的形式散热，但在寒冷环境中此作用不大，仅在强体力作业而导致出汗时，可通过暴露的皮肤蒸发散热。长时间在低温环境中可发生由于体温过低而冻僵，即全身冻伤，人体出现耗氧量下降；糖代谢降低，与降温相平行的高血糖；组织的血流灌注减少而出现循环性缺氧，导致缺氧酵解，因乳酸堆积而发生代谢性酸中毒。

（2）消化系统：低温环境作业对消化功能的影响主要是胃酸分泌增多，胃液酸度增强，胃排空速度减慢，食物在胃内消化较为充分。

（3）能量消耗：基础代谢率可增高 10% ~ 15%，在低温环境中人体出现的寒战等以抵御寒冷的不自主行为也增加了能量消耗。低温可使人体甲状腺素分泌增加，机体能量消耗增加。

（4）蛋白质、脂肪、碳水化合物代谢：低温环境下，蛋白质代谢略有增加，对膳食蛋白质推荐摄入量无特殊要求。脂肪消耗明显增加，是寒冷环境中能量消耗、体重减低的主要原因。碳水化合物代谢增加，是在暴露寒冷环境开始阶段的主要能量来源，随着时间的延长，逐渐转变为以脂肪、蛋白质供能为主。研究认为持久的体温过低（27℃~28℃），人体血糖明显升高，其高血糖是组织摄取葡萄糖减少所致。

（5）水、电解质代谢：在低温环境中，人体可出现多尿，一昼夜尿量达3.5L，血液容积减少，皮肤黏膜干燥，血液中钙、锌、镁、钠等含量降低，而血铁、血钾较为稳定，变化不大。人体实验证明耐寒训练1个月，其血浆中铜、铁、锰等含量明显降低。

（6）维生素代谢：人体内水溶性维生素在低温条件下变化较大。由于低温环境使能量消耗增加，机体对维生素的需要量比常温同样情况下的机体需要量显著增加，特别是维生素 C 和与能量代谢密切相关的维生素 B_1、B_2 等。近年来，人们对维生素 E 的耐寒能力及其机制研究很多，认为维生素 E 能促进低温环境中机体能量代谢，提高耐寒能力。维生素 A、B 族维生素、维生素 C、维生素 E 等均有抗严寒和缓解应激的作用。

2. 营养需要

（1）能量：在低温条件下，机体营养素代谢发生明显的变化，最具特征性的改变是以碳水化合物供能为主，逐步转变为以脂肪和蛋白质供能为主。低温环境可使人体的能量消耗增加，如基础代谢可增加 10%~15%。

（2）脂肪：低温环境下，脂肪的氧化分解增强，故应适当提高膳食脂肪的供给量，以提高人体的抗寒能力。

（3）矿物质：低温条件下，机体代谢需要量增加，且人体排出增加，最易导致钙和钠的缺乏，其次还有镁、锌、碘、氟等。寒冷地区常见的由于矿物质和微量元素缺乏所致的佝偻病、甲状腺肿、缺铁性贫血、龋齿等病症，均与食物摄入不足有关。

（4）维生素：低温环境中，维生素（包括脂溶性和水溶性维生素）需要量显著增加。如维生素 A 可影响机体耐寒能力，维生素 C 在寒冷环境中具有营养保健的特殊功效。

3. 膳食原则

（1）高能量食物供给：低温使机体代谢加快，能量消耗增加，所以能量的推荐量比常温环境下增加 10%~15%。以增加碳水化合物和脂肪来提供能量为主，可适当增加粮谷类、油脂类食物，如谷类主食及鱼、肉、蛋、豆及制品，选择坚果类（核桃仁、花生仁）等富含蛋白质、脂肪的食品。

（2）营养素比例合理：在低温环境中居住或作业人群，蛋白质、脂肪、碳水化合物三者的供给比例应分别占一日总能量13%～15%、35%～40%和50%。以含糖和高脂肪膳食为主，多摄入谷类、鱼类、肉类（羊肉、牛肉、狗肉、鸡肉）、蛋类、豆类及其制品等可提供高能量的蛋白质、脂肪和碳水化合物的食物。

（3）增加矿物质摄入：注意食盐摄入量，以补充钠的缺乏，一般认为每人每日15g为宜。钙、镁、钾等元素的补充，可通过动物性食物和植物性食物提供。如牛肉、猪肉、羊肉及动物的肝脏等，豆类及制品、蔬菜、水果、干果等是矿物质和微量元素的重要来源。

（4）增加维生素摄入：注意维生素C的供给，同时增加维生素B_1、B_2和维生素A等的摄入，较推荐摄入量增加30%～50%。新鲜蔬菜和水果是维生素主要的来源，同时动物性食物如肝脏和瘦肉、蛋类等也可提供维生素C、A、B_1和B_2。

（5）注意饮食习惯：寒冷环境作业人员，胃液分泌量增加，食欲较好，喜好高能量、高脂膳食，通常有食用加热食物的习惯，对在低温环境作业的人员应提供热的饮料和食物。

三、化学毒物接触人员

化学毒物是指外来的、较少量进入人体内，即可引起机体组织功能性或器质性损伤，甚至危及生命的化学物质。环境中毒物种类繁多，主要有金属类金属（铅、砷）、有机溶剂（苯、正己烷）、刺激性气体（氨、氯）、窒息性气体（一氧化碳、硫化氢）、农药、粉尘等。人们接触化学毒物的机会很多，主要可分为生活性接触和生产性接触两类，前者主要发生在被污染环境中生活的人们，后者则发生在职业接触化学毒物的作业人员。

1. 生理特点

（1）生物转化：毒物进入机体，首先经过氧化、还原和水解反应，作用于毒物的羟基、氨基、羧基等，使其毒物分子的极性和水溶性增强，也可改变毒物分子中的某些功能基团或产生新的功能基团，其结果一是使原毒物解毒或减毒，二是使原毒物活化增毒，甚至可以致癌。其次通过结合反应，不仅可掩盖原毒物分子上的某些功能基团，而改变其作用，也可改变毒物的理化特性和分子量，水溶性增强，以便排除体外。经过生物转化，多数毒物达到解毒、减毒。结合反应过程需要消耗能量，因此肝脏的营养素代谢和能量供给直接关系到结合作用的效果。

（2）谷胱甘肽、金属硫蛋白：谷胱甘肽（GSH）解毒作用是由谷氨酸、半胱氨酸、甘氨酸组成的三肽，GSH 与毒物结合，代谢产生惰性产物硫醚氨酸而排出体外。金属硫蛋白（MT）与二价金属的代谢、蓄积有关，它在肝脏合成，血液、肾脏含量较高。当金属进入机体时，肝脏反应性诱导合成更多的 MT，并与金属结合，使其暂时丧失毒性作用，MT 发挥了重要的解毒作用。MT 的大量合成需要丰富的含硫氨基酸的食物为原料。

2. 营养需要

（1）蛋白质：膳食补充蛋白质对机体解毒作用极为重要，其质与量直接影响解毒能力。毒物在体内的代谢转化需要各种酶，而酶的主体是蛋白质，膳食中蛋白质不足，酶蛋白合成减少，活性降低，生物转化减慢。研究证明，蛋白质质差量低时，大多数毒物的毒性增强。如蛋白质营养不良时可增加铅在体内的潴留，增加铅的毒性。

（2）脂肪：膳食中的脂肪可增加脂溶性毒物在体内的吸收和蓄积。如脂肪可增加有机氯农药在体内的蓄积，增加苯及氟的毒性。

（3）碳水化合物：碳水化合物的生物氧化可快速提供毒物生物转化需要的能量，葡萄糖醛酸是结合反应中重要物质，有利于毒物的排出。所以提高膳食中碳水化合物的供给量，可提高机体对毒物的抵抗力。纤维素和果胶是植物性食品所富含的成分，在体内不易被消化吸收，可增加粪便体积，刺激肠道蠕动，降低机体对肠内毒物的吸收。

（4）矿物质：铁、锌、硒等元素在毒物的代谢中起积极作用，铁是血红蛋白合成的重要物质；锌是多种酶组成成分和活性物质；硒存在于谷胱甘肽过氧化物酶分子中，发挥抗氧化作用。

（5）维生素：维生素 A 可减低某些毒物的致癌作用，认为维生素 A、胡萝卜素有清除自由基的功能。维生素 B_1、B_{12} 和维生素 E 联合治疗毒物造成的中枢神经系统损伤和神经炎效果较好。维生素 B_{12} 和叶酸是红细胞生成所必需的原料，对有血液毒性影响的毒物接触人员，需要特殊补给。维生素 C 对大多数毒物均有解毒作用，如维生素 C 可加速铅的代谢、解毒，对预防、治疗铅中毒有较好的效果。

3. 膳食原则

合理的营养措施，能提高机体各系统的抵抗力，增强对有毒化学物质的代谢和解毒能力，减少毒物吸收并使其转化为无毒物质排出体外。

针对毒物的化学性质，采取营养膳食的手段，配合药物和保健措施，有利于毒物接触作业人员的康复和减轻中毒症状。

（1）优质足量蛋白质：在膳食中应多摄入优质蛋白质，保证一定量的动物蛋白质，因为优质蛋白质可减少毒物在体内的蓄积，若数量充足可提高肝微粒体酶的活性，加快对毒物的分解代谢，加快排出速度。

（2）适当限制脂肪膳食：体内的脂肪组织蓄积农药，可缓解急性中毒症状，但不能降低农药对机体的损伤。膳食脂肪易促进肠道的毒物吸收，因此要限制脂肪的摄入量。

（3）增加碳水化合物摄入：碳水化合物可提高机体的耐受性，提供葡萄糖醛酸以促进代谢，也是毒物代谢中能量的来源。多摄入膳食纤维和果胶可降低金属在肠道内的吸收，故应多食水果、蔬菜等富含膳食纤维的食品。

（4）增加维生素供给：膳食中增加蔬菜、水果的摄入可增加维生素的供给量。维生素 C 可提高肝脏的解毒能力，对预防金属中毒有较好的效果，膳食中应加大富含维生素 C 食物的摄入。富含 B 族维生素的食物对接触毒物人员是有益的，它有促进食欲，改善胃肠蠕动的功能。维生素 A 在体内发挥其抗氧化作用，对降低毒性有重要意义。

中　篇

食品安全

食品安全主要是研究食品中可能存在的、威胁人体健康的有害因素及其预防措施，提高食品质量，使之有益人体健康，以保证食用者安全的科学。其主要内容包括食品污染及其预防、食源性疾病与食物中毒、各类食品的主要卫生问题、食品添加剂、食品卫生监督管理。

第四章

食品污染

食品污染是指食物受到有害物质的侵袭，造成食品安全性、营养性和感官性状发生改变的过程，存在于食品中的有害物质称为食品污染物。在食品的生产、加工、运输、销售过程中均有可能发生食品污染。它可能改变食品正常的感官性状、降低食品的营养价值、卫生质量和安全性，并危害人体健康。食品污染物按其性质一般分为生物性污染、化学性污染和物理性污染三大类。

1. **生物性污染**　生物性污染主要是微生物的污染，包括细菌和细菌毒素、霉菌和霉菌毒素、肠道病毒等；寄生虫及其虫卵的污染，常见的有蛔虫、绦虫、囊虫、旋毛虫、姜片虫等以及昆虫类的污染。

2. **化学性污染**　化学性污染是指有害化学物质的污染。目前危害最严重的是化学农药、有害金属、多环芳烃类如苯并（a）芘、N－亚硝基化合物等化学污染物等。

食品的化学性污染种类繁多，来源复杂，常见的有：①来自生产、生活和环境中的有害因素，如农药、化肥、有害金属、多环芳烃、N－亚硝基化合物、二噁英等；②来自加工工具、容器、包装材料及涂料中的有毒成分，如铅、镉、橡胶及塑料制品的单体或助剂、石蜡、油墨等；③滥用的食品添加剂及其在加工储存过程中产生的有害物质如甲醇、杂醇油、醛类等。

3. 物理性污染 物理性污染包括放射性污染和杂物污染。食品的放射性污染主要来源于放射性物质的开采、冶炼、生产、在生活中的应用与排放及其意外事故的发生，特别是半衰期比较长的放射性核素污染，如 137 铯、90 锶等，在食品安全上的意义更为重要。食品的杂物污染主要有种子、碎石子、玻璃碎片、金属屑等。

食品污染对人体健康的危害较大，可以归结为：①影响食品的感官性状；②造成急性食物中毒；③引起机体的慢性毒性危害；④对人类有致畸、致突变和致癌作用，如 N - 亚硝基化合物、多环芳烃、黄曲霉毒素、镉、砷等。

近年来，食品污染已经成为食品安全的热点问题。因为食品污染是影响食品安全的主要问题，特别是随着食品生产的工业化和新技术、新原料、新产品的采用，造成食品污染的因素日趋复杂化，高速发展的工农业带来的环境污染也波及到食物并引发一系列严重的食品污染事故。近年来，我国环境状况日益恶化，大气污染、水质污染、土壤污染，直接导致农产品、渔牧产品以及其他食品的污染，成为我国食品安全中面临的现实问题；国际上也相继发生了一系列震惊世界的食品污染事件，如欧洲的二噁英污染畜禽饲料事件、比利时可口可乐污染事件、法国的李斯特菌污染熟肉罐头事件和日本的凉拌色拉蔬菜的 $O_{157}:H_7$ 大肠杆菌污染事件等，形成了一次次的食品卫生问题冲击波，使食品的安全性成为人们关注的热点。

第一节 食品的微生物污染

微生物对食品的污染不仅降低食品卫生质量并且会对人体健康造成危害。据世界卫生组织估计，在全世界每年数以亿计的食源性疾病患者中，70% 是由于各种致病性微生物污染食品和饮水所致的。

污染食品的微生物分为三大类：一类是直接致病微生物，如致病性细菌、病毒、产毒霉菌与霉菌毒素等；二是相对致病微生物，指只有在特殊条件下才有致病力的一些细菌；三是非致病微生物，主要包括非致病菌、不产毒霉菌和酵母等。

一、食品的细菌污染

食品的细菌污染以及由此引起的腐败变质是食品安全中最常见的问题。食品细菌中以非致病性细菌为主，且多数为腐败菌。

1. 常见的食品细菌

（1）假单胞菌属：革兰阴性无芽孢杆菌，需氧，嗜冷，在 pH5.0~5.2 下生长，是典型的腐败菌，在肉和鱼上容易繁殖，多见于冷冻食品。

（2）微球菌属和葡萄球菌属：革兰阳性球菌，嗜中温，营养要求较低，前者需氧，后者厌氧。

（3）芽孢杆菌属和芽孢梭菌属：前者需氧或兼性厌氧，后者厌氧，属中温菌者多，间或有嗜热菌，是罐头类食品中常见的腐败菌。

（4）肠杆菌科各属：革兰阴性的嗜中温杆菌，需氧及兼性厌氧，多见于水产品、肉及蛋。除志贺菌属及沙门菌属外，皆是常见的食品腐败菌。

（5）弧菌属和黄杆菌属：均为革兰阴性兼性厌氧菌，主要来自海水或淡水，在低温和 5% 食盐中均可生长，在鱼类等海产品中多见，黄杆菌属还能产生色素。

（6）嗜盐杆菌属和嗜盐球菌属：革兰阴性嗜氧菌，嗜盐，可在 12% 食盐甚至更高的食盐浓度中生长，多见于咸鱼类，且可产生橙红色素。

（7）乳酸杆菌属：革兰阳性杆菌，厌氧或微需氧，在乳品中多见。

2. 食品的细菌污染指标和卫生学意义

评价食品细菌污染的卫生学指标有细菌总数、大肠菌群及致病菌。致病菌是指能使人致病的细菌，人进食受该类细菌污染的食品后会发生食源性疾病，所以我国的食品卫生标准中规定不允许在食品中检出致病菌。

（1）细菌总数：细菌总数是指被检样品的单位重量（g）、容积（ml）或表面积（cm^2）中所含有的在严格规定的条件下（培养液、pH 值、培养温度、时间、计数方法等）培养所生成的细菌菌落总数。

细菌总数是最常用的食品细菌污染指标之一，我国在许多食品中规定了细菌总数的容许限量。它虽不代表食品细菌污染对人体健康的危害程度，但反映了食品的卫生质量以及食品在生产、储存、销售过程中的卫生措施管理情况。因此，食品的细菌总数一方面是食品清洁状况的标志，可起到监督食品清洁状况的作用；另一方面食品中的细菌总数越多，越容易发生并加速腐败变质，所以可用此预测食品的耐保藏性。

（2）大肠菌群：大肠菌群包括肠杆菌科的埃希菌属、枸橼酸杆菌属、肠杆菌属和克雷伯菌属。它们均来自于人和温血动物的肠道，需氧与兼性厌氧，不形成芽孢，在 35℃~37℃ 下能发酵乳糖产酸、产气的革兰阴性杆菌。大肠菌群已被许多国家用作食品生产上质量鉴定的指标。食品中大肠菌群的数量是采用相当于 100g 或 100ml 食品中的最近似数来表示，简称为大肠菌群最近似数（MPN）。

大肠菌群都直接或间接来自人或温血动物的粪便，以埃希菌属为主，俗称典型大肠杆菌。粪便排出体外一周后，在外界环境的作用下有的发生变异，称为非典型大肠杆菌。因此，食品中检出大肠菌群表示食品曾受到人或温血动物粪便的污染。如果是典型大肠杆菌说明该食品是近期受到粪便的污染；如果是非典型大肠杆菌说明该食品受到粪便的陈旧污染。食品中的粪便污染含量只要达到0.001mg/kg就可检出大肠菌群，所以这是一个敏感、简便易行的指标。大肠菌群的多少反映了粪便污染食品的程度。由于大肠菌群与肠道致病菌来源相同，且在一般条件下在外界的生存时间与主要肠道致病菌也是一致的，故大肠菌群也作为肠道致病菌污染食品的指示菌。

3. 食品细菌污染的预防措施 食品受到细菌污染后，不仅食品质量受到影响，营养价值降低，并且还可能危害人体健康。因此，防止食品的细菌污染是食品卫生安全工作的重要内容之一，应该从以下几个方面进行。

（1）食品原料：防止食品原料的细菌污染是最重要的，如果用受到细菌污染的原料来加工生产食品，将使食品质量受到严重的影响。

（2）生产运输过程的卫生管理：细菌广泛分布于自然界中，可以通过空气、土壤、灰尘、水等污染食品，因此，加强食品在产、储、运、销过程中的卫生管理非常重要。要求食品加工车间保持洁净无尘，通风良好，温度适宜，容器、工具清洁无菌，尽可能采用密闭、连续、自动化的生产装置。食品在储存、运输、销售过程中采用冷藏、冷冻方法限制细菌的快速繁殖与产毒；熟食品的销售防止交叉污染和腐败变质。

（3）食品烹调加工的卫生管理：在食品的烹调加工过程中一定要烧熟煮透，才能彻底杀灭食品中的细菌，对于煮熟后的熟食品，一定要防止生熟交叉污染情况的发生；剩饭剩菜要加热处理后放在冷柜中，下次进食前要再次彻底加热。

（4）做好从业人员的卫生管理工作：食品企业的从业人员是食品污染和疾病传播的重要途径之一，对食品从业人员一定要按照《中华人民共和国食品卫生法》的规定要求，定期进行体检，对有传染病的患者或带菌者要停止工作，立即进行有效的治疗，待三次检查阴性后再恢复原有的工作。

二、食品的霉菌及霉菌毒素污染

霉菌是真菌的一部分，在自然界中分布广泛，与食品安全关系密切的霉菌主要有曲霉菌属、青霉菌属和镰刀菌属。自然界中的多数霉菌对人类是有益的，只有少数对人体有害，主要是因为霉菌中的少数产毒菌种能产生对人体有害的霉菌毒素。霉菌毒素是指霉菌在其所污染的食品中产生的有毒代谢产物。目前已知的霉菌毒素大约有200多种，与食品污染关系密切，且比较重要的有黄曲霉毒素、赭曲霉毒素、杂色曲霉毒素、单端孢霉烯族化合物、玉米赤霉烯酮、黄绿青霉素、岛青霉素等。

不同霉菌毒素的毒性作用各不相同，按其毒性作用可分为肝脏毒、肾脏毒、神经毒、细胞毒及类似性激素毒等。目前一般按其所产生毒素的主要霉菌来命名，如黄曲霉毒素、赭曲霉毒素等。我国食品中的霉菌毒素污染，以赤霉病麦和黄曲霉毒素为主。

1. 霉菌产毒的特点 霉菌产毒只限于少数的产毒菌种，而产毒菌种中也只有一部分菌株产毒；同一菌种中的不同菌株产毒能力也不相同，即产毒能力有可变性和易变性；产毒菌种所产生的毒素不具有严格的专一性，即一种菌种或菌株可以产生几种不同的毒素，而同一霉菌毒素可以由几种不同的霉菌产生；产毒霉菌在产生毒素过程中需要一定的条件，霉菌污染食品并且在食品上繁殖是产毒的必要条件。

2. 霉菌的繁殖和产毒条件 影响霉菌繁殖和产毒的主要条件是天然基质、水分、环境温度、湿度及通风情况。

（1）基质：基质是霉菌繁殖和产毒的基本条件。天然食品比人工合成的培养基更适合于霉菌繁殖和产毒。不同的霉菌菌种对食品的亲和力不同，即不同食品中出现的霉菌各不相同，如花生、玉米中以黄曲霉及其毒素的检出率为高，青霉及其毒素主要在大米中检出。

（2）水分：食品中含有的水分对霉菌的繁殖和产毒非常重要。食品的水分含量是影响微生物增殖和食品腐败变质的重要因素，但是其中起作用的仅限于能供给微生物利用的水分，称为"水分活性"，缩写为 Aw 或 aw。食品的 aw 值越小，越不利于微生物繁殖。如果食品能将 aw 值降至 0.7 以下，一般霉菌均不能生长。

（3）湿度：曲霉、青霉和镰刀菌均为中生性霉菌，适宜繁殖的环境相对湿度为 80%～90%；如果相对湿度降到 70%，则粮食的平衡水分可达到米麦 14%、大豆 11%、干菜、干果 30%，此时霉菌不能产毒。

（4）温度：根据微生物生长发育所需的温度，一般分为嗜冷菌、嗜中温菌和嗜热菌三种，最适生长温度分别为 10℃～20℃、20℃～40℃和 50℃～60℃。大部分霉菌的生长温度为 20℃～28℃，小于 10℃和大于 30℃时霉菌生长速度显著减慢，在 0℃时几乎不生长；但有少数霉菌例外。一般霉菌产毒的温度略低于生长最适温度，如黄曲霉的生长最适温度为 37℃，而产毒则以 25℃～32℃为宜。

（5）通风：通风条件好，空气流通，有利于食品的水分蒸发，降低了环境温度和湿度，抑制霉菌的繁殖和产毒。

3. 主要的产毒霉菌 霉菌产毒只限于几种常见的产毒霉菌，而产毒菌株中也只有一部分菌株产毒，目前已知的具有产毒能力的菌株有：

（1）曲霉菌属：黄曲霉、赭曲霉和寄生曲霉等。

（2）青霉菌属：岛青霉、桔青霉和黄绿青霉等。

（3）镰刀菌属：梨孢镰刀菌、拟枝孢镰刀菌、三线镰刀菌和禾谷镰刀菌等。

4. 霉菌污染食品质量的评价指标及食品卫生学意义　对霉菌污染食品质量的评价主要有两方面：一是霉菌污染程度，以单位重量或体积的食品或 100 粒粮食中的霉菌总数表示；二是检测食品中的霉菌菌相构成。受到霉菌污染的食品不仅食用价值降低，甚至可能失去食用价值，每年全世界约有 2% 的粮食因发生霉变而不能食用。另外，霉菌在食品或饲料中产生的毒素可能引起人或牲畜的急、慢性中毒。

5. 黄曲霉毒素　黄曲霉毒素（aflatoxin，AF）是由黄曲霉和寄生曲霉产生的一类有毒代谢产物，具有极强的毒性和致癌性。黄曲霉曾经作为曲种而应用于食品发酵工业，在 1961 年首次发现污染了黄曲霉的花生饼能使大鼠诱发肝癌，1962 年被鉴定为致癌物质，命名为黄曲霉毒素。由于该毒素主要污染粮食和油料作物，对动物具有急性毒作用、慢性毒作用及致癌作用，世界各国都将黄曲霉毒素作为食品卫生的必要监测项目。

（1）化学结构与理化性质：黄曲霉毒素是一大类结构相似的化合物，均为二呋喃香豆素的衍生物（图 4 - 1）。

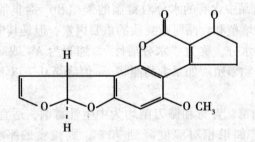

图 4 - 1　黄曲霉毒素 B_1 的结构式

目前已分离鉴定出 20 余种，分为 B 系与 G 系两类。其毒性大小与结构有关，凡二呋喃环末端有双键者毒性较强，且有致癌性，如 AFB_1、AFG_1、AFM_1。在天然污染的食品以 AFB_1 最多见，且其毒性和致癌性也最强，故在食品卫生监测中以 AFB_1 作为黄曲霉毒素污染食品的指标。

黄曲霉毒素可溶解于多种有机溶剂，如氯仿、甲醇、乙醇等，不溶于乙醚、石油醚、正己烷和水；在长波紫外光下产生荧光，可利用此种特殊性质鉴定黄曲霉毒素。黄曲霉毒素耐热，在一般的烹调加工温度下几乎不被破坏，在 280℃ 时才发生裂解，其毒性被破坏；在碱性条件下，黄曲霉毒素的内酯环被破坏，形成香豆素钠盐，该钠盐溶于水，可用水洗方法去除，但加碱量要足够。

（2）体内代谢与生化作用：黄曲霉毒素需经体内代谢活化才能从前致癌物变成终致癌物。它在体内的代谢主要是在肝脏微粒体酶作用下进行的脱甲基、羟化和环氧化反应，其中最重要的是环氧化反应。AFB_1二呋喃环末端双键的环氧化物（$AFB_1-2，3-$环氧化物）会与生物大分子的 DNA、RNA 及蛋白质结合发挥其毒性、致癌性、致突变性作用。AFB_1脱甲基后生成 AFP_1，与葡萄糖醛酸或硫酸结合，从尿中排出；而 AFB_1经羟化后形成具有毒性的 AFM_1，出现在奶中，当牛食用了含有黄曲霉毒素的饲料，牛乳中就含有其代谢产物 AFM_1，所以，牛乳及其乳制品中是否含有 AFM_1 是一个值得重视的新问题。

（3）毒性：黄曲霉毒素既有很强的急性毒性，也有明显的慢性毒性和强致癌性。

①急性与慢性毒性：黄曲霉毒素是一种毒性极强的剧毒物质，其毒性是氰化钾的十倍；对鱼、鸡、鸭、大鼠、豚鼠、兔、猫、狗、猪、牛、猴及人均有强烈的毒性，最敏感的动物是鸭雏。黄曲霉毒素属于肝脏毒，可抑制肝细胞的 DNA、RNA 和蛋白质合成；一次大剂量摄入后，可导致肝细胞实质坏死、胆管上皮增生、肝脂肪浸润及肝出血等急性病变；小剂量多次长期摄入后会引起动物生长发育障碍、肝脏纤维细胞增生、肝硬化等慢性损伤。

黄曲霉毒素引起人类发生急性中毒，国内外都有报道，以 1974 年印度两个邦中 200 个村庄暴发的中毒性肝炎最为严重，这些村庄的居民由于食用霉变玉米导致中毒，中毒人数达 390 多人，其中 106 人死亡。症状为一过性发热、呕吐、厌食、黄疸，随后出现腹水、下肢浮肿、肝脾肿大及肝硬化以至迅速死亡。

②致癌性：黄曲霉毒素可诱发鱼类、禽类、家畜、大鼠及灵长类等实验性肝癌，不同动物的致癌剂量差别很大，以大鼠最为敏感。黄曲霉毒素是目前发现的致癌力最强的化学致癌物之一，比二甲基亚硝胺诱发肝癌的能力大 75 倍。它不仅使动物发生肝癌，在其他部位也可致肿瘤，如胃腺瘤、肾癌、直肠癌，以及乳腺、卵巢、小肠等部位肿瘤。

黄曲霉毒素与人类肝癌发生的关系，目前尚不能肯定。根据国内外大量的流行病学调查研究，发现食物中的黄曲霉毒素水平与原发性肝癌的发生率呈正相关。我国肝癌高发区广西扶绥的调查发现该地区主粮中的黄曲霉毒素 B_1 污染率与肝癌死亡率呈平行关系，说明 AFB_1 是人类肝癌发病的重要因素。尽管乙肝病毒感染是原发性肝癌发生的重要原因，但最新的研究表明，在原发性肝癌发病机制中，黄曲霉毒素的暴露水平比乙肝病毒的感染和流行更为重要。南非等国的 10 年监测结果表明，降低人群膳食中的黄曲霉毒素水平，乙型肝炎病毒感染和原发性肝癌发病率均呈下降趋势。

（4）对食品的污染：黄曲霉毒素污染的食物品种主要为粮油及其制品，以花生和玉米的污染最为严重，大米、小麦、面粉污染较轻，豆类很少受到污染。除粮油制品外，有报道在干果类、奶及其制品和家庭自制的发酵食品中可以检出黄曲霉毒素。一般说热带和亚热带地区的食品污染较为严重，我国长江流域以南方的高温、高湿地区，如广东、广西、福建污染较为严重。

（5）预防措施：由于黄曲霉毒素对人类健康具有较严重的危害，所以预防食品受到其污染和防止毒素的产生，并尽量减少黄曲霉毒素随食物进入人体是非常重要的。具体预防措施如下：

①食品防霉：是预防食品被黄曲霉毒素污染的最根本措施，要从田间开始防霉，首先选择具有抗霉作用的粮油品种，注意防虫、防倒伏，收割后及时脱粒、晒干，保持颗粒完整，低温通风保藏，使粮食的水分保持在安全水分以下。

②去除毒素：可以采用挑选霉粒法、碾轧加工法、植物油加碱去毒法、加水搓洗法、物理吸附法及紫外线照射法等，去除已被黄曲霉菌污染食品中的毒素。

③制订卫生标准：限定各种食品中的黄曲霉毒素含量也是减少毒素对健康危害的重要措施。我国主要食品中黄曲霉毒素 B_1 允许限量如下：玉米、花生油、花生仁 <20μg/kg；玉米及花生仁制品 <20μg/kg；大米、其他食用油 <10μg/kg；其他粮食、豆类、发酵食品 <5μg/kg；婴儿代乳食品不得检出。

6. 与食品污染关系密切的其他毒素 除黄曲霉毒素外，还有其他一些霉菌毒素也可污染食品，详见表4－1。

表4－1　　　　　　　　　　其他霉菌毒素

霉菌毒素	主要产毒霉菌	主要污染的食品	毒性作用
赭曲霉毒素	赭曲霉 鲜绿青霉	玉米、大麦、小麦、大豆	肝、肾细胞脂肪变性，"三致"作用
展青霉素	展青霉 寻麻青霉	水果及其制品、谷类	神经毒素，引起呕吐和胃刺激症状，皮肤过敏，有遗传毒性和致癌性
杂色曲霉素	杂色曲霉 构巢曲霉	玉米、大米、花生	肝、肾实质器官坏死，可致大鼠原发性肝癌
桔青霉素	桔青霉	大米、大麦	大鼠生长缓慢，肾功能和形态改变
黄绿青霉素	黄绿青霉	大　米	神经毒素，上行性进行性麻痹，因循环、呼吸衰竭而死亡

续表

霉菌毒素	主要产毒霉菌	主要污染的食品	毒性作用
黄天精	岛青霉	大　米	肝脏病变，肝小叶坏死和脂肪变性，有致癌作用
红天精	岛青霉	大　米	多种组织器官受损害，主要是肝小叶中心性变性
环氯素	岛青霉	大　米	主要损害肝脏，加速肝糖原分解代谢并阻止其生成，对动物有致癌作用
串珠镰刀菌素	串珠镰刀菌	玉米、稻谷	心肌损害、进行性肌无力、呼吸抑制、昏迷，甚至死亡

三、食品的病毒污染

病毒是一类非细胞形态的微生物，其特征为以 DNA 或 RNA 为组成核心外包一层蛋白质的外壳，只能在宿主的活细胞中增殖，颗粒大小常以毫微米计，有感染性的完整病毒颗粒称病毒体或毒粒。常见的污染食品的病毒主要有甲型肝炎病毒、人轮状病毒等及新发现的致病性朊蛋白。人进食被病毒污染的食品后，会发生感染性疾病且具有传染性，传播途径是粪－口途径，即粪便中的病毒经食品或水进入人体，病毒在一定条件下可大量复制繁殖，损伤脏器，发生临床症状。人进食受到甲型肝炎病毒污染的食品，经过一段时间的潜伏期后，病人会出现一系列的典型临床表现；摄入受到人轮状病毒污染的水或食品，病人可出现发热、腹泻等消化道感染性疾病的症状。近年来新报道的"疯牛病"，即牛海绵状脑病（BSE），是一种导致人和多种动物中枢神经系统损害的慢性致死性疾病。人类的 BSE 被称为新变异型克雅病（nvCJD），是一种新型的人畜共患传染病，致病因子是一种致病性朊蛋白。该病的潜伏期较长，达数月到数年，病程一年左右，在临床症状出现以前，目前还没有明确可靠的诊断实验指标，只有通过对大脑的病理检查而确诊，所以死亡率较高。

四、食品的腐败变质及其预防措施

食品的腐败变质是指食品在一定的环境因素影响下，由于微生物的作用而发生的食品成分与感官性状的各种变化，使之降低或失去食用价值和商品价值。如肉、蛋、鱼等动物性食品的腐臭，油脂的酸败，粮谷类的霉变，蔬菜水果的溃烂等。

1. 腐败变质的原因和条件 食品的腐败变质是以食品本身的组成和性质为基础，在环境因素的影响下，主要通过微生物的作用而引起，它是食品、环境因素和微生物三者之间互为条件、相互影响的最终结果。

（1）微生物作用：微生物的作用是引起食品腐败变质的主要因素。微生物包括细菌、霉菌和酵母，一般以细菌占优势。自然界中的细菌只有少数可能存在于食品中，称之为"食品细菌"。共存于食品中的细菌种类及其相对数量的构成称为食品的"细菌菌相"；其中数量相对较大的细菌称为"优势菌种"。食品在细菌作用下发生的腐败变质程度与特征主要取决于细菌菌相和优势菌种。食品的细菌菌相会因污染细菌的来源、食品本身的理化性质、环境条件以及细菌之间的共生与抗生关系等因素的影响而不同。

食品的细菌菌相可以通过食品的理化性质及其所处的环境条件来预测；由于食品的细菌菌相及其优势菌种的不同，食品腐败变质所发生的变化也各不相同，所以通过检测食品的细菌菌相和优势菌种可以对食品的腐败变质程度及特征进行估计。

优势菌种的生理特性是能够产生分解食品中特定成分的酶，从而使食品发生带有各自不同特点的腐败变质。微生物所含有的酶可分为两大类：一类是细胞外酶，可将食物中的多糖、蛋白质等大分子物质水解为单糖、氨基酸等小分子简单物质；另一类是细胞内酶，能将已经吸收到细胞内的简单物质进行进一步的分解，产生的代谢产物会使食品产生不良颜色、气味和味道。

（2）食品本身的组成和性质：作为食品的动植物本身在生存期间都含有各种酶，在被宰杀和收割后的一定时间内，这些酶类仍然是具有活性的，将持续进行一系列的生化反应过程，如肉、鱼类的后熟，粮食、蔬菜、水果的呼吸等。在这期间，食品的营养成分、水分含量、pH 值高低和渗透压大小等会对食品中的微生物增殖速度、菌相构成和优势菌种产生重要的影响。

如蛋白质含量较高的肉、鱼、蛋、奶等动物性食品主要是将经过细菌外酶作用生成的氨基酸在细菌内酶的作用下继续分解，通过脱羧基、脱氨基、脱硫作用，形成多种腐败产物，产生腐臭味，有的会发生颜色改变或黏度增高；脂肪含量丰富的食品，如油脂，不容易受到微生物的污染，主要是在理化因素的作用下发生酸败；以碳水化合物为主要成分的植物性食品，主要受霉菌和酵母菌的作用，发生产酸发酵的变化。

食品的 pH 值高低也是制约微生物繁殖并影响腐败变质的重要因素之一。对多数食品而言，细菌的最适 pH 值下限在 4.5 左右，乳酸菌属为 3.3~4.0，霉菌与酵母比较耐酸，最适 pH 值为 6.0 左右，能生长的低限为 2.0；一般情况下，食品的 pH 值低于 4.5 时，通常可以抑制大多数微生物的繁殖，但有些耐酸性微生物能分解食品中的酸性物质，使 pH 值升高，从而为一般微生物的繁殖提供适宜条件并引起食品的微生物菌相变化，促进腐败变质的发展。

（3）环境因素：食品所处的环境温度、湿度、阳光（紫外线）照射、通风情况等对食品的腐败变质均有不同程度的影响，其内容将在预防措施中详细介绍。

2. 食品腐败变质的预防措施　新鲜的食品容易发生腐败变质，所以为延长食品的可供食用的期限，防止腐败变质的发生，要对食品进行一系列的加工处理，称之为食品保藏。食品保藏的基本原理是通过改变食品的温度、湿度、水分含量、pH 值、渗透压等来达到抑制微生物的繁殖或杀灭微生物的目的。经过加工处理的食品，不仅延长了保藏期和食用期限，其风味也更符合人们口味，并且易于携带运输，最重要的食品卫生学意义是可以防止食品腐败变质的发生。

（1）低温保藏：低温可以降低或停止食品中各种微生物的增殖速度，食品本身酶的活力和一切化学反应速度均同时降低，并且对食品的质量影响也较小，所以对食品的低温冷藏冷冻是一种常用的食品保藏方法。绝大多数的致病菌和腐败菌的繁殖，在 10℃ 以下将大为减弱，低于 0℃ 时，有些微生物虽能生长，但已失去分解蛋白质和脂肪的能力，对碳水化合物的发酵能力也大大减弱。一般情况下，温度每下降 10℃，化学反应速度可减慢一半。低温虽然不能将酶破坏，但可使其活力明显下降。低温下食品的主要变化是脂肪酸败，因为解脂酶要在 −20℃ 条件下才基本停止活动，所以要长期保藏肉类应在低于 −20℃ 的环境中，对于富含多不饱和脂肪酸的鱼类，要求的温度更低，以 −25℃ ～ −30℃ 为佳。

在短期内食用的食品以冷藏为宜，如蔬菜、水果，一般温度为 0℃ ～ 5℃，肉类在 0℃ 可保鲜 3 ～ 5 天；要长期保藏蛋白质含量丰富的动物性食品，就需要低温冷冻，要求冷冻速度要快，迅速通过 −1℃ ～ −5℃ 的冰晶生成带，使食品的细胞结构不发生破坏，质量不受影响；食用前的解冻融解过程要求温度缓慢上升，可以很好的保持食品冻结前的新鲜状态，保持食品的原有风味。解冻后的食品比新鲜食品更容易发生腐败变质，所以应该尽快食用，不宜再次进行冷冻。

食品冷藏冷冻前一般要对其进行适当的预处理，如蔬菜要挑拣去除烂叶，溃破的水果也要剔除，鱼、肉、蛋等食品要尽可能新鲜；长期冷藏时要定期检查食品质量，保证冷藏温度的稳定性。

（2）高温保藏：经过高温加热的食品，不仅美味可口，还提高了吸收利用率，最重要的是降低了生物性病原的危害，延长了食品的保藏期限。高温保藏食品的原理是基于高温对微生物的破坏作用，在高温的作用下，微生物体内的酶、脂质体和细胞膜被破坏，从而死亡。

在一定的温度条件下，细菌死亡 90% 所需要的时间，称为该菌在该温度下的 90% 递减时间（decimal reduction time），简称 D 值或 DRT 值，通常以分计算，并以"Dt℃"表示。它是表示某种微生物死亡速率的一种方法，取决于温度、微生物的种类以及含有微生物的培养液的成分。同一细菌菌株在不同的温度条件下，其 D 值也不同，所以 D 值的表示方法为在右下角注明加热温度，如 100℃ 加热条件下的 D 值表示为 D_{100}，在同样温度情况下，D 值越大，表示所杀灭细菌的耐热性越强。

由于高温处理对食品的营养成分有一定的破坏，所以选用的温度越高，所保持的时间应该越短。如传统的巴氏消毒法，是在 63℃ ~ 66℃ 范围加热 30 分钟，只能杀死食品中的繁殖型微生物，但不能完全灭菌，适用于鲜奶、啤酒、葡萄酒、果汁罐头等的杀菌，对灭菌后的封装、存放条件和存放期限都应有严格的卫生要求和期限。如果用 120℃ ~ 150℃，持续 1 ~ 3 秒的超高温瞬时灭菌（ultrahigh temperature heating process，UHT）法对牛奶进行消毒灭菌，可以使耐高温的嗜热芽孢梭菌的芽孢被杀灭，但对其质量的影响较小，并达到商业无菌的要求，在室温下储存时间可长达 8 周。一般的煮沸法，如温度 100℃ 时煮沸 5 分钟，则无芽孢的细菌就会死亡；如果煮沸时间为 10 分钟，可完全灭菌，只有极少数的带芽孢的细菌不会死亡。

食品的微波加热处理也可达到灭菌的要求，微波是高频电磁波，国际上对食品工业使用的频率规定为 915MHz 和 2450MHz 两个频率。微波可用于食品解冻、脱水和烹调。

加热处理对食品质量的影响主要表现为对三大营养素性质的不同改变。100℃ 以下的热处理，可使蛋白质变性，易被消化酶作用而提高其消化吸收率；100℃ ~ 150℃ 之间的处理温度，可使某些氨基酸与还原糖发生羰氨反应，又称"美拉德反应"，使产品带金黄色或棕褐色；当加热温度超过 150℃ 时，蛋白质中的色氨酸、谷氨酸等会发生裂解，产生有致癌性和致突变性的杂环胺类化合物，油脂也会发生过氧化反应，生成有毒的过氧化物和低分子聚合物；碳水化合物加热后主要发生老化、褐变和焦糖化。

3. **脱水与干燥保藏**　为提高食品的耐保藏性，要将食品中的水分降至微生物生长繁殖所必需的含量以下，如细菌为 10% 以下，酵母应为 20% 以下，霉菌为 13% ~ 16% 以下。如以水分活性"aw"表示，则在 0.6 以下的食品，一般的微生物均不易生长繁殖，可称之为干燥食品或脱水食品。常用的干燥或脱水方法有日晒法、阴干法、滚筒薄膜干燥、喷雾干燥、隧道减压干燥、真空冷冻干燥等，后两种方法对食品的质量影响较小。干燥食品在保存过程中还受环境湿度的影响，高环境湿度将会缩短干燥食品的保存期，所以将干燥食品在真空或密闭的条件下保存，可使其保藏期大大延长。

4. 辐照保藏 食品辐照保藏是在 20 世纪 40 年代发展起来的新的食品保藏技术。食品辐照的目的主要是通过杀菌、杀虫、抑芽以延长食品保藏期，另外也用于促进食品成熟和改善食品品质等方面。辐照保藏的优点是经过辐照的食品温度基本不上升，减少食品的营养素损失并有利于保持食品质量，因而有"冷灭菌"之称。

目前常用的辐照源是 ^{60}Co 和 ^{137}Cs 产生的 γ 射线及电子加速器产生的低于 10 兆电子伏（Mev）的电子束。辐照所用剂量以被辐照物吸收的能量表示，1980 年以后国际原子能机构（IAEA）统一规定，1 千克被辐照物吸收辐照能 1 焦耳称为 1 戈瑞（Gy），1Gy 的 1000 倍和 100 万倍，分别写作 1KGy（千戈瑞）和 1MGy（兆戈瑞）。在此之前以 rad（拉德）表示，1Gy = 100rad。

国际原子能机构统一规定食品辐照剂量在 5Gy 以下称"辐照防腐"，可以杀死部分腐败菌，延长保存期；在 5～10Gy 称为"辐照消毒"，可以杀灭无芽孢致病菌；剂量在 10～50Gy 称"辐照灭菌"，可以杀灭食品中的一切微生物，但不能灭活食品中的酶。对于辐照食品的安全性问题是人们最为关注的，对此，FAO、WHO 和 IAEA 三个组织的专家委员会在收集并研究世界上大量关于辐照食品安全性资料的基础上，于 1980 年 11 月在瑞士召开的第三次联合专家委员会上宣布 10KGy 以下剂量的照射对食品不存在毒理学、营养学和微生物学方面的问题，即对所有食品是安全的。但是大于 10KGy 的辐照，会使食品的感官性状发生变化，如出现不愉快的气味和颜色的改变（肉呈砖红色）等。

为保证辐照食品安全，保障食用者健康，我国于 1996 年 4 月颁布了《辐照食品卫生管理办法》，允许对大蒜、洋葱、马铃薯、番茄、荔枝、蘑菇、花粉等 18 种食品进行辐照处理。

5. 其他食品保藏方法

（1）提高食品的氢离子浓度：提高食品的氢离子浓度，即降低食品的 pH 值，不仅可以改善食品的风味，同时可以抑制某些微生物的生长繁殖，达到防止食品腐败变质的目的。当食品 pH 值降到 4.5 以下时，除少数酵母、霉菌和乳酸菌属等耐酸菌外，致病菌和绝大多数腐败菌都可被抑制或杀灭。在同样 pH 值条件下，常用酸类的抑菌能力的强弱顺序为：乳酸＜醋酸＜苹果酸＜柠檬酸。常用的降低食品 pH 值的方法有两种：一种是直接向食品中加酸，常用醋酸，称为酸渍，如酸渍黄瓜、糖醋蒜头等，醋酸的杀菌力较强，且对人体无害；另一种是利用产酸菌发酵，主要是乳酸菌，称为酸发酵，如泡菜和渍酸菜，由于乳酸菌多数是厌氧菌，故在制作泡菜时要密闭，防止空气进入。

（2）提高食品渗透压：通过向食品中加入高浓度的糖或盐，以降低其水分活性，提高其渗透压，有选择性地抑制微生物的活性和发酵，抑制腐败菌的生长，达到防止食品腐败变质的作用。通常向食物中加入食盐，使其浓度达到15%～20%，大多数腐败菌与致病菌在15%的盐浓度下都较难生长；常见的盐腌食品有腌鱼、腌肉、腌蛋和腌酸菜。将食物用糖浸渍的浓度常为50%甚至以上，是因为糖类的渗透压较低，所以需用较高的浓度，常见的糖渍食品有蜜饯和果脯。

第二节　食品的化学性污染

因化学物质对食品的污染造成的食品质量安全问题称为食品的化学性污染。常见食品的化学性污染有农药的污染和工业有害物质的污染。农药除了可造成人体的急性中毒外，绝大多数会对人体产生慢性危害。随着现代工业技术的发展，工业有害物质对食品的污染也越来越引起人们的重视。其污染食品的途径主要有环境污染；食品容器、包装材料和生产设备、工具的污染；食品运输过程的污染等。

一、农药残留

1. **概述**　农药是指农业生产中用于消灭、控制有害动植物（害虫、病菌、鼠类、杂草等）和调节植物生长的各种药物，并包括提高农药药效的辅助剂、增效剂等。

农药的使用对防止农作物的病虫杂草危害、提高产量、提高农业生产的经济效益有重要的作用。农药广泛使用于农业、林业、畜牧业、渔业、公共卫生和疾病控制等方面，对于提高绿化效率、增加动植物性食品产量、减少虫媒传染病、改善人类的生活环境等起了重要的作用。据资料报道，如果农药使用减少50%，则各类农作物收获量平均减少7%～58%；完全不使用农药，则收获量平均减少20%～70%。

另一方面，由于农药的大量、广泛和不合理的使用，污染了环境，破坏动植物生态平衡，最终通过食物和饮水进入人体内，产生急慢性中毒、致癌、致突变、致畸等严重危害。由于农药的使用对环境和食品造成的污染（包括农药本体物及其有毒衍生物的污染），称为环境农药残留或食品农药残留。

降低农药残留，要积极研制生产高效、低毒、低残留农药，并进行综合防治。

2. 食品中农药残留的来源

（1）施用农药对农作物的直接污染：直接施用在作物上的农药，一部分在作物的外表，一部分被作物吸收而输导分布到植株中。黏附在农作物表面的农药可以被清除掉，称为可清除残留；被吸收进作物组织的农药则不能被清除掉，所以作物在收获时往往都带有一定量的残留。

农药对农作物的污染严重程度取决于农药的性质、剂型、浓度、施药方式及次数等。内吸性、穿透性强的农药残留量多；含重金属汞、有机氯的农药残留时间长；乳剂比粉剂残留量高；拌种使用比直接施用于植株者残留低；苗前使用除草剂对农作物影响较少；灌溉水中施用农药对植物根部污染大、残留高；药物浓度高、施用次数多、距收割间隔期越短则残留越高；不同的作物品种和作物的不同部位对农药的吸收情况也大不相同。

另外，施用时的温度、降雨、风速、光照等气象条件对农药的污染、降解、残留也有影响。

（2）农作物从污染的环境中吸收农药：在农田喷洒的农药，大部分散落在土壤中，小部分漂浮在空气中，然后缓缓落地或被雨水冲入池塘、湖泊、河流等地面水中，所以农作物可以不断从土壤和灌溉水中吸收农药。化学性质稳定的农药生物半衰期很长，如有机氯农药及含重金属的农药，可在土壤中残留数年甚至数十年以上，故目前已经禁止生产与使用了。水田土壤中的农药残留时间要短于旱地。一般作物只吸收土壤中农药的小部分，不同种类的作物从土壤吸收农药的能力是不同的，一般说来，根菜类、薯类吸收土壤中残留农药的能力较强，而叶菜类、果菜类较弱。

（3）农药在生物体内的生物富集：生物富集是造成某些食品有较高农药残留的重要原因。生物富集是指生物体将环境中低浓度的化学物在体内蓄积积累达到较高浓度的能力。食物链则是指在动植物生态系统中，由低级到高级顺序作为食物而联结起来的一个生态链条，环境化学物就沿着这个食物链在生物体内转移，不断发生生物富集作用，被人类食用的动物性食品往往是处在食物链的最末端，所以被富集的污染物浓度也是最高的。如肉类、蛋类、乳品中的农药来自畜禽饲料，受到工业废水和农药严重污染的江河湖海水域会对其中生存的水产品产生严重的污染，尤其是某些贝壳类对重金属有很强的生物富集作用。

3. 食品中常见的农药残留及毒性

（1）有机磷农药：有机磷农药广泛用于谷类、蔬菜、水果、茶、烟草等作物。多数作为杀虫剂（敌百虫、敌敌畏、乐果、马拉硫磷等），也有的是作为杀菌剂或杀线虫剂使用。有机磷农药除少数为固体外，多数为油状液体，一般不溶于水，易溶于有机溶剂，化学性质不稳定，易于降解失去毒性，故不容易长期残留，在生物体内几乎不蓄积。其降解速度受许多因素影响，环境温度越高，降解速度越快，多数在碱性环境中，降解速度较快。在食物中的残留主要是植物性食品，如蔬菜、水果等，通过清洗、去皮可以不同程度地清除其残留量。有机磷农药属于神经毒，急性毒性主要抑制体内胆碱酯酶活力，出现一系列胆碱能神经功能紊乱的中毒表现，少数品种有迟发性神经毒作用，长期接触农药的工人可能会有慢性中毒，主要损害神经、血液系统和视觉。有些有机磷农药有致畸、致突变作用。

（2）氨基甲酸酯类：氨基甲酸酯类优点是药效快、选择性高、对温血动物、鱼类、人类的毒性较低，容易被土壤微生物分解，不易在生物体内蓄积。它的毒性作用机制与有机磷类似，也是胆碱酯酶抑制剂，但其抑制作用有较大的可逆性，水解后酶的活性可有不同程度的恢复，故其中毒症状较轻。

（3）拟除虫菊酯类：拟除虫菊酯类是人工合成的除虫菊酯，具有高效、低毒、低残留、用量少的优点。该类农药正在迅速发展和取代高毒农药。常用的品种有卞菊酯（敌杀死）、苯氰菊酯、氯氰菊酯（灭百可）等。

二、有害（毒）元素污染食品

1. 概述　自然界中的元素可以通过饮水、食物、生活、生产活动等多种途径进入人体内。进入人体的元素中有些对人体健康有毒性作用，如铅、汞、镉、砷、铝等，被称为有害（毒）元素。

（1）有害（毒）元素污染食品的途径

①高本底含量：由于不同地区环境中元素分布的不均一性，以至某些地区的大气、土壤、水源中的某种元素含量的本底值相对或明显高于其他地区，造成这些地区生产的食用动植物食品中的有害元素含量较高。

②环境污染：如工业区的"三废"滥排放、农药滥用、家庭污水滥排放等均会造成有害元素对环境的严重污染，直接或间接污染食品而进入人体内。

③食品生产加工过程中的污染：食品加工中接触的机械管道、容器及使用的添加剂存在的有害元素在一定条件下可污染食品。

（2）食品中有害（毒）元素污染的毒性作用特点

①强蓄积性：有害元素进入人体后排出缓慢，生物半衰期可长达数年到几十年。

②生物富集作用：多数有害元素将通过食物链的生物富集作用在食物和人体中达到很高的浓度，如水产品中的汞、镉等元素含量可能超过其生存环境的数百甚至数千倍。

③危害时间长：多以慢性中毒或远期效应（致癌、致畸、致突变）为主要

表现。食品中的有害元素含量通常较低，人群的慢性中毒和远期潜在危害不能被及时发现。

（3）有害（毒）元素毒性作用强度的影响因素

①有害（毒）元素的存在形式：以有机形式存在的元素及水溶性较大的元素盐类，由于其在消化道吸收较多，通常毒性较高；如氯化汞的消化道吸收率仅有2%左右，而甲基汞的吸收率可达90%以上，但也有例外的情况，有机砷的毒性是低于无机砷的。氯化镉和硝酸镉由于其水溶性大于硫化镉和碳酸镉，所以毒性较大。

②机体营养状况和食物中某些营养素含量：机体的蛋白质营养状况和某些微量营养素（维生素C等）的营养水平对有害元素的吸收和毒性有较大影响。

③不同元素之间的相互作用：通过竞争性抑制减少吸收，或协同作用增加毒性，如锌可拮抗镉的毒性、铁拮抗铅的毒性等。砷和镉的协同作用可造成对含巯基酶的严重抑制而增加其毒性；汞和铅可共同作用于神经系统，加重其对神经系统的毒性作用。

（4）预防措施

①去除污染源：这是有效降低有害（毒）元素污染食品的措施。如严格限制工业"三废"的排放，加强生活污水处理和水质检测；严禁使用含汞、砷、铅的农药和劣质食品添加剂；食品加工机械的金属管道、容器表面要做必要的处理；推广使用无毒或低毒食品包装材料等。

②制订卫生标准：制订各类食品中有害元素的最高允许限量，加强经常性的食品卫生安全监督检测工作。

③加强管理：妥善保管有害（毒）元素及其化合物，防止误食误用以及意外或人为污染食品。

④污染食品的处理：应根据污染物的种类、来源、毒性大小、污染方式、严重程度、受污染食品种类和数量等具体情况做不同的处理。其原则是在确保食用人群健康安全性的基础上尽可能减少损失。

2. 常见的金属污染

（1）汞对食品的污染

①来源：汞及其化合物广泛应用于工农业生产和医药卫生行业，可通过废水、废气、废渣等污染环境，特别是水源的污染通过食物链的生物富集会使鱼贝类受到严重污染，导致对人体健康的极大危害。如日本水俣湾的鱼贝类含汞量高达20~40mg/kg，是其生活水域汞浓度的数万倍。植物一般不富集汞，但是污泥中的某些微生物可使无机汞转化为毒性极大的有机汞（甲基汞），如用含汞废水灌溉农田或施用含汞农药会使农作物的汞含量明显升高。被汞污染了的食品，加

工时很难去除。

②危害：食品中的金属汞几乎不被吸收，无机汞吸收率很低，90%以上随粪便排出，但是有机汞的吸收率较高，如甲基汞可达90%以上。吸收的汞迅速分布到全身的各组织和脏器，以肝、肾、脑等器官含量最高。甲基汞的亲脂性和与巯基的亲和力很强，可以通过血脑屏障、胎盘屏障、血睾屏障，并在脑内蓄积，导致中枢神经系统的损伤，并可致胎儿和新生儿的先天汞中毒。

汞是强蓄积性毒物，甲基汞生物半衰期为70天左右，在脑内的储存时间更长，半衰期可达180～250天。机体内的汞可通过尿、粪和毛发排出，故毛发中的汞含量可反映体内汞储留的情况；血汞含量说明近期体内汞水平。

甲基汞中毒的主要表现是神经系统损害症状，如运动失调、语言障碍、视野缩小、听力障碍、感觉障碍及神经症状等，严重者致瘫痪、吞咽困难甚至死亡。血汞在200μg/L以上，发汞在50μg/g以上，尿汞在2μg/L以上，表明有汞中毒的可能；血汞＞1mg/L，发汞＞100μg/g时，就会出现明显的中毒症状。

③卫生标准：FAO/WHO提出的汞暂订每周可耐受摄入量是0.3mg（其中甲基汞＜2mg），相当于0.005mg/kg·bw［甲基汞相当于0.0033mg/kg·bw］。我国的食品卫生标准规定食品中汞容许限量为（＜mg/kg）：鱼和其他水产品为0.3（其中甲基汞0.2），肉、蛋0.05，粮食0.02，蔬菜、水果、薯类、牛奶0.01。日本水产品标准为总汞0.4（甲基汞0.3）。

（2）镉对食品的污染

①来源：镉在工业上的用途非常广泛，故对环境的污染也较普遍。一般食物中均能检出镉，含量在0.004～5mg/kg之间。镉也可通过食物链的生物富集作用在某些食品中达到很高的浓度，特别是鱼贝类，污染区的贝类镉含量可高达420mg/kg，而非污染区仅为0.05mg/kg。一般情况下，海产品、动物性食品（尤其肾脏）的含镉量较高，植物性食品中以谷类和洋葱、豆类、萝卜等含量较高。

②危害：食品中镉的吸收率因镉的存在形式及膳食中蛋白质、维生素D、钙、锌含量等因素的影响而不同，一般在5%～10%之间。氯化镉、硝酸镉、硫化镉等水溶性较高，对人体的毒性也较大。进入人体内的镉多与金属硫蛋白结合，蓄积于肾脏、肝脏；新生儿体内几乎不含镉，随着年龄的增长，人体内的镉含量逐渐升高，到50岁时，没有职业接触的人群，体内镉含量可达15～30mg，平均每日的镉蓄积量是0.9～1.8μg，其中约50%在肾脏，16.7%在肝脏。人体内的镉可通过尿、粪、毛发排出体外，生物半衰期为15～30年。

镉中毒主要损害肾脏、骨骼和消化系统，尤其是对肾近曲小管上皮细胞的损伤，使重吸收功能障碍，出现蛋白尿、氨基酸尿、高钙尿、糖尿等，导致体内出现负钙平衡，骨钙析出，发生骨质疏松和病理性骨折。日本七十年代神奈川地区的公害病"痛痛病"就是由于环境镉污染通过食物链所致的人体慢性镉中毒，表现为关节严重疼痛和变形，骨骼畸形及多发性骨折。骨"痛痛病"患者的肾皮质镉含量可高达 $600 \sim 1000 \mu g/g$。近年许多研究还表明镉对动物和人体可能有致畸、致癌、致突变作用。

锌、镉是拮抗元素，体内充足的锌含量可以减轻镉的毒性作用。

③卫生标准：由于镉对人体的危害较大，故对食品中的镉含量有较严格的要求。FAO/WHO 提出的镉暂订每周可耐受摄入量是 $6.7 \sim 8.3mg/kg \cdot bw$，我国暂订 ADI 为 150mg。我国食品卫生标准（GB15201-1994）规定食品中镉容许限量为（$\leqslant mg/kg$）：大米 0.2，面粉 0.1，杂粮和蔬菜 0.05，肉、鱼 0.1，蛋 0.05，水果 0.03。

（3）铅对食品的污染

①来源：工农业生产中铅及其化合物的使用非常广泛，如农药、油漆、颜料、釉彩、汽油防爆剂等，所以铅通过食品而进入人体的机会很多。此外，金属食品容器、包装材料、食品加工机械管道、食品添加剂和助剂等也是食品铅污染的重要来源。

②危害：人体内的铅90%来自食物，吸收率为5%~10%，主要在十二指肠吸收，受膳食中蛋白质、钙和植酸等因素的影响。吸收进入血的铅90%左右与红细胞结合，逐渐以磷酸铅盐形式沉积于骨骼中，在肝、肾、脑等组织也有一定的分布并产生毒性作用。尿、粪、毛发是其排泄途径，所以尿铅、血铅、发铅是反映体内铅负荷的常用指标。铅的生物半衰期很长，为 $4 \sim 10$ 年，所以通过食物的长期持续少量摄入，会导致慢性中毒。铅主要损害神经系统、造血器官和肾脏。慢性中毒表现有食欲不振、胃肠炎、口腔金属味、失眠、关节肌肉酸痛、便秘、贫血和凝血时间延长等，严重者发生铅中毒性脑病。儿童对铅较成人更敏感，过量摄入可影响其生长发育，导致智力低下。我国规定血铅的正常值上限为 $2.4 \mu mol/L$，尿铅为 $0.39 \mu mol/L$。

③卫生标准：1993 年 FAO/WHO 提出铅的每周可耐受摄入量是 $25mg/kg \cdot bw$。我国食品卫生标准规定食品中铅容许限量为（$\leqslant mg/kg$）：粮食、薯类 0.4，豆类 0.8，蔬菜、水果 0.2，肉类、鱼虾类 0.5，蛋类 0.2，鲜奶 0.05，奶粉 0.5。

（4）砷对食品的污染

①来源：砷是一种非金属元素，在自然界中分布广泛，故在食品中含有微量的砷。食品中的砷污染主要来自工业"三废"对环境的污染，尤其含砷废水污染水源和土壤，造成对水生生物和农作物的污染，贝类和某些鱼类对砷有很强的生物富集作用，其体内砷含量可高于水体数千倍，但多是毒性较低的有机砷。此

外，含砷农药的不合理使用、食品加工过程中原料、添加剂、助剂、容器、包装材料等的污染。

②危害：砷对人体的毒性与其存在形式和价态有关，元素砷几乎无毒，硫化砷的毒性也很低，三价砷及其化合物对巯基酶有很强的结合力，使其失去活性，阻碍细胞正常呼吸和代谢，导致细胞死亡；五价砷的毒性低，但在体内会转化为三价砷。砷经消化道吸收入血后，与血红蛋白中的珠蛋白结合，迅速分布于全身各个组织，以肝、肾、脾、肺、皮肤、毛发、指甲、骨骼等器官组织中含量较高。砷的生物半衰期为 90 天左右，主要经粪、尿排出；砷与头发和指甲中角蛋白的巯基有很强的结合力，也是其排泄途径之一。正常人血砷含量为 60 ~ 70μg/L，尿砷 < 0.5mg/L，发砷 < 5μg/g。

砷的急性中毒多为误食所致，主要是胃肠炎症状，严重者致中枢神经系统麻痹而死亡，并可出现七窍流血现象。通过食物长期少量摄入多引起慢性中毒，表现为神经衰弱症候群、多发性神经炎、皮肤色素异常、过度角化等。日本发生过一起著名的森永奶粉事件，是由于奶粉生产过程中使用含砷盐的磷酸氢二钠作为质量改良剂而引起，致使一万多名婴幼儿中毒，其中一百多名死亡。目前无机砷化合物的"三致"作用有许多研究报告，人类流行病学研究也表明无机砷化合物与人类皮肤癌和肺癌的发生有关。

③卫生标准：WHO 暂订砷的 ADI 为 0.05mg/kg·bw，无机砷每周可耐受摄入量是 0.015mg/kg·bw。我国食品卫生标准（GB4810 - 1994）规定食品中砷容许限量为（≤mg/kg）：粮食 0.7，蔬菜、水果、肉类、淡水鱼、蛋类、酒类 0.5，鲜奶 0.2。

三、N - 亚硝基化合物污染

N - 亚硝基化合物是已知对动物有强烈致癌作用的一类化合物，已经发现的300 多种中，90% 都有致癌性。人们对亚硝基化合物的毒性研究，特别是致癌性研究是从上世纪 50 年代开始的。1954 年 Barnes 和 Magee 详细描述了二甲基亚硝胺的急性毒性病理损害，主要表现为肝小叶中心坏死及继发性肝硬化；1956 年他们又用大鼠证实了二甲基亚硝胺的致癌作用，从而引起了人们对 N - 亚硝基化合物毒性的深入研究。

1. 分类、结构特点及理化性质 根据化学结构，N - 亚硝基化合物可以分为两大类：

（1）N - 亚硝胺，基本结构为：

$$\begin{array}{c} R_1 \\ \diagdown \\ N—NO \\ \diagup \\ R_2 \end{array}$$

其中 R_1、R_2 可以是烷基或环烷基，也可以是芳香基或杂环化合物；当 R_1、R_2 不同时，称为非对称性亚硝胺。低分子量的亚硝胺（如二甲基亚硝胺）在常温下为油状液体，高分子量的亚硝胺多为固体。二甲基亚硝胺可溶于水或有机溶剂，其他亚硝胺则不溶于水，只溶于有机溶剂。一般情况下，N – 亚硝胺不易水解，在中性和碱性环境中较稳定，但在特定环境下也发生反应。如亚硝胺可以被许多氧化剂氧化成硝胺；亚硝胺的还原反应在不同酸碱条件下的结果是不同的；二甲基亚硝胺在盐酸溶液中加热到 70℃ ~ 110℃，可被分解，盐酸有较强的去硝基作用；亚硝基上的 O 原子和与烷基相连的 N 原子能和甲酸、乙酸、三氯醋酸等形成氢链；二甲基亚硝胺和 N – 甲基苯胺之间可进行转亚硝基反应。此外，在紫外光照射下 NO 可以裂解，在酸性溶液或有机溶媒中都能进行。

（2） N – 亚硝酰胺，基本结构为：

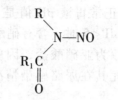

R 为烷基，R_1CO 为酰基。亚硝酰胺的化学性质活泼，在酸、碱环境中均不稳定，在酸性条件下分解为相应的酰胺和亚硝酸，在碱性条件下快速分解为重氮烷。

2. N – 亚硝基化合物的前体物

（1）亚硝基化剂：最主要的是硝酸盐和亚硝酸盐，它们广泛存在于人类生存环境中，是自然界最普遍的含氮化合物。蔬菜在生长过程中要合成植物蛋白，就要吸收硝酸盐营养成分。有机或无机肥料中的氮，在土壤中硝酸盐生成菌的作用下转化为硝酸盐被蔬菜吸收，又在植物酶的作用下，在植物体内还原成氨，并与光合作用合成的有机酸生成氨基酸、核酸而构成植物体。当光合作用不充分时，植物体内将积聚多余的硝酸盐。不同种类蔬菜的硝酸盐含量是不同的，与土壤状况、施用钼肥情况、光照程度等有关，还与保存和加工过程有关。如在腌制蔬菜过程中，亚硝酸盐的含量是逐渐升高，到 21 天左右达高峰，随后逐渐下降。除硝酸盐和亚硝酸盐外，N_2O_3、NO_2、N_2O_4、NO 等也具有亚硝基化作用。

（2）胺类：含氮的有机胺类化合物也是 N – 亚硝基化合物的前体物，它们广泛地存在于人类环境中，特别是食物、药物、化学农药、和一些化工产品的原材料中。

3. 食品中的 N – 亚硝基化合物

（1）动物性食品：鱼、肉加工过程用硝酸盐或亚硝酸盐作防腐剂和护色剂，如果鱼、肉原料已经不新鲜或硝酸盐、亚硝酸盐使用过量，将会产生一定量的N-亚硝基化合物。此外，鱼、肉在烘烤、油煎过程中，会分解出一些胺类化合物，腐败变质的鱼和肉类也会分解出胺类，很容易与亚硝基化剂作用而生成亚硝胺，主要是吡咯烷亚硝胺和二甲基亚硝胺。一些乳制品中，如干奶酪、奶粉等也存在微量的挥发性亚硝胺，含量在0.5~5.2μg/kg。

（2）植物性食品：蔬菜、水果由于存放时间较长或加工处理不当，会生成微量亚硝胺，以二甲基亚硝胺为主，含量在0.013~6.0μg/kg。

（3）其他：在世界各国的啤酒中几乎都检出微量的二甲基亚硝胺，原因是在啤酒酿造过程中，大麦芽在窑内直接用明火加热干燥时，会产生二甲基亚硝胺。通过改变啤酒加工工艺，可以使其中的亚硝胺含量明显降低。

4．N-亚硝基化合物的体内合成　在人体内可以合成亚硝胺，其最适pH值是小于3的酸性环境，正常胃液pH值是1~4，所以胃是最佳合成场所；对于胃酸缺乏的人，其pH<5时，含有硝酸盐还原酶的细菌具有高度代谢活性，有助于将硝酸盐还原为亚硝酸盐，因此易于使亚硝胺在胃内合成。此外，在唾液中或膀胱内（尤其在尿路感染情况下），也可能合成一定量的亚硝胺。

5．N-亚硝基化合物的毒性

（1）急性毒性：N-亚硝基化合物的毒性随着其结构中碳链的延长而降低，动物急性毒性实验表明，毒性最大者是甲基卞基亚硝胺，其LD_{50}为18mg/kg（经口）。亚硝酰胺所致的肝中毒病变多数较轻，为小叶周边坏死。二甲基亚硝胺引起的人类急性中毒病例不多，主要症状有头晕、乏力、黄疸、脱水、肝肿大、肝硬化等。

（2）致癌性：N-亚硝基化合物对动物的致癌作用是已经被明确肯定的。N-亚硝基化合物可以通过呼吸道吸入、消化道摄入、皮下或肌肉注射、皮肤接触等多种途径诱发动物肿瘤的发生。多次小剂量或一次大剂量给药，都能诱发肿瘤，且都有剂量效应关系。大鼠、小鼠、豚鼠、地鼠、兔、猪、狗、鱼、鸟、灵长类等所有动物都能被诱发肿瘤，致癌的靶器官以肝、胃、食道为主，一种化合物对不同动物致癌的主要靶器官可以有所不同，但是几乎所有的组织器官都可以被诱发肿瘤。更加重要的是N-亚硝基化合物可通过胎盘致癌，动物在胚胎期对亚硝酰胺的致癌作用敏感性明显高于出生后或成年，动物在妊娠期间接触N-亚硝基化合物，不仅累及母代和第二代，甚至影响第三代和第四代，提示人类的某些肿瘤发生可能是胚胎期或生命早期接触致癌物的结果。

亚硝胺和亚硝酰胺的致癌机理是不同的。亚硝胺的化学性质较稳定，在体内需要经过肝微粒体细胞色素P_{450}的代谢活化作用后，生成烷基偶氮羟基化物，才产生强致癌作用，所以用亚硝胺经皮下或肌肉注射后，发生癌症的部位往往是肝脏，而不是注射部位。而亚硝酰胺是直接致癌物，在体内不需代谢活化就可对接触部位直接致癌，对于胃癌的病因研究有重要意义。

（3）致畸性：亚硝酰胺对动物有直接致畸作用，可使仔鼠产生脑、眼、肋骨和脊柱的畸形，并有剂量效应关系；亚硝胺的致畸作用很弱。

（4）致突变性：亚硝酰胺是直接致突变物，可以诱使细菌、真菌、果蝇和哺乳类动物细胞发生突变；亚硝胺需经过哺乳动物的混合功能氧化酶代谢活化后才有致突变性。但是研究表明 N－亚硝基化合物的致突变性强弱与致癌性强弱无明显相关性。

（5）N－亚硝基化合物与人类健康的关系：从 N－亚硝基化合物可通过多种途径对多种动物的多器官组织致癌作用，可以预测人类很难抵抗 N－亚硝基化合物的致癌作用。胃癌是人类常见的恶性肿瘤之一，从胃癌的流行病病因学调查研究发现，环境中硝酸盐、亚硝酸盐的含量，特别是饮用水和食物中的含量与胃癌的发病率呈正相关。我国河南的林县是食管癌高发区，通过一年四次监测该县的495 口饮水井，结果绝大多数井水中均含有硝酸盐和亚硝酸盐，以夏季为最高。此外，当地居民平常喜食腌菜，而腌菜在腌制过程中某段时间的亚硝酸盐含量是非常高的。福建省长乐市是胃癌的高发地区，流行病病因调查也发现当地居民喜吃腌制的咸鱼和鱼露，在咸鱼和鱼露中均检测出较高含量的 N－亚硝基化合物。肝癌也是我国的高发肿瘤之一，除黄曲霉毒素外，N－亚硝基化合物可能也是重要的影响因素之一，肝癌高发区的居民也多有喜食腌菜的习惯，其中亚硝胺的检出率高达60%。

6. 预防 N－亚硝基化合物危害的措施

（1）控制食品加工过程中硝酸盐、亚硝酸盐的使用量：尽量减少亚硝基化前体物的量，在加工工艺可行的情况下，使用硝酸盐、亚硝酸盐的替代品。

（2）防止食物霉变及其他微生物污染：食品加工时应选用新鲜食品，防止微生物的污染，因为微生物中的某些酶可以还原硝酸盐为亚硝酸盐，还可分解蛋白质，生成胺类化合物，有些酶还具有促亚硝基化作用。

（3）增加能阻断亚硝基化作用的食物：我国学者研究发现大蒜可以抑制胃内硝酸盐还原酶作用，降低胃内的亚硝酸盐含量；绿茶对亚硝胺生成也有很好的阻断作用。动物实验证实维生素 C 有阻断亚硝基化的作用，流行病学调查发现食管癌、胃癌高发区居民的维生素 C 摄入量是很低的，通过宣传教育干预措施，提高居民新鲜蔬菜、水果摄入量和补充维生素 C，起到降低肿瘤发生率的作用。此外，猕猴桃、沙棘等浆果也有阻断亚硝基化作用，可能与含有较高的维生素 C有关。

（4）制订食品卫生标准：开展食品中 N - 亚硝基化合物含量的监测，我国已制订出海产品和肉制品中 N - 二甲基亚硝胺和 N - 二乙基亚硝胺的限量卫生标准，以及啤酒中 N - 二甲基亚硝胺的限量标准。

四、多环芳族化合物污染

多环芳族化合物包括多环芳烃和杂环胺等，是目前已知的具有致癌作用的一类食品化学污染物。其中对苯并（a）芘的研究最早和深入，杂环胺的研究在近年来有了迅速的进展。

1. 苯并（a）芘

（1）结构及理化性质：苯并（a）芘是由 5 个苯环构成的多环芳烃，分子式 $C_{20}H_{12}$，分子量 252。常温下为浅黄色的针状结晶，性质稳定，沸点 310℃ ~ 312℃，熔点 178℃，水中溶解度仅为 0.5 ~ 6.0μg/L，稍溶于甲醇和乙醇，溶于苯、甲苯、二甲苯及环乙烷等有机溶剂中，在苯溶液中呈蓝色或紫色荧光，阳光及荧光皆可使之发生光氧化作用，与 NO、NO_2 可发生硝基化作用。

（2）致癌性、致畸性、致突变性：苯并（a）芘对各种动物的致癌性已被实验证实，它可以诱发大鼠、小鼠、地鼠、豚鼠、兔子、鸭、猴等动物肿瘤，还可经胎盘使子代发生肿瘤、胚胎死亡、仔鼠免疫功能下降等。人类流行病学调查发现食品中的苯并（a）芘含量与胃癌、食道癌等某些肿瘤发生率有关。北欧的冰岛和拉脱维亚的沿海地区都是胃癌高发区，病因学调查表明与当地居民食用大量的熏制鱼、肉类食品有关。

（3）体内代谢：通过食物或水进入机体的苯并（a）芘在肠道被吸收，进入血液后很快分布于全身，乳腺和脂肪组织中可蓄积苯并（a）芘。动物研究发现经口摄入的苯并（a）芘可通过胎盘进入胎仔体内，产生毒性和致癌性。苯并（a）芘主要通过肝脏代谢经胆道从粪便排出。苯并（a）芘在体内通过混合功能氧化酶系中的芳烃羟化酶作用，代谢活化为多环芳烃环氧化物，与 DNA、RNA 和蛋白质大分子结合而呈现致癌作用，所以它是属于前致癌物。

（4）对食品的污染：多环芳烃主要是由各种有机物，如煤、柴油、汽油、原油及香烟燃烧不完全而来。食品中的多环芳烃、苯并（a）芘来源主要有以下几个方面：①烘烤和熏制的食品加工过程直接污染；②食品在热加工或烹调过程中的高温热解或热聚形成；③农作物从污染的土壤、大气和水中吸收；④食品加工中机油、包装材料污染；⑤柏油路上晒粮食污染；⑥污染水源使水产品受到污染；⑦某些植物和微生物可合成微量的多环芳烃。

（5）防止苯并（a）芘危害的措施：最主要的措施是防止污染的发生，通过治理环境污染减少对农作物和鱼类的污染；改变熏制食品的加工工艺，减少苯并

（a）芘的生成；不在柏油路面上晒粮食、油料种子；加工机械管道使用安全的润滑油或改用食用油为润滑剂。其次是去毒，采用活性碳为吸附剂；日光、紫外光的照射也会使苯并（a）芘含量降低。尽快制订食品中允许含量标准，我国的食品卫生标准（GB7104-1994）规定，烧烤或熏制的动物性食品以及稻谷、小麦、大麦中苯并（a）芘含量应≤5μg/kg，食用植物油中应≤10μg/kg。

2. 杂环胺化合物 杂环胺是从烹调食品的碱性部分中提取出来的主要成分，是带杂环的伯胺，可分为氨基咪唑氮杂芳烃和氨基咔啉两类。

（1）致突变性和致癌性：杂环胺需经代谢活化后才有致突变性，活性代谢物是N-羟基化合物，杂环胺在细胞色素$P_{450}IA_2$的作用下进行N-氧化，再经O-乙酰转移酶和硫转移酶作用，将N-羟基代谢物转变成终致癌物。杂环胺对啮齿动物有不同程度的致癌性，靶器官为肝脏，最近发现对灵长类动物也有致癌性。

（2）杂环胺的生成：食品在高温烹调过程中均会产生杂环胺，特别是蛋白质含量丰富的鱼、肉类食品。肌酸或肌酐是杂环胺中α-氨基-3-甲基咪唑基的来源。食品中水分和加热温度是影响杂环胺生成的重要因素，水分是抑制因素，温度是促进因素。在正常烹调温度情况下，油炸、烧烤比烘烤、煨炖及微波炉烹调时产生的致突变物水平要高。

（3）防止杂环胺危害的措施：杂环胺的生成与不良的加工方式有关，特别是高温烹调食物。所以要预防杂环胺的生成，最重要的是要改善烹调方法，对于蛋白质含量高的鱼、肉类食品，控制加热温度不要太高，尽量避免油煎、炸或烧烤；其次应该增加蔬菜、水果的摄入量，研究表明膳食纤维有吸附杂环胺并降低其活性的作用，蔬菜、水果中的某些成分还有抑制杂环胺化合物致突变性的作用，所以增加蔬果的摄入量对于防止杂环胺对机体的危害有积极的作用；再次要积极开展对食品中杂环胺含量的检测，深入研究杂环胺的生成条件和抑制条件，进一步研究其在体内的代谢途径、毒性作用剂量与强度、"三致"作用等，尽早制订食品中的允许含量标准。

四、二噁英污染

二噁英（dioxins，PCDD/Fs）属于氯代含氧三环芳烃类化合物，主要指其中的氯代二苯并-对-二噁英和氯代二苯并呋喃。其他一些卤代芳烃类化合物，如多氯联苯等的理化性质和毒性与二噁英相似，称为二噁英类似物。此类化合物不仅有强烈的毒性和致癌性，且其化学性质极为稳定，在环境中难于降解，还可以通过食物链富集，所以日益受到人们的广泛关注。

1. 理化性质

（1）热稳定性：二噁英对热十分稳定，在温度超过800℃时才能被降解，要在1000℃以上才会被大量破坏。

（2）脂溶性：二噁英的脂溶性很大，但几乎不溶于水，所以可大量蓄积于动植物体内的脂肪组织中，并可经食物链富集。

（3）半衰期长：二噁英对理化因素和生物降解有较强的抵抗作用，且挥发性低，故生物半衰期较长，平均约为9年；在紫外线的作用下二噁英会发生光降解。

2. 毒性和致癌性

（1）毒性：二噁英大多具有很强的急性毒性，但不同种属动物对其敏感性存在较大的差异。其经口急性毒性主要表现为体重迅速减轻，并伴有肌肉和脂肪组织的急剧消耗；皮肤接触或全身染毒可致氯痤疮，表现为皮肤过度角化和色素沉着。二噁英对动物有肝毒性，不同种属动物的敏感性有较大差异，大鼠和兔子最敏感，可导致死亡，仓鼠和豚鼠不太敏感。二噁英还对体液、细胞免疫系统有较强的抑制作用，在非致死剂量时可使实验动物胸腺严重萎缩。二噁英属于环境内分泌干扰物，有明显的抗雌、雄激素作用。

（2）致癌性：动物研究发现二噁英中的2，3，7，8-四氯二苯并-对-二噁英（TCDD）是目前已知致癌性最大的物质，对多种动物有致畸作用，以小鼠最敏感；大鼠则对其影响发育的毒性较为敏感；啮齿类动物对TCDD的致癌性最为敏感，有流行病学研究发现二噁英的接触与人类某些肿瘤的发生有关，1997年国际癌症研究机构（IARC）已将TCDD确定为Ⅰ类对人类有致癌性的致癌物；但目前尚未发现二噁英有明显的致突变作用。

3. 食品中二噁英的来源

食品中的二噁英主要来源于环境的污染。氯酚、六氯苯、氯代联苯醚等农药不同程度地含有二噁英；垃圾焚烧时会产生一定量的二噁英。尤其是在燃烧不完全时以及含有大量聚氯乙烯塑料的垃圾焚烧时会产生大量的二噁英。此外，医院废弃物和污水、木材燃烧、汽车尾气以及环境中的光化学反应和生物化学反应等均可产生二噁英。这些存在于环境中少量的二噁英，经过生物链的富集作用，在动物性食品中将达到较高的浓度。欧美国家对动物性食品的检测结果表明多数样品中均可检出不同含量的二噁英。另外，包装材料中的二噁英污染物的迁移及意外事故等，也可造成对食品的二噁英污染。1999年的比利时肉鸡污染二噁英事件发生引起了人们对食品中二噁英化合物污染的重视。

4. 预防二噁英类化合物危害的措施

食品中的二噁英化合物主要来源于环境的污染，所以控制环境中的二噁英污染是预防二噁英类化合物危害的重要措施。其次要尽快发展实用、可靠和成本较低的二噁英检测方法，以利于加强对环境和食品中二噁英含量的监测，并制订食品中的允许限量；还应进一步开展对二噁英的生成条件、影响因素、体内代谢、毒性作用及机制、阈剂量水平等，以便对预防二噁英类化合物污染提出切实可行的综合性措施。

第三节 食品的物理性污染

食品的物理性污染通常指食品生产加工过程中的杂质超过规定的含量，或食品吸附、吸收外来的放射性核素所引起的食品安全问题。食品的物理性污染物来源复杂、种类繁多，可分为肉眼不可见的放射性污染和肉眼可见的杂物污染，后者多数为种子、细石子、土疙瘩、玻璃碎片、金属屑等，这些杂物有些虽然可能并不直接危害消费者的健康，但是严重影响了食品应有的感官性状和食用价值，使食品质量得不到保证。如小麦粉生产过程中，混入磁性金属物，就属于物理性污染。其另一类表现形式为放射性污染，如天然放射性物质在自然界中分布很广，它存在于矿石、土壤、天然水、大气及动植物的所有组织中，特别是鱼类、贝类等水产品对某些放射性核素有很强的富集作用，食品中放射核素的含量可能显著地超过周围环境中存在的该核素含量。放射性物质的污染主要是通过水及土壤污染农作物、水产品、饲料等，经过生物圈进入食品，并且可通过食物链转移。放射性核素对食品的污染有三种途径：一是核试验的沉降物污染；二是核电站和核工业废物的排放污染；三是意外事故泄漏造成局部性污染。

一、食品的放射性污染

1. **放射性核素概述** 核素是具有确定质子数和中子数的一类原子或原子核，质子数相同而中子数不同者称为同位数，能放出射线的核素叫做放射性核素或放射性同位素。特定能态核素的核数目减少一半所需的时间为该核素的半衰期，不同的放射性核素其半衰期是不同的。放射性核素释放出能使物质发生电离的射线称为电离辐射，包括 α、β、γ、x 射线等。α 射线带正电，电离能力强，穿透物质的能力差；β 射线带负电，带电量比 α 射线少，电离能力也小，但是穿透物质的能力强；γ 射线是高能光子，不带电荷，穿透物质的能力最强，比 β 射线大 50 ~ 100 倍，比 α 射线大 1 万倍。

2. **食品中的天然放射性核素** 天然放射性本底是指自然界环境本身固有的，未受人类活动影响的电离辐射水平，它主要来源于宇宙线和环境中的放射性核素。环境天然放射性本底辐射剂量平均为 1.05×10^{-3} 戈瑞/年。由于生物体与其生存的环境之间存在物质交换过程，所以大多数的动植物性食品中都含有不同剂量的天然放射性物质，称为食品的天然放射性本底。由于不同地区环境的放射性本底不同，所以不同地区的食品中天然放射性本底值也是不同的。食品中主要的天然放射性核素是^{40}K和少量的^{226}Ra、^{228}Ra（镭）、^{210}Po（钋）及天然钍和天然铀等。

3. 食品中人为的放射性核素污染及向食品中的转移 核弹爆炸、核废物的排放、核生产和使用过程中意外事故的发生是造成环境中人为放射性核污染的主要来源。这些污染环境的主要放射性核素有^{131}I、^{90}Sr、^{89}Sr（锶）、^{137}Cs（铯）等。它们可以通过水、土壤、空气向植物性食物转移或通过食物链向动物性食品转移。

4. 食品放射性污染对人体的危害 食品放射性污染对人体的危害主要是由于摄入食品中的放射性物质对人体内各个组织、脏器和细胞产生的低剂量的长期的内照射效应，主要表现为对免疫系统、生殖系统的损伤和致癌、致畸、致突变作用。如果人体暴露于放射性污染的环境，电离辐射直接作用于人体表面，称为外照射，主要引起皮肤的损伤甚至导致皮肤癌的发生。

5. 控制食品放射性污染的措施 防止食品的放射性污染及其对人体健康危害的措施主要有两方面：一是加强对放射源的管理与卫生防护，防止意外事故的发生，并加强对放射性废弃物的处理与净化；二是严格执行国家卫生标准，加强对食品中放射性物质的经常性卫生监督，控制其含量在允许范围之内。我国于1994年颁布的《食品中放射性物质限制浓度标准》中规定了粮食、薯类、蔬菜、水果、肉、鱼、虾类和鲜奶类等食品中的多种人工放射性核素、天然放射性核素、天然钍和天然铀的限制浓度，并同时颁布了相应的检验方法标准。

二、食品的杂物污染及预防

食品的杂物污染来源于两个方面：一是在生产、运输、储存、销售过程中的污染；二是指有意加入的污染，称之为食品的掺杂、掺假。食品的掺杂、掺假是一种人为故意向食品中加入杂物的污染过程，其目的是非法获得更大的利润。掺杂、掺假所涉及的食品种类繁多，污染物的种类也是五花八门，如向粮食中掺沙石、肉中注水、奶粉中加糖及糊精、鲜牛奶中加米汤等。近年发生的"大头娃娃"事件，就是由于婴儿奶粉的掺假造成了对消费者健康的极大损害。所以食品的掺杂掺假严重破坏了市场经济秩序和人群健康，严重的可以造成人员死亡，应该对其严加管理和严厉打击。

食品杂物污染的预防应通过加强食品生产、储运、销售过程的监督管理，执行食品良好生产规范（GMP），严格执行食品卫生标准和坚持不懈地打击掺杂掺假行为。

第五章
食源性疾病与食物中毒

第一节　食源性疾病概述

一、食源性疾病与食品安全

1. **食源性疾病**　根据 WHO 的定义，食源性疾病（food - borne diseases）是指通过食物进入人体内的由各种致病因子引起的、通常具有感染性质或中毒性质的一类疾病。感染性是指食品污染致病微生物（包括病毒、细菌）、寄生虫所引起的食源性疾患和经食物传播的传染病、人畜共患病等；中毒性主要指有害化学物质污染食品所致的急、慢性中毒以及动植物毒素引起的中毒。因此，食源性疾病的致病物可能是生物性的，也可能是化学性的。食源性疾病源于传统的食物中毒，还包括经食物而感染的肠道传染病、食源性寄生虫病以及有毒有害污染物引起的中毒性疾病。每年有数以万计的人患有该病，是当今世界上分布最广泛、最常见的疾病之一；并且新的食源性疾病在世界各地的频频出现，引起全世界的高度重视。无论在发达国家还是在发展中国家，这都是一项重要的公共卫生问题。

广义的食源性疾病除含有食品安全内涵，还应包括由于食物中某种营养成分的缺乏或各成分间比例失调而引起人体的健康问题或疾病，如与饮食有关的肿瘤、心血管疾病等。顾名思义，凡与摄食有关的一切疾病（包括传染性和非传染性疾病）均属于食源性疾病。这类疾病有一个共同的特征，就是通过进食行为而发病。它包括食物中毒、肠道传染病、食源性寄生虫病、食源性变态反应性疾病、食物中某些污染物引起的慢性中毒和食物营养不平衡所造成的慢性退行性疾病。这就为预防此类疾病提供了一个有效的途径：倡导合理营养，加强食品卫生监督管理，控制食品污染，提高食品卫生质量，可有效地预防食源性疾病的发生。

2. 食品安全 近年来，食品安全问题一直是人类关注的焦点问题。它是指食品中不应含有可能损害或威胁人体健康的有毒有害物质或因素，从而导致消费者产生急慢性毒害作用甚至感染疾病，产生危及消费者及其后代健康的隐患。食品安全不仅关系到我们的生活质量，更与人类的生存息息相关。科学和生产力的进步，使食物短缺已不再是威胁人们生存和健康的主要问题，但食品中存在的威胁人体健康的因素却日益突出，成为食品安全的最主要问题。

3. 影响食品安全的因素

（1）影响食品安全的病原物：当今影响食品安全的主要因素按性质可分为生物性、化学性和物理性三类。

①生物性病原物：包括细菌、真菌、病毒和寄生虫，它们是食源性疾病最常见的病原。国内外资料表明，食品的生物性污染是最重要的食品卫生问题。

细菌及其毒素：从发生的起数和人数，细菌及其毒素导致的食源性疾病都占第一位，可引起细菌性食物中毒、肠道传染病和人畜共患病。目前大部分的食品安全问题是由致病性细菌引起的，如常见的沙门菌、金黄色葡萄球菌、肉毒杆菌及新的 $O_{157}:H_7$ 大肠杆菌等。

真菌：真菌广泛存在于自然界中，其产生的毒素致病性强，随时都有可能污染食品。目前已知的霉菌毒素约有 200 余种，不同的霉菌其产毒能力不同，毒素的毒性作用也不同。与食品关系较为密切的霉菌毒素有黄曲霉毒素、赭曲霉毒素、杂色曲霉素、岛青霉素等。

病毒：我国食品的病毒污染以甲型肝炎病毒污染最为严重。甲型肝炎可通过肠道传播，即通过被污染的食品而感染。甲型肝炎食源性传播的原因有：①食品生产经营人员处于无症状的感染或潜伏期，污染食品造成传播；②通过污染了的水产品，如毛蚶、牡蛎、泥螺、蟹等引起甲肝爆发流行，特别是水生贝类是爆发流行的主要传播方式。近年来，新的食源性疾病爆发流行影响了人类正常生活和经济的发展，如口蹄疫、疯牛病和禽流感等备受关注。

寄生虫：主要指人畜共患的寄生虫病。常见污染食品的寄生虫有绦虫（包括囊尾蚴）、旋毛虫、姜片虫和华支睾吸虫等。

②化学性病原物：困扰食品安全的化学污染物主要来自农药残留，如蔬菜中有机磷农药残留超标是当前农药残留中的突出问题。兽药和植物激素在食品中的残留成为食品污染的新的焦点，典型例子是在猪饲料中非法添加克伦特罗（瘦肉精），造成多起因食猪肉而中毒的事件。

③物理性病原物：包括放射性及金属碎屑等。放射性污染主要来源于放射性物质的开采、冶炼，核试验沉降物的污染，核电站和核工业废物的不合理排放或意外事故的泄漏。通过水、土壤，污染农作物、水产品及饲料，并可通过食物链

转移，引起机体慢性损害及远期损伤效应。

（2）途径：目前，我国食源性疾病频繁发生，在食品生产、加工、流通、消费等环节，都不同程度地存在问题。表现为：

①环境污染对食品安全构成威胁。如河流湖泊和水源受到不同程度的污染，成为威胁食品安全的危险因素。

②农业种植、养殖的源头污染。农药兽药的滥用，造成食物农药兽药残留问题突出。

③食品企业违规操作。在食品生产过程中，超标使用食品添加剂或掺杂使假，这是食品安全的人为犯罪。

④在食品储存、运输、销售等经营环节上，卫生安全措施未得到有效保障。

⑤消费者食品安全意识淡薄。特别是农村家庭在食品贮存和烹饪过程中不注意保持食品卫生，导致聚餐中毒事件频繁发生。

二、食源性疾病的现状与管理

1. 食源性疾病的现状 食源性疾病分布广泛，在发达国家和发展中国家都存在严重威胁，是当今世界上最广泛的卫生问题之一，而且也是经济生产降低的主要原因。全球每年发生食源性疾病的病例达数十亿例，即使在发达国家也至少有 1/3 的人患食源性疾病，其发病率居各类疾病总发病率的前列，是一个巨大并不断扩大的公共卫生问题。表现：①通过自然选择造成微生物变异产生新的病原体，对人类造成新的威胁；②新的知识和分析鉴定技术的建立，对原有的病原会有新的认识，并发现新的病原体；③生活方式的转变，餐饮社会化，使外出就餐机会增加；工业化产品的增长导致食物受污染的机率增大；旅游业的发展使食源性疾病快速传播，众多人群受其威胁；④食物的世界性贸易，使病原从一个地区或国家快速播散至另一个地区或国家，这给食源性疾病的控制和预防带来新的挑战；⑤食品安全问题可影响一个国家的经济和政治生活，食源性疾病得到全世界的关注。

目前我国食品安全形势依然严峻，在确保食品安全方面仍然面临来自多方面的挑战，食品不安全因素贯穿于食品供应的全过程。表现在：①食源性疾病仍然是危害公众健康的重要因素；②食品中新的生物性和化学性污染物对健康的潜在威胁已经成为一个不容忽视的问题；③食品新技术、新资源（如转基因食品、酶制剂和新的食品包装材料）的应用给食品安全带来新的挑战；④我国食品生产经营企业规模化、集约化程度不高，自身管理水平仍然偏低；防范犯罪分子利用食品进行犯罪或恐怖活动的重要性越来越突出；⑤食品安全监督管理的条件、手段和经费还不能完全适应实际工作的需要。

随着我国国民经济的持续高速发展以及人民生活水平的提高，对食品安全提出了越来越高的要求。对外贸易的持续增长，中国在世界食品市场也占有越来越重要的地位。食品安全问题已经成为影响我国农业和食品产业国际竞争力的重要因素。

2. 食源性疾病的管理

（1）健全食品卫生法律法规与标准体系：只有健全法律法规与标准体系，才能有效地开展食品安全监督管理工作。按照 WTO 的有关协定和相关国际标准，适时审查和修订有关食品安全的部门规章和标准。

（2）建立和完善食品污染物监测网络：食品污染物数据是控制食源性疾病危害的基础性工作，是制定国家食品安全政策法规标准的重要依据。建立和完善食品污染物监测网络，有效地收集有关食品污染信息，有利于开展适合我国国情的危险性评估，创建食品污染预警系统。在保护国内消费者健康与利益的同时，提高我国在国际食品贸易中的地位。

（3）建立并完善食源性疾病预警和控制体系：这是有效预防和控制食源性疾病的重要基础。通过完善食源性疾病的报告、监测与溯源体系，借助于食品污染物监测数据，建立预警的系统，以更有效地预防和控制食源性疾病的爆发。

（4）加强食品生产经营的管理：加强食品企业诚信管理，全面实施食品卫生规范（GHP）或者良好生产规范（GMP），积极推行危害分析关键控制点（HACCP）方法，以加强食品生产经营的行业及自身管理，保证食品安全。建立企业诚信机制，严格执行不合格食品回收制度，推行食品卫生管理员制度，建立食品安全溯源制度。

（5）加强食品安全监督、检验的力度：加强卫生监督队伍建设，提高处理食品安全突发事件的应急能力。

3. 全球食品安全战略 随着全球经济一体化的发展，各国间的贸易往来日益增加，食品安全已没有国界，世界上某一地区的食品安全问题很可能会波及全球。2000 年，世界卫生大会通过了《食品安全决议》，制定了全球食品安全战略，将食品安全列为公共卫生的优先领域，并要求成员国制定相应的行动计划，最大限度地减少食源性疾病对公众健康的威胁。

我国卫生部制定了《食品安全行动计划》。其确定的具体目标是到 2007 年，在保障食品安全的水平上实现以下目标：建立较完善的食品卫生法律法规与标准体系，建立和完善食品污染物监测与信息系统，建立和完善食源性疾病的预警与控制系统，建立加强食品生产经营企业自身管理的食品安全监管模式，建立有效保证食品安全的卫生监督体制和技术支撑体系。

目前，国家已启动食品市场准入制度，政府将对企业实行食品生产许可证制、强制检验制、合格食品加贴市场准入标志制等三项制度，以更全面地保障食品安全。食品质量安全市场准入标志由"质量安全"英文（Quality Safety）字头"QS"和"质量安全"中文字样组成（图5-1）。

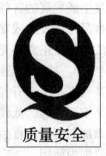

图5-1 质量安全

2003年5月7日国务院通过《突发公共卫生事件应急条例》。突发公共卫生事件是指突然发生，造成或者可能造成社会公众健康严重损害的重大传染病疫情、群体不明原因疾病、重大食物和职业中毒以及其他严重影响公众健康的事件。其特征是：突然发生，较难预测；波及多人甚至大的群体，损失巨大。包括：生物病原体所致疾病；食物中毒事件；环境污染事件和自然灾害等。我国建立统一的突发公共卫生事件预防控制体系，国务院设立全国突发公共卫生事件应急处理指挥部，负责对全国突发公共卫生事件应急处理的统一领导、统一指挥。突发事件应急工作，应当遵循预防为主、常备不懈的方针，贯彻统一领导、分级负责、反应及时、措施果断、依靠科学、加强合作的原则，以保证突发公共卫生事件应急处置指挥有力、协调良好、控制有效。

我国是一个食品生产和消费大国，随着市场经济的快速发展和生活水平的提高，特别是加入WTO后，消费者对食品安全更加关注，食品安全与食品贸易的关系更为密切，提高我国食品安全水平的要求越来越迫切。预防和控制食源性疾病已成为我国各级疾病预防部门重要的工作。该条例的公布施行，标志着我国突发公共卫生事件应急处理工作纳入法制化轨道，应急处理机制进一步完善。

三、食源性疾病的预防措施

食品安全问题是当今世界各国所面临的共同课题，事关人类社会的生存和发展。保障食品安全就是为了预防和控制食源性疾病的发生和传播，避免人类的健康受到威胁。

1. 充分认识食源性疾病对人类健康的危害，提高法制观念，全面贯彻落实《食品卫生法》。《食品卫生法》是我国在公共卫生领域内第一部法律规范，是预防和控制食源性疾患的总纲领。

2. 认真落实企业卫生规范（Good Manufacturing，GMP）。GMP是国际上普遍采用的用于食品生产的先进管理系统，它要求食品生产企业应具备良好的生产设备、合理的生产过程、完善的质量管理和严格的检测系统，以确保终产品的质量符合标准。采用HACCP（hazard analysis and critical control）的方法，对食品生产经营的危害关键控制点进行分析，加以控制。其基本含义是：为了防止食源性疾病的发生，应从食品原料种植（养殖）到食品食用的全过程中造成食品污染发生或发展的各种危害因素进行系统和全面的分析；在"关键控制点"对造成食品污染发生或发展的危害因素进行控制，并同时监测控制效果，随时对控制方法进行校正和补充。

3. 减少食品污染。在生产经营过程中要防止细菌、病毒、寄生虫、霉菌及其毒素、有毒有害化学物和农药对食品的污染，控制食源性疾病。在种植业选用高效、低毒、低残留的农药品种，积极推广使用无害的生物制剂农药。使用食品添加剂必须按食品添加剂使用卫生标准规定的品种、最大使用量，在规定的使用范围内使用。

4. 防止从业人员带菌传播食源性疾病。

5. 向社会和消费者宣传卫生知识，不断提高公民的卫生意识，减少家庭传播食源性疾病的机会。

无论是从提高我国人民的生活质量出发，还是从加入 WTO、融入经济全球化潮流考虑，都要求我国尽快建立起食品安全体系，以保障食品安全。

第二节　食物中毒

一、概述

食物中毒（food poisoning）是指摄入了含有生物性、化学性有毒有害物质的食品或把有毒有害物质当作食品摄入后所出现的非传染性（不属于传染病）的急性、亚急性疾病。食物中毒不包括暴饮暴食所引起的急性胃肠炎、食源性肠道传染病和寄生虫病，也不包括进食者本身有胃肠道疾病或因过敏体质等摄入食物后发生的疾病，有毒食物导致的慢性毒性损害（如致癌、致畸、致突变）亦不属此范畴。

食物中毒属于食源性疾病范畴，是食源性疾病中最为常见的类型。

1. **发病特点**　虽然食物中毒的原因不同、症状各异，但一般都具有以下共同特征。

（1）潜伏期短，发病突然，呈爆发性。集体性爆发的食物中毒在短期内很快形成发病高峰。

（2）中毒病人有类似的临床表现，以恶心、呕吐、腹痛、腹泻等胃肠炎症状为主。因为这些病人进食的是同一种中毒食品，病源相同，因此患者的临床症状也基本相同，但由于个体差异，其临床症状可能有些差异。

（3）发病者均与某种食物有明确的关系，近期内都食用过同样的食物，发病范围局限在食用该类有毒食物的人群，未吃者不发病。

（4）病人对健康人无传染性，停止食用有毒食品，发病很快停止。发病曲线呈突然上升又迅速下降的趋势，无传染病流行时的余波。

（5）有明显的季节性。食物中毒发生的季节性与食物中毒的种类有关。夏秋季多发生细菌性和有毒动植物食物中毒；冬春季多发生亚硝酸盐食物中毒。

2．分类　常见的食物中毒按病原分为以下四类。

（1）细菌性食物中毒：指因被致病菌或其毒素污染的食物引起的急性或亚急性疾病，是食物中毒中最常见的一类。具有明显的季节性，多发生在气候炎热的夏秋季。常见的致病菌有沙门菌、副溶血性弧菌、肉毒梭状芽胞杆菌、葡萄球菌、致病性大肠杆菌、变形杆菌、韦氏杆菌、空肠弯曲菌等。

（2）真菌及其毒素食品中毒：食用被产毒真菌及其毒素污染的食物而引起的食物中毒，如黄曲霉毒素、赤霉病麦、霉变甘蔗中毒等。发病率较高，病死率也较高。

（3）有毒动植物中毒：指误食有毒动植物或摄入因加工、烹调不当未除去有毒成分的动植物而引起的中毒，如河豚、有毒贝类、毒蕈、木薯、四季豆、发芽马铃薯等引起的食物中毒。发病率较高，病死率因动植物种类而异。

（4）化学性食物中毒：误食有毒化学物质或食用被其污染的食物而引起的中毒。如金属及其化合物、亚硝酸盐、农药等有害化学物质引起的食物中毒。发病率较高，病死率亦较高。

根据国内外资料统计，细菌性食物中毒最为多见，且常以肉、鱼为主要致病食品，蛋类次之。细菌性食物中毒一般发病率较高而病死率较低；非细菌性食物中毒发生较少，但病死率高。

3．发生的原因　食物中毒发生的原因主要有：①原料选择不严格，可能食品本身有毒，或受到大量活菌及其毒素污染，或食品已经腐败变质；②食品在生产、加工、运输、贮存、销售等过程中不注意卫生、生熟不分造成食品污染，食用前又未充分加热处理；③食品保藏不当，致使马铃薯发芽、食品中亚硝酸盐含量增高、粮食霉变等都可造成食物中毒；④加工烹调不当，如肉块太大，内部温度不够，细菌未被杀死；⑤食品从业人员本身带菌，个人卫生不好，造成对食品的污染；⑥有毒化学物质混入食品中并达到中毒剂量。

二、常见的食物中毒

（一）细菌性食物中毒

细菌性食物中毒是指因摄入被致病菌或其毒素污染的食品后所发生的急性或

亚急性疾病，是食物中毒中最常见的一种。有较明显的季节特点，好发于夏秋季气温和湿度较高的季节，常为集体突然暴发，发病率高，病死率低，一般病程短，预后良好（不包括肉毒中毒）。引起细菌性食物中毒的食品主要为动物性食品，如肉、鱼、奶、蛋类等及其制品；其次为植物性食品，如剩饭、糯米凉糕等。

细菌性食物中毒发病机制可分为感染型、毒素型和混合型三种。①感染型：感染型是指食入含有大量活菌的食物所致的食物中毒。其前提是食物被致病菌污染，并且有一定的时间和条件使细菌在食品中大量繁殖达到可引起发病的数量。病原菌随食物进入肠道，在肠道内生长繁殖，附着肠黏膜或侵入黏膜及黏膜下层，引起肠黏膜充血、白细胞浸润、水肿、渗出等炎性病理变化。感染性食物中毒通常伴发热，中毒潜伏期较长。如沙门氏菌属中的某些细菌，蜡样芽胞杆菌等。②毒素型：细菌产生的外毒素刺激肠壁上皮细胞，激活腺苷酸环化酶，使环磷酸腺苷浓度升高，改变细胞分泌功能，Cl^-分泌亢进，并抑制Na^+和水的吸收，导致腹泻。耐热肠毒素可激活鸟苷酸环化酶，使细胞分泌增强，重吸收减弱，引起腹泻。发病在于食入的细菌毒素量多少，与活菌是否进入人体及进入量多少无关。这类病原菌常见的有葡萄球菌肠毒素、肉毒梭菌毒素。③混合型：副溶血性弧菌等病原菌进入肠道，侵入肠黏膜引起肠黏膜炎症反应，并可产生肠毒素引起的急性胃肠道症状，其发病机制为混合型。

1. 沙门菌属（Salmonella）食物中毒 沙门菌属食物中毒在我国城乡都有发生，在细菌性食物中毒中占有较大的比重，是预防食物中毒的重点之一，也是常见的感染性食物中毒。

（1）病原：沙门菌属肠杆菌科，为具有鞭毛、能运动的革兰阴性杆菌。种类繁多，有2300多个血清型，其中曾引起食物中毒的有鼠伤寒沙门菌、猪霍乱沙门菌、肠炎沙门菌等。沙门菌在外界生命力较强，在水中可生存2~3周，在粪便和冰水中生存1~2个月，在冰冻土壤中可过冬，在含盐12%~19%的咸肉中可存活75天。在100℃时立即死亡，70℃经5分钟，60℃经1小时可被杀死。水经氯化消毒5分钟可杀灭其中的沙门菌。沙门菌属不分解蛋白质，污染食品后无感官性状的变化，应予注意。

（2）流行特点：沙门菌属食物中毒全年皆可发生，多见于夏季。

（3）污染来源：引起中毒的食品主要是动物性食品。沙门菌污染肉类食品的来源有两方面：一是生前感染，家畜生前已感染沙门菌（如牛肠炎、猪霍乱），或动物宰杀前由于过度疲劳消瘦以及患有其他疾病，抵抗力降低，肠内原带有的沙门菌便可通过血液系统进入肌肉和内脏，使肌肉和内脏含有大量活菌；二是宰杀后污染，家畜宰杀后的肌肉、内脏接触粪便、污水、容器或带菌者而污染沙门菌。此外，蛋类可因家禽带菌而污染；水产品可因水体污染而带菌；带菌的牛羊所产的奶中亦可有大量沙门菌，所以鲜奶和奶制品，如果消毒不彻底，也可引起沙门菌属食物中毒。

（4）临床表现：沙门菌不产生外毒素，主要是食入活菌而引起食物中毒。当人体摄入被沙门菌污染的食品后是否发病，取决于食入的菌量和身体的健康状况。食入菌量较多，健康状况较差的，发病率高，且症状重。一般认为，随同食物吃进十万至十亿个沙门菌才会发病。沙门菌在小肠和结肠中繁殖，然后附着于黏膜上皮细胞并侵入黏膜下组织，使肠黏膜出现炎症，抑制水和电解质的吸收。多数病人体温可达38℃以上，病程3~7天，一般预后良好，但老人、儿童及病弱者，如不及时急救处理，也可导致死亡。

沙门菌属食物中毒的临床表现有5种类型：

①胃肠炎型：前驱症状有头痛、头晕、恶心、腹痛、寒战。以后出现呕吐、腹泻、发热。大便为黄色或黄绿色、带黏液和血。因呕吐、腹泻而大量失水，故一般急救处理是补充水分和电解质。对重症、发热和有并发症患者，可用抗生素治疗。

②类霍乱型：起病急、高热、呕吐、腹泻次数较多，且有严重失水现象。

③类伤寒型：胃肠炎症状较轻，但有高热并出现玫瑰疹。

④类感冒型：头晕、头痛、发热、全身酸痛、关节痛、咽峡炎、腹痛、腹泻等。

⑤败血症型：寒战、高热持续1~2周，并发各种炎症、肺炎、脑膜炎、心内膜炎、肾盂肾炎。败血症型主要由霍乱沙门菌引起。

（5）预防措施：包括防止污染、控制细菌繁殖和杀灭病原菌等三方面。①应采取积极措施控制沙门菌的病畜肉流入市场，宰前严格检疫。凡属病死、毒死或死因不明的畜、禽、兽的肉及内脏，一律禁止出售和食用。家庭与集体餐饮业的刀、菜墩、盆等要生熟分开，防止污染。②低温储藏食品是预防食物中毒的一项重要措施。沙门菌繁殖的最适温度为37℃，但在20℃以上即能大量繁殖。因此，食品工业、集体食堂、食品销售网点均应有冷藏设备，并低温储藏食品以控制细菌繁殖。③对污染沙门菌的食品进行彻底加热，是预防沙门菌食物中毒的关键措施。一般高温处理后可供食用的肉类，肉块应在1kg以下，持续煮沸3小时；或肉块深部温度至少达到80℃，并持续12分钟。

2. 副溶血性弧菌食物中毒

（1）病原：副溶血性弧菌为分布极广的一种近海细菌，海产品带菌率可高达90%以上；海港及鱼店附近的蝇类带菌率也很高。在含盐3%~4%的培养液中生长最为旺盛，无盐时不生长，但含盐达12%以上也不易繁殖。最适繁殖温度为 30℃~37℃。副溶血性弧菌抵抗力较弱，56℃持续加热 10 分钟，或 90℃持续加热 1 分钟可被杀灭；对醋酸敏感，1% 食醋处理 5 分钟即可灭活。副溶血性弧菌嗜盐，在海水中可存活近 50 天，在淡水中存活不超过 2 天。大多数致病性副溶血性弧菌能使人或家兔的红细胞发生溶血，使血琼脂培养液上出现 β 溶血带，这称为神奈川试验阳性。

（2）流行特点：多发生于沿海地区，高峰期为 8~9 月，主要与海产品上市有关。感染本病后可产生免疫力，但不巩固；经常暴露于该菌者，可获得一定的免疫力。新来沿海地区的人若进食受副溶血性弧菌污染的食物，发病率往往高于本地居民。

（3）污染来源：主要是海产品引起中毒，其次为受到该菌污染的肉类及咸菜；沿海居民带菌率较高，也可发生带菌者传播。受副溶血性弧菌污染的食物，在较高温度下存放，细菌大量繁殖，食用前不加热或加热不彻底，使大量活菌随食物进入人体，就可引起食物中毒。

（4）临床表现：潜伏期自 1 小时至 4 天不等，多数为 10 小时左右。常有腹痛、腹泻、呕吐、失水、畏寒及发热。腹痛多呈阵发性绞痛，常位于上腹部、脐周或回盲部。腹泻每日 3~20 余次不等，大便性状多样，多数为黄水样或黄糊便。2%~16% 呈典型的血水或洗肉水样便，部分病人的粪便可为脓血样或黏液血样，但很少有里急后重。由于吐泻，患者常有失水现象，重度失水者可伴声嘶哑和肌痉挛，个别病人血压下降、面色苍白或发绀以至意识不清。发热一般不如菌痢严重，但失水则较菌痢多见。病人可能发烧，温度在 38℃~40℃。病程一般 3~4 天，预后一般良好。

（5）预防措施：注意食品的烹调加工方法。海产品和其他肉类要煮熟煮透，海产品蒸煮时需 100℃持续加热 30 分钟，防止半生不熟，外熟内生，以至深部细菌未能完全杀灭，放置后细菌大量繁殖；对凉拌的海产品要置食醋内浸泡或在沸水中漂烫以杀灭副溶血性弧菌。食品应当餐吃完，不宜在室温下放置过久，剩余食物食前应彻底加热，防止生熟食品交叉污染。养成良好的饮食习惯，不生吃海产品及盐腌不当的贝壳类，不吃腐败变质的食物。

3. 葡萄球菌食物中毒

（1）病原：葡萄球菌是革兰阳性兼性厌氧菌，抵抗力较强，在干燥条件下可生存数月之久；对热具有较强的抵抗力，加热到 80℃经 30 分钟才能被杀死。寄生在人体皮肤、鼻咽部、指甲及各种皮肤化脓灶的金黄色葡萄球菌，可污染淀粉类（剩饭、粥、米面等）、牛乳及乳制品、鱼、肉、蛋类等，被污染食物在室温 20℃~22℃搁置 5 小时，病菌可大量繁殖产生肠毒素。本菌食物中毒属于毒素型，是由于摄入其产生的肠毒素而引起的。产肠毒素的葡萄球菌有两种，即金黄色葡萄球菌和表皮葡萄球菌。在条件适宜时如 pH6~7、温度 31℃~37℃、水分较多、含蛋白质及淀粉较丰富、通风不良、氧分压降低时，易产生肠毒素。葡萄球菌肠毒素是单链蛋白质，按其抗原性和等电点的差异分为 A、B、C_1、C_2、C_3、D、E、F 等 8 个血清型，均能引起食物中毒；各型肠毒素耐热性及毒性强弱不同，A 型毒性最强，1 μg/kg 体重即可引起中毒，B 型耐热性最强，100℃ 加热 30 分钟仍保持部分活性，因此破坏食物中存在的葡萄球菌肠毒素需在 100℃ 加热 2 小时。能产生肠毒素的葡萄球菌血浆凝固酶试验呈阳性反应。

（2）流行特点：全年皆可发生，但多发生于夏秋季。人体对肠毒素的感受性高，发病率可达 90% 以上。引起中毒的主要原因是食品被致病性葡萄球菌污染后，在适宜条件下迅速繁殖，产生了大量肠毒素所致。

（3）污染来源：葡萄球菌是常见的化脓球菌之一，上呼吸道感染者的鼻腔带菌率可高达 80%，人和动物的化脓部位易使食品污染，而摄食了被葡萄球菌污染的食品便有可能发生食物中毒。引起中毒的食品主要是乳类及乳制品、肉类和剩饭等。

（4）临床表现：潜伏期短，一般为 2~5 小时。主要症状为突然恶心、反复剧烈呕吐，呕吐物中常有胆汁、黏液和血，同时伴有上腹部痉挛性疼痛及腹泻，腹泻物呈水样便。以呕吐为其主要特征，一般不发烧。由于剧烈吐泻，常导致严重失水和休克。儿童对肠毒素比成年人更为敏感，故其发病率较高，病情也更重。病程短，一般 1~2 天，预后良好。

（5）预防措施：关键是防止葡萄球菌对食品的污染和肠毒素的形成。首先防止食品受到污染，特别是肉类等动物性食品、含奶糕点、冷饮食品以及剩饭。应严格执行我国《食品卫生法》，对患局部化脓性感染（疖疮、手指化脓）、上呼吸道感染（鼻窦炎、化脓性咽炎、口腔疾病等）的食品加工人员、饮食从业人员、保育员，应暂时调换工作。其次低温储藏食品，防止葡萄球菌繁殖和产生肠毒素。食用前还应彻底加热。

4. 肉毒梭菌食物中毒　肉毒梭菌（clostridium botulinum）食物中毒是由肉毒梭菌在食物中生长繁殖产生外毒素所引起的神经型食物中毒，此类中毒发病急，病情重，病死率高，危害严重。

（1）病原：肉毒梭菌是革兰阳性厌氧菌，具有芽胞，在缺氧条件下和含水分较多的中性或弱碱性的食品上适合生长，并产生外毒素即肉毒毒素。肉毒毒素是一种强神经毒，是目前已知的化学毒物和生物毒物中毒性最强的一种，毒性比 KCN 强 1 万倍，对人的致死剂量约为 0.1μg。根据毒素抗原性质不同，将肉毒毒素分为 A、B、$C_α$、$C_β$、D、E、F、G 共 8 型，其中引起人类中毒的有 A、B、E、F 型，摄入被此毒素污染的食物即可引起食物中毒。肉毒梭菌的芽胞对热抵抗力强，干热 180℃ 经 5~10 分钟、湿热 100℃经 5 小时或高压蒸汽 121℃经 30 分钟才能将其杀死。肉毒毒素不耐热，100℃持续加热 10~20 分钟即可完全破坏。

（2）流行特点：肉毒梭菌食物中毒主要发生在 4、5 月。A 型肉毒梭菌主要分布于山区和未开垦的荒地，如我国新疆；B 型多分布于草原；E 型多分布于土壤、湖海淤泥和鱼类肠道，如我国青海地区；F 型分布于欧、亚、美洲海洋沿岸及鱼体中。

（3）污染来源：肉毒梭菌引起的食物中毒与人们的饮食习惯密切相关，国外多为火腿、香肠、罐头食品；我国发生的肉毒中毒大多为植物食品引起，其中大部分是家庭自制的发酵食品，如豆豉、豆酱、臭豆腐，也见于肉类和其他食品。制造豆酱等发酵食品时，其发酵过程往往在密闭容器内进行。如果这些食品及其原料感染了肉毒梭状芽胞杆菌或芽胞，加热的温度及压力均未能将芽胞杀死，随后又在厌氧条件下贮存，其芽胞极易生长繁殖和产生毒素。制造肉类罐头时，如果使用被污染的原料，即使采取加热灭菌的措施，但由于芽胞耐热性强而不易被杀灭，也可产生毒素。这类食品在食前一般不加热，未能破坏肉毒毒素，故造成食物中毒，所以食用前不加热或加热不彻底是造成肉毒梭菌食物中毒的主要原因。

（4）临床表现：潜伏期，短者 5~6 小时，长者 8~10 天，我国中毒潜伏期一般较长，因中毒食品往往为佐餐食品，一次食入少量可形成蓄积性中毒。肉毒毒素进入体内被胰蛋白酶活化释放出神经毒素，主要作用于中枢神经的颅脑神经核、神经肌肉接头处以及植物神经末梢，抑制乙酰胆碱释放，引起肌肉麻痹和神经功能不全。其前驱症状为全身疲倦无力、头晕，随即出现恶心、呕吐、腹泻等胃肠症状，随之表现为对称颅神经损害症状，如视力模糊、眼睑下垂、张目困难、复视、咽喉肌麻痹、咀嚼吞咽困难、颈无力、声音嘶哑等。继续发展可出现呼吸肌麻痹症状、胸部有压迫感、呼吸困难，最后引起呼吸功能衰竭而死亡。患者一般体温正常，意识清楚。在无肉毒抗毒素治疗的情况，病死率较高。早期可使用多价抗肉毒毒素血清及支持疗法，预防呼吸肌麻痹和窒息。

（5）预防措施：首先要防止污染。肉毒梭状芽胞杆菌及其芽胞常随泥土或动物粪便污染食品，因此，必须严格操作规程，减少食品原料在运输、贮存和加工过程中的污染。制作发酵食品，其原料应充分蒸煮，制作罐头应严格执行灭菌方法。加工后的熟制品应低温保存，防止细菌繁殖并产生毒素。肉毒梭菌毒素不耐热，对可疑食品应作加热处理，100℃持续加热 10~20 分钟可破坏各型毒素。

5．大肠埃希菌食物中毒 大肠埃希菌（E. coli）食物中毒是近年来新发现的危害严重的食物中毒。自 1982 年 O_{157}：H_7 在美国首次被分离并确认为引起食物中毒的新型致病菌以来，此菌在世界范围内多次爆发，造成严重危害。1999

年8月29日，美国华盛顿发生了一起由肠道出血性大肠埃希菌 O_{157}：H_7 引起的116人的食物中毒，其中65人住院治疗，11名儿童出现溶血性尿毒综合征，2人死亡。后相继在英国、加拿大、日本等多个国家暴发流行。我国自1997年开展监测工作，已从市售食品、进口食品、家畜家禽、腹泻病患者等分离出肠出血性大肠埃希菌 O_{157}：H_7。2001年，我国江苏、安徽等地发生了2万人的 O_{157}：H_7 食物中毒，177人死亡，表明其已成为威胁我国人群健康的重要公共卫生问题。

（1）病原：埃希菌属（escherichia），俗称大肠杆菌，是革兰阴性杆菌，能发酵乳糖及多种糖类，产酸产气。该菌属在自然界中生存力很强，能在土壤、水中存活数月。大肠埃希菌存在于人和动物的肠道中，为人和动物肠道中的正常菌群，一般不致病。当宿主免疫力下降或细菌侵入肠外组织和器官时，可引起肠外感染；也有少数菌株能直接引起肠道感染，成为致病性大肠埃希菌。致病性大肠埃希菌包括以下四种：肠致病性大肠埃希菌、肠产毒性大肠埃希菌、肠侵袭性大肠埃希菌，肠道出血性大肠埃希菌。大肠埃希菌有菌体（O）抗原170种、表面（K）抗原近103种、鞭毛（H）抗原60种，根据抗原结构不同，构成许多血清型。引起食物中毒的致病性大肠埃希菌的血清型主要有 O_{157}：H_7、O_{111}：B_4、O_{55}：B_5 和 O_{26}：B_6 等，其中大肠埃希菌 O_{157}：H_7 被认为是上世纪九十年代最重要的食源性病原菌之一。

（2）流行特点：大肠埃希菌食物中毒主要是由动物性食品引起的，如畜肉类及其制品、禽肉、蛋类、奶类及其制品，好发于夏季和秋季。该菌可随粪便排出而污染水源和土壤。受污染的水源、土壤及带菌者的手均可直接污染食物或通过食品容器再污染食物。中毒可发生于各年龄组，但严重患者常见于儿童和老年人组。

（3）临床表现：不同的致病性埃希菌有不同的致病机制，临床表现也不同。可分为急性胃肠炎型、急性菌痢型和出血肠炎型三种。

①急性胃肠炎型：潜伏期为10~15小时，是致病性大肠埃希菌食物中毒的主要类型。主要表现为腹泻、上腹痛和呕吐；发热，38℃~40℃；病程3~5天。

②急性菌痢型：潜伏期为48~72小时。主要表现为血便、黏液脓血便，里急后重、腹痛；发热，38℃~40℃；病程1~2周。

③出血肠炎型：潜伏期为3~4天，主要由 O_{157}：H_7 引起。主要表现为突发性剧烈腹痛、腹泻，先水样便后为血便，甚至全为血水；重者出现溶血性尿毒综合征、血小板减少性紫癜；老人、儿童多见；病死率为3%~5%。

临床上可用抗生素治疗。

（4）预防措施：因其主要经动物性食品传播，牛、羊、鸡为贮存宿主，故与沙门菌食物中毒的预防基本相同。

6. 李斯特菌食物中毒 李斯特菌在环境中广泛存在，在绝大多数食品中都能发现李斯特菌，特别是在低温下可生长繁殖，是冷藏食品威胁人类健康的主要病原菌。

（1）病原：目前国际上公认的李斯特菌共有 8 个菌种，即单核细胞增生李斯特菌、默氏李斯特菌、格氏李斯特菌等。引起食物中毒的主要是单核细胞增生李斯特菌，它能致病和产生毒素，并可在血液琼脂上产生 β–溶血素，即李斯特溶血素 O。李斯特菌为食品中的低温菌，在 4℃ 的环境中仍可生长繁殖。

（2）流行特点：春季可发生，但主要集中在夏、秋季。引起中毒的主要食品为乳及乳制品、肉类制品、水产品、蔬菜及水果，尤以冰箱中保存时间过长的乳制品、肉制品多见。单核细胞增生李斯特菌进入人体是否发病与菌量和宿主的免疫状态有关，因为该菌是一种细胞内寄生菌，宿主对它的清除主要靠细胞免疫功能，因此，易感者为新生儿、孕妇及免疫功能缺陷者。

（3）污染来源：乳及乳制品污染主要来自粪便和污染的青贮饲料，肉类制品来自屠宰、生产中的污染。该菌能在普通冰箱冷藏条件下生长繁殖，故用冰箱冷藏食品，不能抑制细菌的繁殖。受单核细胞增生李斯特菌污染的食品，未经彻底加热，食后可引起中毒。冰箱内冷藏的熟食品、乳及乳制品因受到该菌的交叉污染，从冰箱中取出直接饮用，可引起食物中毒。

（4）临床表现：李斯特菌引起食物中毒的机制主要为大量活菌侵入肠道，也与李斯特溶血素 O 有关。临床表现分侵袭型和腹泻型两种。

①侵袭型：潜伏期为 2~6 周。健康成人可出现轻微类似流感症状，新生儿、孕妇、免疫缺陷患者则表现为呼吸急促、呕吐、出血性皮疹、化脓性结膜炎、发热、抽搐、昏迷、自然流产、脑膜炎、败血症甚至死亡。

②腹泻型：潜伏期为 8~24 小时，主要症状为腹泻、腹痛和发热。

临床上可用抗生素治疗李斯特菌病。

（5）预防措施：为了有效控制食品中的李斯特菌，不仅要控制终产品，而且要对整个加工过程进行监控，并实施有效的控制措施。要把检测产品中的单核细胞增生李斯特菌和环境中的单核细胞增生李斯特菌结合起来，利用控制环境中李斯特菌达到控制产品中李斯特菌的目的。在冰箱中冷藏的乳类及乳制品、熟肉制品及直接入口的方便食品，食用前要彻底加热。

（二）真菌及其毒素食品中毒

真菌产生的有毒代谢产物，称为真菌毒素（fungaltoxin）。其特点是结构简单，分子量小，对热稳定，一般的加热温度不被破坏。人们可通过食用被真菌毒素污染的粮食、食品而中毒或食用被真菌毒素污染的饲料喂养的畜禽肉、奶、蛋而致病。真菌毒素可引发急性的食物中毒，有些毒素少量长期的摄入可产生慢性、潜在性的危害，如人们普遍认为的黄曲霉毒素的致癌作用。发生中毒与食物有一定的联系，检查可疑食物或饲料时，常可发现真菌或真菌毒素；而中毒者的排泄物也常可发现真菌毒素。疾病的发生有一定的季节性、地区性；反复接触，机体不产生抗体；用化学药物或抗生素治疗，疗效差或无效。

1. 赤霉病麦食物中毒

（1）病原：赤霉病麦是由于霉菌中的镰刀菌感染了麦子所致，其中最主要的是禾谷镰刀菌。发生赤霉病的病麦，其麦粒颜色灰暗带红，谷皮皱缩，胚芽发红。其有毒成分为赤霉病麦毒素，包括雪腐镰刀菌烯醇、镰刀菌烯酮－X、T_2 等40多种毒素，是霉菌的代谢产物。赤霉病麦毒素对热稳定，加热120℃并不能破坏其毒性；用酸及干燥的方法处理后，其毒性不减；用碱及高压蒸汽处理后，毒性可减弱，但不能完全破坏。麦类、玉米等谷物被镰刀菌菌种侵染引起的赤霉病是一种世界性病害，谷物赤霉病的流行除造成严重减产外，其有毒代谢产物，可引起人畜中毒。

（2）流行特点：麦类赤霉病每年都会发生，我国每3～4年就有一次大流行。中毒原因主要是麦收后吃了受病害的新麦，也有因误食库存的赤霉病麦或霉玉米所致。

（3）临床表现：潜伏期为0.5～2小时，主要症状为恶心、呕吐、腹痛、腹泻；头晕、头痛、手足发麻、四肢酸软、步态不稳、颜面潮红，形似醉酒，故又称"醉谷病"。重者可出现呼吸、体温、血压的波动，一般持续2小时后恢复正常。

（4）预防措施：预防赤霉病麦中毒的关键在于防止麦类、玉米等谷物受到霉菌的侵染和产毒。主要措施有：①加强田间和贮藏期的防霉措施，选用抗霉品种，及时脱粒、晾晒，降低谷物水分含量至安全水分等。②对已霉变的谷物，应采取去毒措施，如用碾磨去皮法去除毒素。③制定粮食中赤霉病麦毒素的限量标准，加强粮食卫生管理。

2. 霉变甘蔗食物中毒 霉变甘蔗中毒是指食用了因保存不当而霉变的甘蔗引起的食物中毒。

（1）病原：甘蔗在不良条件下，经过冬季长期贮存，由于大量微生物的繁殖可引起病变。尤其是未完全成熟的甘蔗，因其含糖量低，更有利于霉菌生长繁殖。霉变甘蔗易于鉴别，如蔗体光泽不好，变色变质，断面可见白色絮状或绒毛状菌丝呈浅棕色及棕色，结构疏松，质地较软，闻之有霉味。从霉变甘蔗中分离出产毒真菌，为甘蔗节菱孢霉，其产生的毒素为3－硝基丙酸，为神经毒，主要损害中枢神经系统。

（2）流行特点：常发生于我国北方春季，多见于儿童，病情较严重甚至危及生命。

（3）临床表现：潜伏期较短，最短仅十几分钟。发病初始为一时性消化道症状，如恶心、呕吐、腹痛、腹泻；随后出现神经系统症状，如头晕、头痛和复视。重者可出现阵发性抽搐、眼球侧向凝视、抽搐、四肢强直、手呈鸡爪状、大小便失禁、牙关紧闭、瞳孔散大、紫绀、口吐白沫、呈去大脑强直状态。每日发作几次至数十次，随后进入昏迷状态，常死于呼吸衰竭。目前尚无特效治疗，只能对症处理。幸存者可留下严重的神经系统后遗症，严重影响患者的生活能力。

（4）预防措施：甘蔗在成熟后才可收割，贮存时应防止霉变，已变质的严禁售卖。加强宣传教育工作，会辨认霉变的甘蔗，教育大众不买不吃霉变甘蔗。

（三）有毒动植物中毒

食入有毒的动物性和植物性食品引起的食物中毒称为有毒动植物中毒。多见以下3种情况：①某些动植物在外形上与可食的食品相似，但含有天然毒素，如河豚鱼引起的食物中毒。②某些动植物食品由于加工处理不当，没有去除或破坏有毒成分，如苦杏仁、未煮熟的豆浆和四季豆等引起的食物中毒。③保存不当产生毒素，如发芽马铃薯产生龙葵素引起的食物中毒。

有毒动植物中毒一般发病快，无发热等感染症状，按中毒食品的性质有较明显的特征性症状，通过进食史的调查和食物形态学的鉴定较易查明中毒原因。

1. 河豚鱼（globe fish）中毒

（1）有毒成分：河豚鱼是一种味道鲜美但有剧毒的鱼类，淡水、海水中均能生活，我国沿海及长江下游均有出产，其有毒成分为河豚毒素（tetrodotoxin，TTX）。河豚毒素主要存在于河豚的内脏、血液及皮肤中，其中以卵巢毒性最大，肝脏次之。每年春季为河豚鱼生殖产卵期，毒性最强，食之最易引起中毒。新鲜洗净的鱼肉一般不含毒素，但鱼死后较久，毒液及内脏的毒素可渗入肌肉组织中，使毒性增强，有的河豚品种鱼肉也具毒性。河豚毒素为无色针状结晶，微溶于水，易溶于稀醋酸；对热稳定，需220℃以上方可分解；盐腌或日晒不能破坏，但 pH > 7 时可被破坏。

（2）中毒机理：河豚毒素是一种神经毒，对人体的毒性作用主要是损害神经系统，使末梢神经和中枢神经发生麻痹。中毒机制为阻碍钠离子对细胞膜的通透性，阻断了神经兴奋的传导。首先是感觉神经麻痹，然后是运动神经麻痹。在心血管系统可导致外周血管扩张及动脉压急剧下降，最后出现呼吸中枢和血管运动中枢麻痹。

（3）临床表现与急救治疗：河豚鱼中毒的特点为发病急速并剧烈，潜伏期为3~10小时。早期有手指、舌、唇刺痛感，然后出现恶心、发冷、口唇及肢端知觉麻痹，后发展至四肢肌肉麻痹、瘫痪，逐渐失去运动能力以致呈瘫痪状态。心血管系统出现心率失常，血压下降。最后因呼吸中枢和血管运动中枢麻痹而死亡。一般认为，若由鱼类引起的，从唇、舌、咽喉开始到肢体末端的进展性麻痹，即应考虑到河豚鱼中毒。目前对此尚无特效解毒剂，对患者应尽快使其排出毒物和给予对症处理。

（4）预防措施：最有效的方法是将河豚鱼集中加工处理，禁止零售。新鲜河豚鱼应先去除头、充分放血，去除内脏、皮后，肌肉经反复冲洗，加2% $NaHCO_3$处理24小时，经鉴定合格后方准出售。同时应大力宣传教育，使大众认识河豚鱼有毒，提高对河豚鱼危害性的认识，以防误食中毒的发生。

2. 鱼类引起的组胺中毒 鱼类引起的组胺中毒是由于食用了不新鲜或腐败的鱼类（含有一定数量的组胺），加上人体过敏体质，造成一种过敏性食物中毒。

（1）有毒成分及中毒机理：此种过敏性食物中毒，与鱼的品种密切相关，以海产鱼中的青皮红肉鱼类，如鲐巴鱼、鲣鱼和金枪鱼等较为常见。这类鱼体中含有较多的组氨酸，当鱼体不新鲜或腐败时，污染于鱼体的细菌如组胺无色杆菌、摩氏摩根菌所产生的脱羧酶，就会使组氨酸脱羧形成组胺。组胺能使毛细血管扩张、支气管收缩，导致一系列的临床症状。

（2）临床表现与急救治疗：中毒的特点是发病快、症状轻、恢复快。潜伏期很短，一般为0.5~1小时。表现为面部、胸部及全身皮肤潮红，眼结膜充血，并伴有头痛、头晕、胸闷、心跳加快、血压下降。有时可出现荨麻疹，咽喉烧灼感，个别患者可出现哮喘。一般不发烧，病人在1~2日内恢复健康。

可采用抗组胺药物和对症治疗的方法。常用药物为口服盐酸苯海拉明、扑尔敏，静脉注射10%葡萄糖酸钙，同时口服维生素C。

（3）预防措施：主要是防止鱼类腐败变质。应在冷冻条件下运输和贮存鱼类，禁止出售腐败变质的鱼类。

3. 贝类中毒 在一些特定的海域，某些无毒可供食用的贝类突然被毒化，食用该贝类后即可引起中毒。食贝类被毒化的原因与"赤潮"有关。

（1）有毒成分及中毒机理：贝类中毒的毒素是目前已知的最毒的有机化合物，按其侵袭的器官和临床表现可分为麻痹性贝类中毒、腹泻性贝类中毒、神经性贝毒和胺酸类贝类中毒。"赤潮"是导致贝类食物中毒的元凶，贝类摄食有毒的藻类，聚集和蓄积藻类的毒素，其本身不中毒，也无生态和外形上的变化，人们食用该贝类后即可引起食物中毒。贝类有毒部位主要是肝脏和胰腺。从毒化的贝类中可检测出的毒素种类可达10余种，其毒性多以神经麻痹的作用为主。

目前已从贝类中分离、提取和纯化了几种毒素，其中石房蛤毒素发现的最早。石房蛤毒素是一种白色、溶于水、分子量较小的非蛋白质毒素，易被胃肠道吸收。该毒素耐热，一般烹调温度很难将其破坏。石房蛤毒素为神经毒，主要的毒性作用为阻断神经传导，作用机制与河豚毒素相似。该毒素的毒性很强，人的经口致死量为 0.84 ~ 0.90mg。

（2）临床表现与急救治疗：进食被污染的贝类食品可引起多种症状，主要因毒素的种类及浓度的不同而呈现不同的症状。

①麻痹性贝类中毒：以神经症状为主，潜伏期仅几分钟至 20 分钟。轻者，嘴唇周围有刺痛感和麻木感，逐渐扩展到脸部和颈部，手指和脚趾也有刺痛感，并伴有头痛、眩晕、恶心等；重者，语无伦次，出现失语症，刺痛感扩展到双臂和双脚，手足僵硬，运动失调，全身虚弱无力，呼吸困难，心跳加快；而病危者，肌肉麻痹，呼吸明显地困难，感觉窒息，在缺氧的情况下，24 小时内死亡。麻痹性贝类中毒的有毒物是一类神经肌肉麻痹剂，对人体的作用机理主要是阻断细胞钠离子通道，造成神经系统传输障碍而产生麻痹作用。贝类可以通过摄食大量含毒藻类而将毒素富集在体内，当人食入含毒贝类后，毒素会迅速释放并呈现毒性作用。麻痹性贝类毒素是所有赤潮毒素中最重要、最多见的一类毒素，目前临床尚无特效药，只能对症处理。

②腹泻性贝类中毒：中毒特点是潜伏时间较短，主要表现为腹泻、恶心、呕吐、四肢无力、腹部痉挛等。产生腹泻性贝类毒素的赤潮藻类，主要是甲藻中的鳍甲藻属种及利马原甲藻等。预后较好，可完全恢复。

③神经性贝类中毒：潜伏期为几分钟至数小时，持续时间短。主要出现气喘、咳嗽、呼吸困难等症状。主要由甲藻中的短裸甲藻产生，在贝体内富集。此外，该毒素还可以直接通过吸入赤潮海区附近含有毒藻气雾的海水而导致人类中毒。预后较好，无死亡报道。

④胺酸性贝类中毒：24 小时内出现胃肠道症状，在 48 小时内出现神经症状。老年患者中毒症状较重，并出现记忆缺失，死亡病例均见于老年人。

贝类中毒的患者应立即催吐、洗胃，以清除残存在胃内的有毒贝类；静脉输液，以利排尿，加速毒物的排泄；阿托品肌肉注射对缓解肢体麻木等中毒性神经麻痹或心动过缓等症状有一定疗效。

（3）预防措施

①预防监测，定期对贝类生长水域进行采样检查，如发现水中藻类细胞增多，即有食用中毒的危险。

②限定贝类毒素最高允许浓度。美国和加拿大对冷藏鲜贝肉含石房蛤毒素（STX）的限量为不超过 80μg/100g。

③做好卫生宣教，介绍安全食用贝类的方法。贝类毒素主要积聚于内脏，如除去内脏、洗净、水煮，捞肉弃汤，可使毒素降至最小程度。在赤潮多发季节，海鲜一次不宜吃得太多，一旦误食有毒贝类，出现舌、口、四肢发麻等症状，首先要进行人工催吐，同时要到医院进行洗胃、灌肠等治疗，防止呼吸麻痹。

4. 毒蕈中毒 蕈即蘑菇（mushroom），已知毒蕈有 80 余种，其中剧毒的有 10 余种。常因误食而中毒，多散发在高温多雨季节。中毒症状复杂，如不及时抢救，病死率较高。

（1）有毒成分及中毒机理：有毒成分较复杂，常有一种毒素分布于几种毒蕈中，或一种毒蕈含有多种毒素，几种有毒成分同时存在。其毒性主要是由其含有的毒素所致，如毒肽主要为肝脏毒性，毒性强，作用快，1~2 小时即可死亡；毒伞肽为肝肾毒性，作用强，但作用缓慢，15 小时内一般不出现死亡；毒蝇碱作用类似于乙酰胆碱，兴奋副交感神经系统，收缩气管平滑肌出现呼吸困难；光盖伞素可引起幻觉和精神症状；鹿花毒素导致红细胞破坏出现急性溶血等。

（2）临床表现与急救治疗：根据毒蕈毒素成分，中毒症状可分为以下四型：

①胃肠炎型：潜伏期为 10 分钟至 6 小时。主要症状为剧烈恶心、呕吐、腹痛、腹泻等。经过适当对症处理可迅速恢复，病程多为 2~3 天，预后好。引起此型中毒的毒蕈主要为黑伞蕈属，其毒性成分可能是类树脂物质、胍啶或毒蕈酸等。

②神经精神型：中毒症状除有胃肠炎外，主要表现为副交感神经兴奋症状，可引起多汗、流涎、流泪、瞳孔缩小、缓脉等；重者有神经兴奋、精神错乱和精神抑制等。引起中毒的毒素有毒蝇碱、蟾蜍素和幻觉原等。此型中毒用阿托品类药物及时治疗，可迅速缓解症状。病程短，1~2 天可恢复，无后遗症。

③溶血型：潜伏期为 6~12 小时，主要为急性胃肠炎症状。发病 3~4 天后出现溶血性黄疸、血尿、肝脾肿大，少数患者出现蛋白尿，严重者可致死亡。如给予肾上腺皮质激素治疗，可很快控制病情。溶血型毒蕈中毒的毒性成分是鹿花蕈素、马鞍蕈毒等，该毒素具有挥发性，对碱不稳定，可溶于热水，烹调时如弃汤可去除大部分毒素。

④脏器损害型：此型最严重，依病情发展可分为潜伏期、胃肠炎期、假愈期、内脏损害期、精神症状期及恢复期。主要由毒伞七肽、毒伞十肽等毒素引起，该毒素耐热、耐干燥，一般烹调加工不被破坏。病人在发病后 2~3 天，出现肝、肾、脑、心脏等内脏损害。以肝损害最严重，可出现肝肿大、黄疸、转氨酶升高，严重者出现肝坏死、肝昏迷。侵犯肾脏时可出现少尿、无尿或血尿，出现尿毒症、肾功能衰竭。该型中毒症状凶险，如不及时积极治疗，病死率很高。临床上可用二巯基丁二酸钠或二巯基丙磺酸钠解毒，同时并用保肝疗法。

（3）预防措施：首先要宣教，防止误食。其次要提高鉴别毒蕈的能力，可以借鉴一些传统的经验，如色泽鲜艳、菌盖上长疣子、不生蛆、不被虫咬，有腥、辣、苦、酸、臭味，碰坏后容易变色或流乳状汁液的是毒蕈；煮时能使银器或大蒜变黑的也是毒蕈。最根本的方法是切勿采摘自己不认识的蘑菇食用，毫无识别经验者，千万不要自采蘑菇。

5. 含氰苷类食物中毒　含氰苷类食物中毒是指因食用苦杏仁、桃仁、枇杷仁和木薯等含氰苷类食物而引起的食物中毒。

（1）有毒成分及中毒机理：含氰苷类食物中毒以苦杏仁中毒较多见。其有毒成分为氰苷，它在体内水解，可释放出氰离子（CN^-）。CN^-与体内多种酶结合，尤其是与细胞色素氧化酶结合，使其不能传递电子，组织不能正常呼吸，氧气不能被组织细胞利用，机体由于缺氧而陷入窒息状态。

（2）临床表现与急救治疗：潜伏期为半小时至数小时，一般为 1~2 小时。主要症状为口内苦涩、流涎、恶心、呕吐、心悸、头晕、头痛及四肢软弱无力，随中枢和组织细胞缺氧而加重，病人表现为呼吸困难，并可闻到苦杏仁味。重者意识不清，呼吸急促、微弱，全身阵发性痉挛，最后因呼吸麻痹或心跳停止而死亡。患者病情凶险，可在很短的时间内死亡。

中毒患者立即吸入亚硝酸异戊酯，接着静脉缓慢注射 3% 亚硝酸钠溶液，而后静脉注射新配制的 50% 硫代硫酸钠溶液。

（3）预防措施：主要措施是加强宣传教育，尤其要向较大的儿童讲解，勿食苦杏仁等果仁。并采取去毒措施，加水煮沸可去除苦杏仁中的氰苷，木薯可采用去皮，切片后浸水晒干或在蒸煮时打开锅盖使氢氰酸得以挥发。

6. 发芽马铃薯中毒　马铃薯又称土豆、山药蛋、洋山芋，是我国家庭常食的蔬菜。马铃薯营养丰富，但如食用未成熟或发了芽的马铃薯，则可能导致中毒。

（1）有毒成分及中毒机理：马铃薯发芽后可产生较高的有毒生物碱——龙葵素，食后可引起中毒。马铃薯中龙葵素的一般含量为 2~10mg/100g，如发芽、皮变绿后可达 35~40mg/100g，食用就能引起中毒。引起马铃薯中毒的主要原因是由于马铃薯贮藏不当，使其发芽或部分变黑绿色，烹调时又未能除去或破坏龙葵素所致。龙葵素对胃黏膜有较强的刺激性，能溶解红细胞，对运动中枢和呼吸中枢有麻痹作用。当食入 0.2~0.4g 龙葵素时，就能发生食物中毒。

（2）临床表现与急救治疗：马铃薯中毒的潜伏期很短，一般为数十分钟至数小时。首先出现咽喉部瘙痒、烧灼感，继而出现腹痛、恶心、呕吐、腹泻、头晕、耳鸣、怕光。重者出现发热、抽搐、昏迷、脱水、呼吸困难、意识丧失、紫绀，少数患者可死于呼吸麻痹。

与其他中毒的处理方法一样，首先催吐，以减少人体对毒素的吸收；其次导泻，以促进毒素的排泄。出现紫绀者可服用或静脉滴注美蓝。

（3）预防措施：马铃薯应存放于干燥阴凉处或经辐照处理，以防止发芽。发芽多的或皮肉变黑绿者不能食用。发芽不多者，可剔除芽及其芽部，去皮后水浸泡，烹调时加食醋，以破坏残留的龙葵素。

（四）化学性食物中毒

化学性食物中毒是指由于食用了受到有毒有害化学物质污染的食品所引起的食物中毒。化学性食物中毒一般发病急、潜伏期短，多在几分钟至几小时内发病，病情与中毒化学物剂量有明显的关系，临床表现因毒物性质不同而多样化，一般不伴有发热，也没有明显的季节性、地区性的特点，无特异的中毒食品。化学性食物中毒一旦发生，病死率很高，后果严重。引起化学性食物中毒死亡的主要化学物质仍然是国家明令禁止生产使用的剧毒鼠药、亚硝酸盐和有机磷农药。

化学性中毒食品主要有 4 种：①被有毒有害的化学物质污染的食品。如食用绿叶蔬菜造成的有机磷农药中毒；使用有毒化学品的包装盛装猪油引起的有机锡中毒。②被误为食品、食品添加剂、营养强化剂的有毒有害化学物质。把非食品、食品原料，当作食品或食品添加剂，如用工业酒精兑制白酒引起甲醇中毒，把砷化物误认为是发酵粉造成砷中毒，把桐油误认为是食用油等。③添加非食品级的或伪造的或禁止使用的食品添加剂、营养强化剂的食品，以及超量使用食品添加剂的食品。④营养素发生化学变化的食品。如油脂酸败引起的食物中毒。

1. 砷化物中毒

（1）中毒原因：砷和砷化物广泛应用于工业、农业和医药业，砷和砷化合物一般均有剧毒。最常见的是三氧化二砷（俗称砒霜、白砒或信石），常与砷酸钙、亚砷酸钠等一起用于农业杀虫。急性中毒多由误食引起，如误把砒霜当成面碱、盐或误食含砷农药拌的种子；其次为乱用含砷杀虫剂喷洒果树、蔬菜，以致蔬菜、水果砷残留量过高；盛放过砷的容器、用具污染了食品等皆可引起中毒。

（2）中毒机理：三氧化二砷引起成人中毒的剂量为 $5\sim50mg$，致死量为 $60\sim300mg$。砷对机体的毒性作用首先是对消化道的直接腐蚀作用，引起消化道的糜烂、溃疡和出血，进入肠道可导致腹泻；砷是细胞原浆毒物，与细胞酶蛋白的巯基结合，使酶失去活性，破坏细胞的正常代谢，使中枢神经发生功能紊乱；麻痹血管运动中枢和直接作用于毛细血管，使胃肠黏膜及各个脏器淤血、出血，甚至全身性出血，并引起实质性脏器的损害。

（3）临床表现及急救治疗：潜伏期仅为几分钟至数小时，首先为消化道症状，表现为咽部干燥、口渴、流涎及上腹部烧灼感，随后恶心、反复呕吐以致吐出黄绿色胆汁，重者呕血；腹泻呈米泔样便，混有血液；症状加重时可出现全身衰竭、脱水、体温下降和虚脱。重症患者，可出现神经系统症状，有剧烈头痛、头昏、烦躁不安、惊厥、昏迷等。当肾脏损害时，可出现蛋白尿、血尿，还可造成肝脏和心肌损害，抢救不及时可因呼吸循环衰竭而死亡。

急性中毒患者应迅速催吐、洗胃及导泻以排除毒物；洗胃后可口服解毒剂氢氧化铁，它可与三氧化二砷结合成不溶性的砷酸铁，保护胃黏膜，防止砷化物吸收；使用特效解毒剂，可肌肉注射二巯基丙磺酸钠、二巯基丙醇或二巯基丁二酸钠，其解毒作用是由于巯基与砷的结合力强，能夺取已与组织酶系统结合的砷，形成稳定的化合物，由尿中排出。

（4）预防措施：首先应严格农药管理，存放农药库内不得存放食品；使用专用的含砷农药拌种容器，并有明显标记；砷中毒死亡的家禽，应深埋销毁，严禁食用；含砷农药用于水果、蔬菜时，应遵守安全间隔期；食品工业所用含砷原料，含砷量不得超过国家标准。

2. 亚硝酸盐食物中毒 亚硝酸盐类食物中毒又称肠原性青紫病、紫绀症，是指食入含亚硝酸盐类植物中毒，亦有误把亚硝酸盐当食盐用的中毒报告。

（1）中毒原因：包括：①贮存过久的新鲜蔬菜、腐烂蔬菜及放置过久的煮熟蔬菜，此时原来菜内的硝酸盐在硝酸盐还原菌的作用下转化为亚硝酸盐；②刚腌不久的蔬菜（暴腌菜）含有大量亚硝酸盐，但一般于腌后20天消失；③有些地区饮用水中含有较多的硝酸盐，当用该水煮粥或食物，再在不洁的锅内放置过夜后，则硝酸盐在细菌作用下还原为亚硝酸盐；④食用蔬菜（特别是叶菜）过多时，大量硝酸盐进入肠道，若肠道消化功能欠佳，则肠道内的细菌可将硝酸盐还原为亚硝酸盐；⑤加工咸肉、腊肠、火腿等食品时有时为了使肉色鲜红而加入亚硝酸盐，如用量过多，也可造成中毒；⑥误将亚硝酸盐当食盐加入食品。

（2）中毒机理：亚硝酸盐为强氧化剂，进入人体后，可使血红蛋白中二价铁离子被氧化为三价铁离子而生成高铁血红蛋白。高铁血红蛋白失去携带氧的能力，致使组织缺氧，出现青紫而中毒。

（3）临床表现及急救治疗：亚硝酸盐中毒发病急速，一般潜伏期为1～3小时，中毒的主要特点是由于组织缺氧引起的紫绀，如口唇、舌尖、指尖青紫，重者眼结膜、面部及全身皮肤青紫；头晕、头疼、乏力、心跳加速、嗜睡或烦躁、呼吸困难、恶心呕吐、腹痛腹泻。严重者起病急，发展快，病情重，若不及时抢救治疗，可因呼吸困难、缺氧窒息或呼吸麻痹、循环衰竭而死亡。

采用还原物质，促使高铁血红蛋白还原成血红蛋白是治疗的关键。静脉注射或口服1%亚甲蓝溶液有特效，另外需给予大剂量维生素C和葡萄糖。

（4）预防措施：①蔬菜应妥善保存，防止腐烂，不吃腐烂的蔬菜；②食剩的熟菜不可在高温下存放长时间后再食用；③勿食大量新鲜腌制的蔬菜，腌菜时盐应多放，至少腌至15天以上再食用；④不要在短时间内吃大量叶菜类蔬菜，或先用开水氽，弃汤后再烹调；⑤腌制肉食食品及肉类罐头加入的亚硝酸盐量，应严格按照国家标准添加；⑥加强水质监测，不饮用硝酸盐和亚硝酸盐含量高的井水；⑦亚硝酸盐运输和贮藏要有明显标志，严格管理，防止污染食品和误食误用。

3. 甲醇中毒

（1）中毒原因：甲醇又叫木醇或木精，是一种常用的化工原料，与乙醇相似，具有醇的芳香。饮用由甲醇或甲醇含量较高的工业酒精兑制的假酒，或因酿酒原料和工艺不当致蒸馏酒中甲醇超标的酒，都可中毒。

（2）中毒机理：甲醇吸收至体内后，可迅速分布在机体各组织内，其中，以脑脊液、血、胆汁和尿中的含量最高，其次为眼部房水和玻璃体。甲醇在肝内代谢，经醇脱氢酶作用氧化成甲醛，进而氧化成甲酸。

甲醇是一种剧烈的神经毒，直接损害中枢神经系统和视神经。如甲醇作用于神经系统，具有麻醉作用，可引起脑水肿；对视神经和视网膜有特殊的选择作用，易引起视神经萎缩，导致双目失明。

甲醇的毒性与其代谢产物甲醛和甲酸的蓄积有关。急性中毒引起的代谢性酸中毒和眼部损害，主要与甲酸含量有关。而近年研究表明，甲醛可很快代谢成甲酸。甲醇是一种毒性很强的物质，人体摄入4~10g即可引起中毒，30g可致人死亡。

（3）临床表现及急救治疗：潜伏期一般为2~24小时。急性中毒主要表现为中枢神经系统损害、眼部损害和代谢性酸中毒。

甲醇主要作用于神经系统，对神经细胞有直接毒性作用。患者出现头痛、眩晕、乏力、嗜睡和意识障碍等，重者出现昏迷和癫痫样抽搐。少数患者可出现精神错乱、锥体外系受损表现。进一步发展可出现意识丧失、瞳孔散大、呼吸不规则、休克，最后因呼吸循环衰竭而死亡。

甲醇对视神经、视网膜有特殊的损害作用。患者眼前出现黑影、飞雪感、闪光感等，视物模糊、眼球疼痛、羞明、幻视。重者视力急剧下降，甚至失明。眼底早期可见视乳头充血和视网膜水肿，1~2个月后可出现视神经萎缩。甲醇的致盲剂量为7~8ml，经抢救康复者几乎都遗留不同程度的视力障碍。

由于甲酸的蓄积，加上甲醇本身可抑制某些氧化酶系统，使乳酸和其他有机酸蓄积，导致代谢性酸中毒。酸中毒是甲醇中毒而致患者死亡的重要原因。

急救处理：首先要清除毒物，用1%碳酸氢钠洗胃，硫酸镁导泻；及早进行血液透析或腹膜透析，以减轻中毒症状，清除已吸收的甲醇及其代谢产物；应用解毒剂；如乙醇为甲醇中毒的解毒剂，它可阻止甲醇氧化，促进甲醇排出，常用10%葡萄糖液配成5%乙醇溶液，静脉缓慢滴注。

（4）预防措施：最好的预防措施是加强对白酒生产的监督、管理，检测酒中各种毒物的含量，加强法制宣传，杜绝甲醇中毒的发生。

4．毒鼠强中毒 毒鼠强，俗称"一步倒"、"闻到死"，属急性杀鼠剂，对人畜有剧毒。因其制作工艺简单，生产成本低廉，具有起效快等特点，故在农村及城乡结合部有一定市场需求。但由于它毒性大、不能降解，对生态环境易造成严重破坏，对人的身体健康和生命安全有着致命的威胁，是国家明令禁用的剧毒杀鼠剂。

（1）中毒原因：毒鼠强化学名为四亚甲基二砜四氨，属于有机氮类化合物，是德国首先发明、合成的一种神经毒性杀鼠剂。毒鼠强对所有温血动物都有剧毒，其毒性相当于氰化钾的100倍、砒霜的300倍，5mg即可致人死亡。毒鼠强化学性质稳定，吸收后长期残留在动植物体内；机体吸收后主要通过肾脏以原形从尿中排出，造成环境二次污染。我国中毒的主要原因有：误服灭鼠毒饵米；进食混有毒饵的米、面制成的主食；投毒。

（2）中毒机理：毒鼠强可经消化道和呼吸道吸收，能迅速经过消化道黏膜吸收，通过血液进入中枢神经系统发生毒性作用。它首先阻断 γ -氨基丁酸（GABA）受体，抑制 GABA 与其受体结合，使兴奋在脑和脊髓间广泛传播，产生惊厥、抽搐，中毒者可因剧烈的强直性惊厥导致呼吸衰竭而死亡；其次患者并发低钾血症。此外，毒鼠强还可因抽搐和意识丧失，造成机体短时严重缺氧，使心肌细胞缺氧而致心肌损害。

（3）临床表现及急救治疗：中毒潜伏期较短，多数在进食后 0.5~1 小时内发病，最短为数分钟，最长可达 13 小时。中毒症状的轻重与接触量有密切关系。

①临床表现

神经系统：患者出现口唇麻木和醉酒感、步态不稳、意识障碍，重症者神志模糊、躁动不安，继以阵发强直性惊厥、全身肌张力极度增高、屏气明显，伴紫绀或面色苍白，严重者呼吸暂停。四肢抽搐持续 4~5 分钟后自行缓解，随后再度抽搐，酷似癫痫样大发作持续状态。老人和儿童因对毒鼠强耐力差易在发病后半小时至 2 小时死亡。

消化系统：表现为恶心、呕吐、上腹部灼烧感和腹痛，个别有腹泻，伴有上腹部烧灼感，重者有呕血，少数病例有肝脏肿大。

心肌损害：多表现为窦性心动过速或过缓。

②临床急救：毒鼠强中毒目前尚无特效解毒药，只能对症处理。

首先应清除胃内毒物，一般采取催吐洗胃、灌肠、导泻等方法；以苯巴比妥钠抗惊厥治疗；尽快进行活性炭血液灌流，可明显降低血中毒鼠强浓度。

（4）预防措施：加强对制售违禁药物行为的打击力度，防止违禁药物的扩散。国家早已明文禁止毒鼠强的生产、销售，对非法经营毒鼠强等禁用剧毒化学品原粉、原液、制剂 50g 以上或者饵料 2kg 以上，以及经营中致人死伤或财产损失 10 万元以上构成犯罪者，最高可判处死刑。

三、食物中毒的调查处理

食物中毒的诊断主要以流行病学调查资料、中毒病人的临床表现为依据，并经过必要的实验室诊断确定中毒原因。一旦发生食物中毒事件，应及时进行认真调查，查明原因，提出改进措施，以免同类事件再次发生。

1. 食物中毒的报告 发生食物中毒或疑似食物中毒的单位和接收食物中毒或疑似食物中毒病人进行治疗的单位，应及时向所在地人民政府卫生行政部门报告该事故发生的时间、地点、人数、发病经过和主要表现，以及波及范围、发展趋势、引起中毒的可疑食品等。发生食物中毒的单位在报告的同时，应立即停止其生产经营活动，协助卫生机构救治病人，保留造成食物中毒或者导致食物中毒的食品及其原料、工具、设备和现场，配合卫生行政部门的调查，落实卫生行政部门要求采取的措施。

2. 明确诊断、抢救病人 医生通过询问病史和体检，初步确定是否为食物中毒，可能由何种食物引起，并将情况及时向卫生防疫部门报告，通知有关食堂、餐馆暂时封存可疑食物，保护好现场。同时，尽早、及时、就地抢救病人，重点是老人、儿童和重症患者。对已摄入可疑食物而无症状者也应严密观察。积极抢救，促使毒物尽快排出，并采取对症处理和特效治疗。

3. 现场调查

（1）中毒情况调查：当地卫生防疫部门接到报案后应立即组织相关人员到现场进行调查，进一步了解发病经过、主要临床表现、中毒地点与时间、中毒人数、重病人数及死亡人数、可疑食物、进食范围及发病趋势、已采取的措施和待解决的问题等。

（2）现场一般卫生情况调查：了解餐具、炊具、用具、设备是否符合卫生要求，炊事人员个人卫生习惯和健康状况，用膳制度等，从而分析可能引起中毒的原因和条件。

（3）确定中毒食物：详细了解病人发病前 24 ~ 48 小时内进食的各餐食谱，找出可疑食物。进一步了解可疑食物的来源、运输、贮存、制作过程及出售中有无污染的可能。在初步确定可疑食物的基础上封存一切剩余的可疑食物，禁止出售或食用。

（4）采样检验：对可疑食品的剩余部分、餐具及用具涂抹物、病人的吐泻物及其他可疑物品应采样送检。采样时被检样品的重量固体为 100～150g，液体为 100～200ml。采样后应避免发生变质和再污染，细菌样品应在无菌条件下采样和低温下保存运送，挥发性样品应注意密封，样品中不得加入防腐剂。并根据中毒症状及可疑原因提出检验重点和目的，力求缩小检验范围。

4．现场处理

（1）立即封存可疑食物。已封存食物未经卫生部门或专业人员许可，不得解除封存。针对原因进行现场处理，如剩余食物的销毁、厨房食具的消毒、对传染病患者及带菌者、化脓性皮肤病的炊事人员暂时调离饮食业。

（2）卫生部门在追究引起中毒的当事人的法律责任之外，应重视卫生宣传与指导工作，并提出具体改进意见和措施。针对中毒原因总结经验教训，制定严格的卫生制度和预防措施。

第六章

常见的食品
卫生问题

第一节 转基因食品

一、转基因食品概述

1. 转基因食品的定义 根据联合国粮农组织及世界卫生组织（FAO/WHO）、食品标准法典委员会及卡达尔生物安全协议书中定义："转基因技术"，是指使用基因工程或分子生物学技术，将遗传物质导入活细胞或生物体中，产生基因重组现象，使之表达并遗传的相关技术。80年代，转基因技术逐步渗透到农业、医药等领域，并先后取得重大突破。"转基因生物"，是指遗传基因物质通过转基因技术改变的生物，而不是以自然增殖或自然重组的方式生产，包括转基因动物、转基因植物和转基因微生物三大类。"转基因食品"，是指用转基因生物所制造或生产的食品、食品原料及食品添加剂等。目前，被批准商业化生产的转基因食品中90%以上为转基因植物及其衍生物，因此，现阶段所提的转基因食品实际上是指转基因植物类食品，与传统食品的主要差异在于前者含有来源于其他生物体的外源基因。

2. 转基因食品存在的意义 转基因食品作为新兴的食品品种，主要具有以下几个方面的优势：

（1）增加食物产量，解决粮食危机：粮食是未来世界最大的挑战，目前世界人口已经超过60亿，其中有12亿人正在遭受饥饿的折磨。通过转基因技术可以培育出高产、优质的生物新品种，增加粮食作物和动物性食品的产量。因此，除了改善粮食分配渠道外，生物技术是粮食增产的最有效途径。

（2）改善食物品质，控制成熟期，以适应市场需求。

（3）生产食品配料，发展功能性食品。

（4）抗病、抗虫、抗除草剂：利用 DNA 重组、细胞融合等基因工程技术将抗病毒、抗虫基因导入棉花、小麦、番茄、辣椒等植物，并获得稳定的转基因新品系。一批具有抗除草剂、抗昆虫、抗真菌、抗病毒、抗重金属、抗盐及固氮等转基因作物的涌现，降低了生产成本，提高了产量，同时也减少了因使用农药、化肥等造成的环境污染，解决"发展与代价"的矛盾。但是，值得一提的是，转基因技术又有可能造成生物性的环境污染。

3. 转基因食品的研究历程　转基因食品的研究始于 20 世纪 70 年代末 80 年代初。20 世纪 70 年代初由于发现了能够特异位点切开 DNA 的限制性内切酶和连接 DNA 序列，这就为转基因食品的研究奠定了基础。1983 年世界上第一株转基因植物——一种对抗生素产生抗体的烟出现；1990 年第一例转基因棉花田间种植实验成功；1994 年，孟山都公司利用引入反义 RNA 来抑制植物某一不利基因表达的技术生产的西红柿，是第一个由 FDA 批准上市销售的基因工程食品，该种西红柿具有长时间保存而不软化、不腐烂，且保持鲜艳红色等特点；1998年，转基因作物已经在 8 个国家种植，全球种植面积从 1997 年的 1100 万公顷增加到 2780 万公顷，1999 年增至 3990 万公顷，其市场价格高达 30 亿美元，预计 2010 年将达到 250 亿美元。转基因作物的主要种植国家为美国、阿根廷和加拿大，其种植面积约占全世界的 99%。在这三个国家中，大豆、玉米等主要农作物中有相当数量使用的是转基因种子。另外，墨西哥、巴西、埃及、印度和南非等国家也种植转基因作物。我国是最早开展转基因研究的国家之一，首创将鱼的耐寒基因植入西红柿，得到了转基因抗寒西红柿。截止 2000 年，我国正在研究开发的转基因生物 47 种，涉及的各类基因 103 个，但转基因技术发展的总体水平还较低。

二、转基因食品可能存在的安全性问题

目前转基因食品的安全性在全球范围内引起各国政府和民众的广泛关注，转基因食品可能存在的安全性问题主要有以下几个方面：

1. 环境安全性　转基因生物对农业和生态环境的影响如何，推广抗害虫的转基因作物一定时期后可能使害虫产生免疫并遗传，从而使这些"超级害虫"更难以消除；转基因技术有可能造成"基因污染"，若有特殊功能的基因"逃逸"到相近的野生生物体系中去将无法控制；其他生物吃了转基因食物是否可能灭绝或产生畸变；转基因技术的滥用是否会破坏生物的多样性，打破原有生物的动态平衡。

2. 食品安全性

（1）外源基因的安全性：转基因食品中的外源基因一般包括三个部分，即

调控基因、标记基因和目的基因。其中调控基因包括启动子和终止子等，标记基因是帮助对转基因生物工程体进行筛选和鉴定的一类外源基因，包括选择性标记基因和报告基因。在选择压下，不含标记基因及其产物的非转化细胞和组织发生死亡，而转化细胞由于有抗性，因此可以继续存活。常用的选择性标记基因有抗生素抗性基因和除草剂抗性基因。常用的报告基因有荧光素酶、氯霉素乙酰转移酶以及绿色荧光蛋白基因等。目的基因（靶基因）有抗虫、抗除草剂和品质改良基因等。有时，标记基因本身就是目的基因，如除草剂抗性基因。目前的研究表明，外源基因不会对人体产生毒性，而且经水平转移至肠道微生物或上皮细胞的可能性非常小。理由如下：①所有生物体的 DNA 都是由四种碱基组成，外源基因本身不存在安全性问题；②DNA 从植物细胞中释放出来，很快被降解成小片段，因此转基因食品中的外源基因 DNA 在进入肠道微生物存在的小肠、盲肠及结肠前已被降解；③即使有完整的 DNA 存在，DNA 转移整合进入受体细胞并进行表达也是一个非常复杂的过程，目前尚未发现有消化系统中的植物 DNA 转移至肠道微生物的现象，上皮细胞又因为半衰期很短能被不断取代，保存下来的可能性几乎没有。

（2）潜在致敏性：转基因食品中引入的新基因蛋白质有可能是食品致敏原。过敏原含有两类抗原决定簇，即 T 细胞抗原决定簇和 B 细胞抗原决定簇。人体免疫系统可与食品中过敏蛋白质发生反应，产生抗原特异性的免疫球蛋白 IgE 的反应，最常见的食物是鱼类、花生、大豆、乳、蛋、甲壳动物、小麦和核果类，占食物总过敏反应的 90%。虽然，转基因作物的管理机构要求生物技术公司报告在修饰的食品中是否存在有问题的蛋白质，但还是担心有未知的过敏原会从系统中遗漏掉，使供体的过敏性状转移到受体植物中，如 1996 年 Pioneer Hi Bred 国际公司为提高动物饲料的蛋白质含量，将巴西坚果的基因引入大豆，结果使一些对巴西坚果过敏的消费者产生过敏反应。2000 年 9 月在美国食品店里，在由 Kraft 食品公司经销的玉米面小薄饼中，检查到 StarLink 转基因 Bt 玉米的 Cry9C 杀虫蛋白基因，检查部门当即下令从货架撤下了所有的产品。Cry9C 杀虫蛋白是耐热和不能消化的，可能会成为食物过敏原。这种 Bt 玉米曾被批准用作饲料，但并未获准用于食品。因此，对转基因食品的潜在致敏性必须进行严格的上市前试验，并在上市后对食用人群进行跟踪监测。

（3）产生有毒物质：遗传修饰在打开一种目的基因的同时，也可能提高天然植物毒素的含量。如：芥酸、黄豆毒素、番茄毒素、棉酚、马铃薯的茄碱、甾醇、酪酸、组胺、木薯和立马豆的氰化物、豆科的蛋白酶抑制剂等，有可能被打开而增加这些毒素的含量，给消费者造成伤害。

（4）营养问题：改变蛋白质组成的食物是否能够被人体有效地吸收利用，

食物的营养价值是否下降或造成体内营养素紊乱。另外，由于外源基因的来源、导入位点的不同，以及具有的随机性，极有可能产生基因缺失、错码等突变，使所表达的蛋白质产物的性状改变。

（5）抗生素的抗性：由于目前在基因工程中选用的载体大多数为抗生素抗性基因标记，抗生素抗性通过转移或遗传转入食物链，是否会进入人体和动物体内的微生物中，从而产生耐药的细菌或病毒，使其具有对某一种抗生素的抗性，而影响抗生素治疗的有效性。

三、转基因食品的安全性评价

安全性评价是很复杂和需要较长时间试验才能得出结论的问题。国际食品生物技术委员会与 FAO/WHO 专家评议会认为用传统生物技术（杂交、培育、突变）生产的食品一般是安全的。用传统的食品安全性评价方法来评价转基因食品的安全性就不太合适，转基因食品的安全性应着重从宿主、载体、插入基因、重组 DNA、基因表达产物和对营养成分的影响等方面考虑。

1. 安全性评价的基本原则　经济合作与发展组织（OECD）一直致力于现代生物技术产品安全性评价技术手段的探索工作，并于 1993 年发表了现代生物技术生产的食品的安全性评价——概念与原则的报告，提出"实质等同性概念"是评价食品安全性最有效的途径。2000 年 FAO/WHO 的会议讨论了转基因食品安全与营养评价的科学基础和法则，认为实质等同性是转基因食品安全性评价框架的核心内容。

实质等同性原则的内容包括：表型性状等同，如植物的形态、生长、产量、抗虫性及育种的农艺性状；成分等同，包括主要营养成分和有害物质；插入性状安全，指转基因食品与原型食品具有以上等同性外，还包括特定插入基因的安全性，如过敏、抗性、基因转移等方面的分析。如果一种新食品或成分与已存在的食品和成分实质等同，即认为新食品是安全的。除上述总原则外，由于对新的转基因植物缺乏了解，也由于转基因植物种类及其生长环境的多样性，故对其安全性评估还应采取以下原则：①个案分析的原则；②逐步完善的原则；③在积累数据和经验的基础上，使监控管理区向宽松化和简单化的原则。

2. 安全性评价的内容和方法

（1）转基因食品安全性评价的主要内容：①转基因成分及其稳定性，包括目的基因、调控基因、标记基因、报告基因、外源 mRNA、外源蛋白质等；②来自食品植物、动物的特征毒素及抗营养因子；③致敏原；④重要的营养成分含量和生物利用度；⑤致突变、致畸和致癌性。

（2）转基因食品安全性评价方法：根据转基因食品安全性评价的内容和原

则，确定转基因食品与食物供给中已存在的普通食品或食品成分的实质等同性。实质等同性可在食品或食品成分水平上进行，这种分析应尽可能以物种为单位来比较，以便灵活地用于同一种生产的各类食品。研究中应考虑所评估的特性会有自然差别，根据这些自然差别的分析数据来确定一定的变异范围。确定实质等同性包括了研究转基因生物体的分子生物学特征、表型特征、主要营养成分、抗营养因子、毒性物质和过敏原。

欧盟采用等同性和相似性定标法，将转基因食品与相应的传统食品比较，然后根据其差别大小，分为三类，再分别进行评价。

1 类转基因食品：与参照传统食品或原料实际等同的转基因食品或原料。对于单一的、在化学上已确定的食品或原料，实质等同是指其生物属性在相似传统食品天然差异范围之内；要求这类转基因食品每个代谢产物必须是清楚的；人体摄食量与相似传统产品相差不大；全部 DNA 来自亲本生物和基因产物水平与亲本相同。1 类新型食品不需更深入的资料即可做出安全性评价。例如由转基因番茄制成的番茄酱，如果不含有新基因产物，可评为与传统番茄酱实际等同。

2 类转基因食品：与参照传统食品或原料十分相似的转基因食品或原料。它们与相似传统食品实际等同，但某些性质有差别。它具有或没有某种新的成分或性质（如微生物的致病性）。这些不同的性质是使用分析手段或试验方法等进一步研究的重点。对新型食品中的成分需要重点进行安全性评价，查阅文献以及做毒理学试验。考察遗传性的改变产生了什么效应，分子结构的改变引起了什么作用，溶解度、生物利用度是否变化等。例如，由转基因番茄制成的番茄酱，如含有新基因产物，可评为与传统番茄酱不十分相似，属 2 类新型食品。

3 类转基因食品：与参照传统食品既不等同也不相似的转基因食品。但这并不意味着它一定不安全，对这类转基因食品或原料需考虑进行深入的安全性评价。如分析受体生物、遗传操作和插入的 DNA、遗传工程体及其产物特性、表现型、化学和营养成分等。若插入的是功能不很清楚的基因组区段，同时应考虑供体生物的背景资料。根据以上初步分析的结果及该食物在人类膳食中所起的作用，决定是否需要同时采用体外和特异的体内动物试验。

四、转基因食品的检测方法

基因水平进行转基因的检测就是要检测受体的核酸序列、目的片段的整合位点、基因多态性、目的片段的含量以及启动子、终止子、选择性标记基因、报告基因等，检测方法主要有聚合酶链式反应（PCR）、Southern 杂交和基因芯片法等；基因转录水平检测——Northern 印迹杂交，将 Northern 技术用于外源基因的测定，可测定特定外源基因 DNA 的转录产物 mRNA 分子的大小和丰度，RNA 分子在变形琼脂糖凝胶中按其大小不同而相互分开，随后将 RNA 转移至活化纤维素、硝酸纤维素滤膜上。用放射性标记的外源 DNA 探针或 RNA 探针进行杂交和放射自显影，确定外源 DNA 的转录产物 RNA；基因翻译产物水平进行的检测有酶联免疫吸附反应、蛋白芯片和 Western 印迹三种方法。下面将 PCR 检测方法做一简单介绍。

1. 基本原理 以特定的基因片段（DNA 片段）为模板，利用人工合成的一对寡聚核苷酸为引物，以 4 种脱氧核苷酸为底物，在耐高温 DNA 聚合酶的作用下，通过 DNA 模板的变性、模板与引物的退火及引物的延伸 3 个阶段的多次循环，使模板 DNA 扩增。

2. 检测步骤

（1）外源基因的分离、提取：转基因食品的种类不同，分离提取外源基因的具体方法也不完全相同。一般来说，主要包括以下操作：从食品样品释放出外源基因，包括将食品样品研细，使细胞破碎，并用适当的缓冲剂萃取破碎细胞中游离出来的 DNA；去除萃取液中的蛋白质；将萃取液中的 DNA 用酒精沉淀等。

（2）PCR 扩增反应：根据转基因食品中外源基因的特点，设计并合成相应的引物，控制适宜的变性、退火及延伸反应条件，以所分离的外源基因 DNA 为模板在 PCR 仪中进行 PCR 扩增反应。

（3）PCR 扩增产物的检测：采用适当的方法对 PCR 扩增产物进行分析，如果扩增反应的产物与外源基因片段相同，表明该食品样品中含有外源基因，可判断为转基因食品。相反，如果扩增反应的产物与外源基因片段不相同，则表明该食品样品中不含有外源基因，可判断为非转基因食品。

由于转基因食品直接关系到人们的身体健康和切身利益，所以对转基因食品的检测要求快速、准确、实用、操作简便。转基因食品的检测正朝着试剂盒的方向发展，甚至是用试剂条，让普通百姓通过可随身携带的试剂条短时间内就能检测自己所购买的食品是否是转基因的。DNA 芯片技术在未来的转基因检测中的作用也越来越突出。

五、转基因食品的管理

联合国 2000 年制定的转基因食品贸易协定已由 62 个国家签署通过。这一被称为《卡塔赫纳生物安全协定书》规定，任何含有转基因食品的产品都必须粘贴"可能含有转基因食品"的标签，并且出口商必须事先告知进口商，他们的产品是否含有转基因食品。进口商或其政府有权拒绝进口含有转基因食品的产品。转基因食品生产大国（美国、加拿大、澳大利亚及阿根廷）仅阿根廷签署了协议，美国反对签署。我国国家科委于 1993 年 12 月 24 日颁布了《基因工程安全管理办法》，办法按照潜在的危险程度将基因工程分为Ⅰ、Ⅱ、Ⅲ、Ⅳ级安全等级，分别表示对人类健康和生态环境尚不存在危险、具有低度危险、具有中度危险及具有高度危险，并规定从事基因工程实验研究的同时还应进行安全性评价。其重点是目的基因、载体、宿主和遗传工程的致病性、致癌性、抗药性、转移性及生态环境效应以及确定生物控制和物理控制等级。1996年7月10日，国家农业部发布了《农业生物基因工程安全管理实施办法》，该实施办法就农业生物基因工程的安全等级和安全性评价、申报、审批、安全控制措施及法律责任均作了详细的描述和规定。2001年6月6日，国务院公布的《农业转基因生物安全管理条例》规定，不得销售未标识的农业转基因生物，其标识应注明产品中含有转基因成分的主要原料名称；有特殊销售范围要求的还应注明并在指定范围内销售。出口农产品，外方要求提供非转基因农产品证明，由口岸出入境检验检疫机构进行检测，并出具非转基因农产品证明；进口农业转基因生物，没有国务院农业行政主管部门颁发的农业转基因生物安全证书和相关批准文件或证书，或者与批准文件不符的应作退货或销毁处理。进口农业转基因生物不按规定标识的，重新标识后方可入境。

第二节 保健食品

一、保健食品概述

1. **保健食品的概念** 卫生部1996年3月15日发布并于同年6月1日正式实施的《保健食品管理办法》中，对保健食品的定义是："保健食品系指具有特定保健功能的食品。即适宜于特定人群食用，具有调节机体功能，不以治疗疾病为目的的食品。"

2. **保健食品的特征**

（1）保健食品的食品属性：保健食品是食品，具备食品的基本特征。

（2）保健食品区别于其他食品：保健食品有特定的保健功能，这种保健功能必须是明确的、具体的、针对特定人群的，并经过科学验证的；保健食品的所有保健功能是以调节机体功能为主要目的，而不是以治疗疾病为目的。

（3）保健食品的保健功能：其保健功能来源于其中所含的功效成分或活性分子。①已知营养素，如维生素A、E、C、胡萝卜素、硒等；②本来就存在于天然食品中的成分，以前不知其为营养物质，而且对其保健功能也未能认知，例如有降血脂、抗氧化、提高免疫力、抑制肿瘤等多种保健功能的大豆异黄酮、大豆皂苷；③来自中药材的功效物质。

（4）保健食品的产品属性：既可以是传统的食品属性，也可以是胶囊、片剂等新的食品属性。

3. 保健食品的分类 目前保健食品的分类方法有按食用对象、按保健功能、按功能因子等三种分类法。

（1）按食用对象分类：①普通保健食品，根据各类不同的健康消费人群（如婴儿、老年人、妇女、学生等）的生理特点和营养需求而设计生产的。目的是促进人类生长发育和维持活力。强调其成分含有能充分显示身体防御能力和调节生理节律的工程化食品。②特殊保健食品，着眼于某些特定人群（如糖尿病、肿瘤、心脏病、肥胖等）的特殊身体情况，通过调节机体功能，达到促进康复和预防疾病的目的。强调其特殊功能。

（2）按保健功能分类：按国家食品药品监督管理局目前公布的保健食品功能可分为 27 种：增强免疫力、抗氧化、改善记忆、改善生长发育、缓解体力疲劳、减肥、提高缺氧耐受力、对辐射危害有辅助保护、辅助降血脂、辅助降血糖、促进消化功能、改善睡眠、改善营养性贫血、对化学性损伤有辅助保护、促进泌乳、祛痤疮、改善皮肤水分、改善皮肤油分、缓解视疲劳、促进排铅、清咽、辅助降血压、增加骨密度、通便、祛黄褐斑、调节肠道菌群、对胃黏膜损伤有辅助保护作用。

（3）按功能因子分类：保健食品中真正起作用的生理活性部分，即保健食品的功能因子。用功能因子分类法，对保健食品的分析检测、监督非常重要。在国外销售的保健食品标签上必须注明生理活性物质名称及含量，否则不准销售。

保健食品的功能因子有活菌及其代谢物，多糖类，功能性甜味剂，脂肪酸类，有机酸类，蛋白质、肽、氨基酸、核酸类，生物活性物质类，维生素类，无机质类及其他等数十种。

4. 保健食品的发展 近年来，保健食品由第一代、第二代的幼稚期向第三代的成熟期发展。第一代的保健食品是以民间的处方、秘方为基础的，未经严格的科学检测，不做任何实验即可出厂；第二代保健食品必须经过动物和人体实验，才能证明该产品具有某项生理调节功能，其安全性、功能性都较为可靠；第三代保健食品则经过进一步的严格实验及审核，除具备第二代产品的要求外，还要找出功能因子及其结构、含量、作用机理等，类似于对药品的要求。

目前，我国的保健食品主要为第二代产品，极少部分为第三代产品。作为极富发展潜力的第三代保健食品，不仅要对其组成成分进行严格的科学检测，而且还要严格验明其纯度。在德国、日本、中国台湾等一些经济发达的国家和地区，不仅研究保健食品的功能因子，还研究分离、保留其活性及稳定性的工艺技术，包括如何祛除原料中一些有毒及有害的物质成分。因而，其产品科技含量高，质量稳定可靠，这也是我国保健食品的发展目标。

二、保健食品存在的问题

虽然保健食品对人民健康有着重要意义，但是，目前市场上的保健食品现状令人担忧，主要存在以下问题：

（1）有毒有害物质：据各省市保健食品卫生状况调查表明，固体剂型和含中药成分的保健食品其微生物指标合格率明显低于其他保健食品，其消毒、灭菌等加工技术有待改进；可能由于种植区的环境污染（空气、水、施用农药、化肥等）以及加工过程中使用的工具设备的污染，造成以植物为主要原料的保健食品中铅、汞等重金属超标；保健食品实际配方中添加违禁药品，如减肥保健品中添加去甲麻黄素、去氢表雄酮、西布曲明等。

（2）产品标识：①外包装标签与内装说明书不符。②适宜或不适宜人群标注存在问题。适宜人群缺失，或适宜人群扩大，或不适宜人群删减。③食用方法、食用量：说明书上食用量大于批准证书上的剂量；功效成分计量单位改变，例如证书上计量单位为%，包装上单位为 g/kg，说明书上为 mg/kg，低于证书上许多倍；服用量缺失等等。④产品名称改变，证书上与包装上产品名称不一致。⑤注意事项标注：注意事项缺失，如某个减肥茶缺少甲状腺素、下丘脑病变者无效、减肥期不吃或少吃"三高"食品等，严重影响消费者选择，造成严重后果；或注意事项部分缺失，或更改注意事项，如"本品不代替药物的治疗作用"缺失。⑥宣传疗效，夸大功能。证书上批准为"改善睡眠"，说明书上印为"延缓衰老、提高免疫力、美容等"；证书上"抗疲劳"宣传为"增强体力、健脑益智、生津养血，可增强机体免疫力，具有抗衰老、防癌等作用"；或通过所使用原料的药用介绍暗示疗效，如"一种纯蛇粉胶囊"，说明书上介绍蛇的药用内容很多；宣传产品的治疗作用，如一种保健功能批准为"辅助抑制肿瘤"的食品宣称"抑制癌细胞，防止癌细胞扩散转移，适用于各种癌症"，并利用肿瘤患者病例进行疗效宣传。

三、保健食品的选用与管理

1. 保健食品的选用原则 选择保健食品应做到知己知彼。首先，了解使用者本人的身体状况、膳食结构和生活方式等，根据个体的需要，做出合理的选择，以真正达到增进身体健康，提升生命质量的目的；其次，选用某种保健食品前，应认真审阅说明书，说明书是经过卫生部门审批的合法文件，不同于广告宣传。应注意有无卫生部批准文号及特殊标志，卫生部对审查合格的保健食品发给

《保健食品批准证书》，批准文号为"卫食健字（×年）第×号"。获得《保健食品批准证书》的食品准许使用卫生部规定的保健食品标志（蓝色帽状，"小蓝帽"下面标有批准文号）。此外，还应注意其配方、保健功能、适用对象是否合理，并注意用法、用量以及注意事项。

2. 保健食品的监督管理

（1）保健食品的法律、法规与技术规范：保健食品的法律、法规有《食品卫生法》与《保健食品管理办法》；现已制定的保健食品管理的技术规范有《保健食品功能学评价程序和检验方法》（2003版）《保健食品评审技术规程》《保健食品通用卫生要求》《保健食品标识规定》《保健食品企业良好生产规范》及《保健食品功能学检验机构认定与管理办法》等。

（2）保健食品的监督管理：①生产监督，包括生产许可和生产过程的监督。生产许可是指生产保健食品的企业在获取卫生部颁发的"保健食品批准证书"之后，必须向所在的省级卫生行政部门提出申请，经审查同意并在申请者的卫生许可证上加注"××保健食品"的许可项目之后，方可进行生产；保健食品的生产过程和生产条件必须符合《保健食品企业良好生产规范》（GMP）要求，必须按照批准的内容组织生产，不得擅自改变产品的配方、生产工艺、企业产品质量标准、产品的名称和产品说明书。②市场监督。第一，功效成分与违禁药物的检测，检测与功能有关的活性成分；并对违法滥加药物和违禁物质的行为应依法处罚，以确保消费者的健康。第二，标签、说明书的监督，对标签、说明书的监督重点是检查是否有与批准证书不相符的、虚假的和夸大功效的宣传，还要检查标注的项目是否齐全、内容是否符合审批时的要求。第三，建立全国范围内保健食品不良反应的监测网，由于保健食品人群试食试验的人数有限，且大多数保健食品并未经过人群试食试验，而保健食品上市后，由于消费者的情况极复杂，一些不良反应可能出现，建立保健食品不良反应的监测网，可以及时发现出现不良反应的保健食品，及时调整保健食品的配方，确保消费者的食用安全。

第三节　食品添加剂

一、食品添加剂的定义与分类

1．食品添加剂的定义　食品添加剂最早来源于天然物质，在我国《天工开物》中就有记载，如人们为了调剂饮食加入植物色素和呈香物质、卤水、硝等。近年来，化学合成的食品添加剂不断增多。按照《中华人民共和国食品卫生法》的规定，食品添加剂的定义是指"为改善食品品质和色、香、味，以及为防腐和加工工艺的需要而加入食品中的化学合成物或者天然物质。"在我国，营养强化剂也归属于食品添加剂，营养强化剂是"为增强营养成分而加入食品中的天然的或者人工合成的属于天然营养素范围的食品添加剂。"

联合国粮农组织（FAO）和世界卫生组织（WHO）联合组成的联合国食品法典委员会（CDC）1983年规定"食品添加剂是指本身不作为食品消费，也不是食品特有成分的任何物质，不管其有无营养价值，它们在食品的生产、加工、调制、处理、填充、包装、运输、贮存等过程中，由于技术（包括感官）的目的，被有意加入食品中，或者预期这些物质或其副产物会成为（直接或间接）食品的一部分，或者改善食品的性质。它不包括污染物或者为保持、提高食品的营养价值而加入食品中的物质。"

随着食品工业的发展，食品添加剂的种类和数量也逐年增加。据报道，国际上允许使用的食品添加剂种类已达14000余种，直接使用的有4000余种，其中香精香料又占80%左右。各国允许使用的食品添加剂的种类和剂量不同，美国3200余种，日本2000余种，我国目前使用的食品添加剂为1500余种，其中允许使用的食用香料油1027种。

2．食品添加剂的分类　食品添加剂的分类可按其来源、功能和安全性评价的不同来划分。

（1）按来源分类：可分为天然食品添加剂和人工化学合成添加剂两类。①天然食品添加剂是指不含有害物质的非化学合成添加剂，主要来自动、植物组织或微生物的代谢产物及一些矿物质，是以上述天然物质为原料，采用干燥、粉碎、提取、分解等化学反应以外的方法而制得的物质。②人工合成食品添加剂则是通过化学手段使元素或化合物经过氧化、还原、缩合、聚合、成盐等反应而制得的物质，其中包括与天然食品添加剂等同的人工合成物，如天然等同色素、天然等同香料。一般认为，天然食品添加剂的毒性比化学合成添加剂弱。随着人们健康意识的提高，对天然食品添加剂的利用将会大大增加。但是目前天然食品添加剂的品种少，价格较高，故普遍使用的仍是一些化学合成添加剂。鉴于化学合成食品添加剂一般毒性较大，尤其是当其成分不纯、混杂有害物质时，极容易对机体造成伤害，故天然食品添加剂仍为研究热点之一。

（2）按功能分类：多数国家和地区将食品添加剂分为以下六类：①防止食品腐败变质的添加剂，有防腐剂、抗氧化剂、杀菌剂；②改善食品感官性状的添加剂，有鲜味剂、甜味剂、酸味剂、色素、香精香料、发色剂、漂白剂、抗结块剂；③保持和提高食品质量的添加剂，有组织改进剂、面粉面团质量改良剂、膨松剂、乳化剂、增稠剂、被膜剂；④改善和提高食品营养的添加剂，有维生素、氨基酸、无机盐；⑤便于食品加工制造的添加剂，有消泡剂、净化剂；⑥其他功能的添加剂，有胶母糖基质材料、酶制剂、酿造用添加剂、防虫剂等。

我国于1996年颁布了《食品添加剂使用卫生标准》，按功能分类和代码将食品添加剂分为酸度调节剂（01）、抗结剂（02）、消泡剂（03）、抗氧化剂（04）、漂白剂（05）、膨松剂（06）、胶母糖基础剂（07）、着色剂（08）、护色剂（09）、乳化剂（10）、酶制剂（11）、增味剂（12）、面粉处理剂（13）、被膜剂（14）、水分保持剂（15）、营养强化剂（16）、防腐剂（17）、稳定和凝固剂（18）、甜味剂（19）、增稠剂（20）、香料（21）、加工助剂（22）、其他（00）等，共23类。随着科学技术的发展，食品添加剂的用途有了新的发展，因此，现有的这些功能分类法，仅仅指出其首要功能而已。

为保证食品添加剂的安全使用，联合国食品添加剂法规委员会（CCFA）和联合国食品添加剂专家委员会（JECFA）根据食品添加剂的安全性将食品添加剂分为GRAS物质以及A、B、C三类。

GRAS（general recognized as safe）物质：即一般认为是安全的物质，可以按照正常需要使用，不需建立ADI值。

A类：是JECFA已制定的人体每日允许摄入量（ADI）和暂定ADI者，包括A(1)类和A(2)类。A(1)类是经JECFA评定认为毒理学资料清楚，已制定出ADI者或者认为毒性有限无需规定；A(2)类是JECFA已制定暂定ADI，但毒理学资料不够完善，暂时许可用于食品者。

B类：JECFA曾进行过安全评价，但未建立ADI值，或者未进行过安全评价者，包括B(1)类和B(2)类。B(1)类是JECFA曾进行过评价，因毒理学资料不足未制定ADI值者；B(2)类是JECFA未进行过评价者。

C类：JECFA根据毒理学资料认为在食品中使用不安全者，包括C(1)类和C(2)类。C(1)类是JECFA根据毒理学资料认为在食品中使用不安全者；C(2)类是JECFA认为应严格限制在某些食品中作特殊使用者。

二、食品添加剂的使用要求

食品添加剂与我们的日常饮食生活密切相关。随着食品毒理学的深入发展，研究发现原本认为无毒的食品添加剂可能存在致畸、致癌和致突变的危害。因此，目前国内外对于食品添加剂的安全性问题给予高度重视。食品添加剂的使用关系到人体的安全，必须防止滥用。为此，食品添加剂的使用应局限于必要的场合，并只能使用最少量，其使用标准也是以此为宗旨而建立的。为了确保正确地使用，《食品卫生法》《食品添加剂使用卫生标准》和《食品添加剂卫生管理办法》明确了使用食品添加剂必须遵循的主要原则：①经过食品安全性毒理学评价证明在使用限量内长期使用对人体安全无毒；②不影响食品自身的感官性状和理化指标，对食品成分无破坏作用；③使用食品添加剂不得掩盖食品本身或加工过程中的质量缺陷；④不得有助于食品掺杂、掺假和伪造；⑤食品添加剂在达到一定使用目的后，能够经过加工、烹调或储存而被破坏或排除，不摄入人体则更为安全；⑥食品添加剂应有中华人民共和国卫生部颁布并批准执行的使用卫生标准和质量标准；⑦不得经营和使用无卫生许可证、无产品检验合格证及污染变质的食品添加剂。

目前，我国禁止使用的食品添加剂主要有甲醛、硼酸与硼砂、β-萘酚、水杨酸、吊白块、硫酸铜、黄樟素及香豆素等。

三、食品添加剂的卫生管理

1. 我国食品添加剂的卫生管理

（1）食品添加剂使用标准和法规的制定和执行：我国对食品添加剂实施卫生管理的法律法规和标准主要有：《中华人民共和国食品卫生法》《食品添加剂卫生管理办法》《食品添加剂使用卫生标准》和《食品营养强化剂使用卫生标准》。

①《食品添加剂使用卫生标准》：规定了食品添加剂的品类、使用范围和最大使用量。其中食品添加剂的类别采用了 GB12493-90 和 T14156-93 标准的分类及代码、编号，并增加了美国香味料和萃取物制造者协会的编号，以英文次序排列。

②《食品营养强化剂使用卫生标准》：规定了食品强化营养素的使用范围及使用量，适用于为增加营养价值而加入食品中的天然或人工的营养素。标准允许使用的营养强化剂品种有：氨基酸及含氮化合物、维生素类、矿物质及其他类。同时还附录了《食品营养强化剂使用卫生标准实施细则》。

③《食品标签通用标准》：本标准在配料表中对有关食品添加剂做了规定：

a. 当复合配料在国家标准或行业标准中已有规定名称，其加入量小于食品总量的25％时，则不必将原始配料标出，但其中的食品添加剂必须标出；b. 各种配料必须按照 GB2760－96 规定使用具体名称，同样，食品添加剂必须使用特定的产品名称或种类名称。

④《食品安全性毒理学评价程序》：该评价程序规定了食品添加剂的试验原则和内容。

（2）食品添加剂生产经营和使用的管理：随着食品添加剂在食品行业中的应用和推广，为使其生产经营及使用更具有安全性和依据性，1992 年我国颁布了《食品添加剂生产管理办法》。1993 年卫生部颁布了《食品添加剂卫生管理办法》，并且在贯彻执行的具体过程中不断地进行修改和完善。在 2002 年开始实施新的《食品添加剂卫生管理办法》的同时，我国实行许可证管理制度，即要生产已列入 GB2760－96 的食品添加剂的工厂，必须按化工部、卫生部共同颁发的《食品用化工产品生产管理办法》和轻工部、卫生部共同颁发的《全国食品用香料产品管理试行办法》办理生产许可证。

要生产食品添加剂的工厂须按上述规定办理"定点生产许可证"或"生产许可证"或"临时生产许可证"。无此"三证"之一的属于无证经营。另外，出厂的食品添加剂必须有包装标识和产品说明书，标识内容包括：品名、卫生许可证号、生产日期、质量标准、规格、使用方法、厂名、保质期限等，并且应在标识上明确标注"食品添加剂"字样。

食品添加剂的使用必须符合《食品添加剂使用卫生标准》或卫生部公布名单中所规定的品种及其使用范围、使用量。

（3）食品添加剂的申报程序：凡未列入《中华人民共和国食品添加剂使用卫生标准》中的食品添加剂新品种，或要扩大食品添加剂使用范围、使用量，或使用进口未列入《食品添加剂使用卫生标准》的品种时，应按规定的程序经审批后才能生产使用。其审批程序是：①由研制、生产或使用单位向省、直辖市、自治区的主管和卫生监督部门提出申请报告并提供有关资料，包括食品添加剂品名、化学结构及理化性质、生产工艺、质量标准、毒理学试验结果、使用范围、使用量、使用效果、残留量及检验方法、国内外有关安全性资料及国外允许使用资料或 FAO/WHO 联合专家委员会评价资料等；②由省、直辖市、自治区的卫生监督机构进行初审；③由国家卫生部食品添加剂卫生标准科研协作组织预审，并由全国食品添加剂标准技术委员会审定；④通过的产品列入《食品添加剂使用卫生标准》，由国家卫生部批准颁发。

2. 食品添加剂的国际化管理 各国的食品添加剂法规大多从本国特点和饮食习惯出发，所以控制程度出入很大，有些国家准许使用的品种，在另一些国家禁用，甚至对于食品添加剂的定义也不一样。这就给食品国际贸易及其他方面的交流合作带来了复杂的问题。另外，关于食品添加剂的安全评价需要大量经费和时间，产品质量标准的制定也需要大量的数据和资料，并取得公认，这就需要国际上的广泛合作，发挥各国对某些物质在传统使用中所积累的大量可靠的科学数据的作用，特别是发挥有关国际组织的作用，制定出国际上普遍接受的国际评价标准，促使食品添加剂管理走向国际化。

食品添加剂安全性管理的国际活动主要有：

（1）建立国际食品标准。联合国粮农组织（FAO）和世界卫生组织（WHO）联合食品标准委员会将对世界各国的食品添加剂的生产、贸易、使用、管理、科研和标准化产生很大影响，受到各个方面的重视。

（2）食品添加剂的国际评价系统。该系统由 FAO/WHO 联合食品添加剂专家委员会（JECFA）将标准建议送交各成员国代表，征求各国政府部门的意见。再由 FAO/WHO 联合食品添加剂及污染物标准委员会（CCFAC）调整各国的意见，委托 JECFA 讨论征得意见。将 CCFAC 讨论的标准，经 CAC 采纳后交各国政府作为国际食品添加剂标准，并根据此标准来制定、调整本国的食品政策法规。

（3）组织举行系列食品添加剂的国际交流活动。

四、常用的食品添加剂

1. 防腐剂 防腐剂是指为防止食品腐败变质，延长食品保存期，抑制食品中微生物繁殖的物质。防腐剂在食品中应用广泛，使用量大，我国年产量为 1 万余吨。国外用于食品的防腐剂，美国约有 50 种，日本有 40 余种，我国允许使用的防腐剂有 30 余种，分为酸型防腐剂、酯型防腐剂和生物防腐剂三大类。

（1）酸型防腐剂：苯甲酸、山梨酸和丙酸都是有机酸，其防腐效果主要来自非解离性的分子，效力随 pH 值而定，食品保持在低 pH 值范围内则防腐效果较好，而在碱性条件下几乎无效。

①生物安全性

苯甲酸：又名安香息酸，在水中的溶解度较低，因此实际生产中多使用其钠盐。苯甲酸在生物转化过程中能与甘氨酸结合形成马尿酸或与葡萄糖醛酸结合形成葡萄糖苷酸，并由尿排出体外，所以可认为苯甲酸是比较安全的防腐剂。苯甲酸的大鼠口服 LD_{50} 为 2530mg/kg·bw，苯甲酸钠的大鼠口服 LD_{50} 为 4070mg/kg·bw，其 ADI 为 0～5mg/kg·bw（苯甲酸及其钠盐之和，以苯甲酸计，FAO/WHO，1996）。

山梨酸：在水中的溶解度较低，实际生产中多使用其钾盐。山梨酸是一种不饱和酸，可参与体内脂肪的正常代谢，最后被氧化成 CO_2 和水，故几乎对人体无毒，是目前国际上公认较好的防腐剂，已为所有国家和地区允许使用。大鼠口服 LD_{50} 为 7360mg/kg·bw，其钾盐的大鼠口服 LD_{50} 为 4920mg/kg·bw，最大无作用剂量为 2500mg/kg·bw，因此 1994 年 FAO/WHO 将其 ADI 定位 0 ~ 25 mg/kg·bw（山梨酸及其盐类之和，以山梨酸计）。

丙酸：我国的丙酸尚需进口，国内能生产丙酸钙和丙酸钠，它们对能引起面包黏丝状物质的需氧芽孢杆菌有抑制作用，但对酵母无效，不致影响面包的正常发酵。丙酸钙与丙酸钠安全性高，在体内可参与正常代谢，丙酸钙的大鼠口服 LD_{50} 为 3340mg/kg·bw，丙酸钠的大鼠口服 LD_{50} 为 6300mg/kg·bw，FAO/WHO 1994 年认为丙酸钙、丙酸钠的 ADI 值无需规定。

②使用范围与使用量（表 6 – 1）

表 6 – 1 　　　　　　　　　　常见酸型防腐剂使用范围与使用量

名　称	使用范围与使用量（g/kg）
苯甲酸及其钠盐	碳酸饮料，≤0.20；低盐酱菜、酱类、蜜饯，≤0.50；葡萄酒、果酒、软糖，≤0.80；酱油、食醋、果酱（不包括罐头）、果汁（味）型饮料、果汁（味）冰，≤1.00；食品工业用塑料桶装浓缩果蔬汁，≤2.00
山梨酸及其钾盐	肉、鱼、蛋、禽类制品，≤0.075；果蔬类保鲜、碳酸饮料，≤0.20；胶原蛋白肠衣、低盐酱菜、蜜饯、果汁（味）型饮料、果冻，≤0.50；葡萄酒、果酒，≤0.60；酱油、食醋、果酱、软糖、氢化植物油、鱼干制品、即食豆制品、糕点、馅、面包、蛋糕、月饼、即食海蜇、乳酸菌饮料、果汁（味）冰，≤1.00；食品工业用塑料桶装浓缩果蔬汁，≤2.00
丙酸及其盐类	糕点，≤2.50；杨梅罐头（以丙酸计），≤50.0，丙酸钙用于生面湿制品（切面、馄饨皮），≤0.25；面包、食醋、酱油、糕点、豆制品，≤2.50

（2）酯型防腐剂：包括对羟基苯甲酸酯类（甲、乙、丙、异丙、丁、异丁等酯），它们是苯甲酸的衍生物。

①生物安全性：对羟基苯甲酸酯，毒性低于苯甲酸，但高于山梨酸，在胃肠道中能迅速完全吸收，并水解成对羟基苯甲酸从尿中排出，不在体内蓄积。我国目前仅允许使用乙酯和丙酯，对羟基苯甲酸乙酯的小鼠口服 LD_{50} 为 5000mg/kg·bw，对羟基苯素丙酯的小鼠口服 LD_{50} 为 6700mg/kg·bw，其 ADI 均为 0 ~ 10mg/kg·bw（指对羟基苯甲酸的甲、乙、丙酯之和；FAO/WHO，1996）。

②使用范围与使用量（表 6 – 2）

表 6－2　　　　　　　　　　酯型防腐剂的使用范围和使用量

名　称	使用范围与使用量（g/kg）
对羟基苯甲酸酯	果蔬保鲜，≤0.012；食醋，≤0.10；蛋黄馅、碳酸饮料，≤0.20；果汁（味）型饮料、果酱（不含罐头）、酱油、酱料，≤0.25；糕点馅，≤0.50

（3）生物型防腐剂：乳酸链球菌素主要是乳酸链球菌属微生物的代谢产物，可用乳酸链球菌发酵提取制得。

①生物安全性：乳酸链球菌素为多肽类物质，在人的消化道可为蛋白酶水解，形成氨基酸，所以是一种比较安全的防腐剂，乳酸链球菌素不会改变肠道正常菌群，以及引起常用其他抗生素出现的抗药性，更不会与其他抗生素出现交叉抗性，对其安全性评价表明，乳酸链球菌素无微生物毒性和致病性，ADI 值为0～3300IU/kg·bw。

②使用范围与使用量（表6－3）

表 6－3　　　　　　　　　　乳酸链球菌素的使用范围和使用量

名　称	使用范围与使用量（g/kg）
乳酸链球菌素	罐头、植物蛋白饮料，≤0.20；乳制品、肉制品，≤0.50

2. 抗氧化剂　　抗氧化剂是指能防止食品成分因氧化而导致变质的一类食品添加剂，主要用于防止油脂或富含脂肪的食品发生氧化酸败。常用的有丁基羟基茴香醚（BHA）、二丁基羟基甲苯（BHT）、特丁基对苯二酚（TBHQ）和没食子酸丙酯（PG）等脂溶性抗氧化剂，以及异抗坏血酸及其盐类等水溶性抗氧化剂。

（1）生物安全性：一般认为丁基羟基茴香醚毒性很小，较为安全。其大鼠口服 LD_{50} 为 2000mg/kg·bw。但近年来对丁基羟基茴香醚的安全性提出了疑问。1989 年 FAO/WHO 报告认为大剂量丁基羟基茴香醚 ［20g/kg·bw］ 时，会导致大鼠前胃癌，人类没有前胃靶组织，故正式制定 ADI 为 0～0.5mg/kg·bw（FAO/WHO，1996）。

二丁基羟基甲苯的大鼠口服 LD_{50} 为 2000mg/kg·bw，美国曾报道二丁基羟基甲苯有促癌作用，FDA 曾一度禁用；后证明其是安全的，故 FAO/WHO 于 1996 年重新将 ADI 定为 0～0.3mg/kg·bw。

没食子酸丙酯的大鼠口服 LD_{50} 为 2600mg/kg·bw；用含 5% 与 1% 没食子酸丙酯的饲料喂饲大鼠 2 年，未发现毒性作用。没食子酸丙酯可在体内被水解，从肾脏排出体外。ADI 值为 0～1.4mg/kg·bw（FAO/WHO，1994）。

（2）常用抗氧化剂的使用范围和使用量（表6-4）

表6-4　　　　　　　常用抗氧化剂的使用范围与使用量

名　称	使用范围	使用量（g/kg）
丁基羟基茴香醚（BHA） 二丁基羟基甲苯（BHT）	食用油脂、油炸食品、干鱼制品、饼干、方便面、速煮米、果仁罐头、腌腊肉制品、早餐谷类食品	单独使用时，各≤0.20；BHA、BHT、PG混合使用时，与BHT总量≤0.10，PG≤0.05
没食子酸丙酯（Pa）	与上同	≤0.10
特丁基对苯二酚	食用油脂、油炸食品、干鱼制品、饼干、方便面、速煮米、果仁罐头、腌腊肉制品	≤0.20

3. 发色剂

发色剂是指在食品加工中添加于食品原料中，可使制品呈现良好色泽的物质。常用的发色剂是硝酸盐和亚硝酸盐。亚硝酸盐分解释放出的一氧化氮与肉及肉制品中的肌红蛋白结合，形成亚硝基肌红蛋白，亚硝基肌红蛋白具有稳定的鲜艳红色，使制品呈现良好的色泽，硝酸盐通过微生物的还原作用生成亚硝酸盐后起作用。

（1）生物安全性：亚硝酸钠是食品添加剂中毒性较强的物质，可使血红蛋白转化为高铁血红蛋白，失去携氧能力，造成机体缺氧，甚至窒息。亚硝酸钠还可与食品中及体内的胺类结合成具有致癌作用的亚硝胺，但亚硝酸盐对肉毒梭状芽孢杆菌有特殊抑制作用，而且使肉制品展现独特的风味。亚硝酸钠的大鼠口服 LD_{50} 为85mg/kg·bw（雄）和175mg/kg·bw（雌），1995年FAO/WHO制定的ADI为0~0.06mg/kg·bw。硝酸钠可以在食品中或人体内被还原成亚硝酸钠而呈现毒性，小鼠口服 LD_{50} 为3236mg/kg·bw，1995年FAO/WHO制定的ADI为0~3.7mg/kg·bw。

（2）使用范围与使用量（表6-5）

表6-5　　　　　常用发色剂的使用范围、使用量与残留量

名　称	使用范围	使用量 （g/kg）	残留量 （g/kg）
亚硝酸钠	腌制畜、禽肉类罐头，肉制品和腌制盐水火腿	≤0.15	肉类罐头（≤0.05），肉制品（≤0.03），盐水火腿（≤0.07）
硝酸钠	肉制品	≤0.50	以亚硝酸钠计，≤0.03

4. 甜味剂　甜味剂是指赋予食品甜味的食品添加剂。甜味剂是世界各地使用最多的一类添加剂，在食品工业中具有十分重要的地位。按其来源可分为天然甜味剂和人工合成甜味剂，按其化学结构和性质可分为糖类和非糖类甜味剂。糖类甜味剂有蔗糖、葡萄糖、果糖、果葡糖浆等，我国所规定的甜味剂是除此类外的非糖类甜味剂。理想甜味剂应具有以下特点：安全性好、味觉良好、稳定性好、水溶性好、价格低廉。

（1）生物安全性：糖精是世界各国广泛使用的一种人工合成甜味剂，由于糖精在水中溶解度低，故我国添加剂标准中规定是使用其钠盐，一般认为糖精在体内不被利用，大部分从尿中排出。小鼠口服 LD_{50} 为 17.5g/kg·bw，1997 年 FAO/WHO 公布的糖精 ADI 值定为 0~5mg/kg·bw。

环己基氨基磺酸钠又称甜蜜素，甜蜜素食用后 40% 经肾脏、60% 由粪便排出体外，其毒性较低。FAO/WHO1994 年公布的甜蜜素 ADI 值定为 0~11mg/kg·bw。

天门冬酰丙氨酸甲酯又称阿巴斯甜，其安全性高。FAO/WHO1994 年将阿巴斯甜 ADI 值定为 0~40mg/kg·bw。

（2）常用人工合成甜味剂使用范围与使用量（表6-6）

表6-6　　　　　　　　　常用人工合成甜味剂使用范围与使用量

名　称	使用范围与使用量（g/kg）
糖精钠	饮料、酱菜类、复合调味料、蜜饯、配制酒、雪糕、冰淇淋、冰棍、糕点、饼干和面包，≤0.15；高糖果汁（味）型饮料，按稀释倍数的80%加入；瓜子，≤1.20；话梅、陈皮，≤5.00
甜蜜素	酱菜、调味酱汁、配制酒、雪糕、冰淇淋、冰棍、糕点、饼干、面包和果冻，≤0.65；话梅、陈皮、杨梅干，≤8.00
阿巴斯甜	甜食，≤0.3%；饮料，≤0.1%；早餐谷物，≤0.5%；胶母糖，≤1%

5. 增味剂　增味剂是补充、增进、改善食品中原有的口味或滋味及提高食品风味的物质，也可称为鲜味剂。其本身可能并没有鲜味，但却能增加食物的天然鲜味。增味剂按其化学性质不同分为氨基酸系列和核苷酸系列。目前，国内允许使用的增味剂有谷氨酸钠、5′-肌苷酸二钠、5′-鸟苷酸二钠、琥珀酸二钠及 L-丙氨酸。

谷氨酸钠又称味精，被吸收后参与机体正常代谢，包括脱氧、转氨、脱羧等氨基酸代谢方式。所以，是较安全的一种食品添加剂，小鼠口服 LD_{50} 为 16.2g/kg·bw，大鼠口服 LD_{50} 为 19.9g/kg·bw。过量（每人每天 >6.8g）时会导致血液中谷氨酸含量上升，造成短时间的头痛、心跳加速、恶心等症状。但是，在正常的消耗范围内，并不会导致上述不良影响的出现，故目前无 ADI 规定。我国《食品添加剂使用卫生标准》规定：谷氨酸钠在各类食品中可按生产需要适量使用。

6. 着色剂 着色剂又称色素，是使食品着色后提高其感官性状的一类物质，通常包括食用天然色素和食用合成色素两大类。食用天然色素一般较为安全，但食用合成色素成本低廉、着色力强、色调多样，故仍然被广泛应用。

（1）天然色素：食用天然色素是指利用一定的加工方法所获得来源于动、植物、微生物的有机着色剂。一般来说，天然色素比较安全，但个别的也具有毒性，如藤黄有剧毒不能用于食品；而且，在加工制造过程中，也可能被杂质污染或因化学结构发生变化而产生毒性，因此，使用时必须进行毒性试验，从而保证其安全性。我国允许使用的天然色素主要有焦糖色素、红曲红、甜菜红、辣椒红、β-胡萝卜素、栀子黄等。

①生物安全性：焦糖色素为蔗糖、饴糖、淀粉等在高温下分解、聚合而成的混合物，分不加铵盐生产和加铵盐生产两类。不加铵盐生产的焦糖色素安全性高；加铵盐生产的焦糖色素可能含有致癌物 4-甲基咪唑，应严格限制使用量。FAO/WHO 于 1994 年把焦糖色素的 ADI 定为：普通焦糖色素，无需规定；氨法焦糖色素为 $0 \sim 200 mg/kg \cdot bw$；亚硫酸铵焦糖色素为 $0 \sim 200 mg/kg \cdot bw$。红曲红又称红曲色素，经安全性毒理学评价，红曲红无致突变性。辣椒红又称辣椒红色素，为天然食物的成分。

②使用范围和使用量（表6-7）。

表6-7 常用天然色素的使用范围和使用量

名　称	使用范围与使用量（g/kg）
焦糖色素	普通焦糖色素、氨法焦糖色素可用于糖果、果汁（味）饮料类、饼干、酱油、食醋、冰淇淋调味粉、冰棍、雪糕、调味酱、可可玉米片，最大使用量根据生产需要；亚硫酸铵焦糖色素可用于碳酸饮料、黄酒、葡萄酒、调味粉、酱汁、可可玉米片，最大使用量根据生产需要
红曲红	配制酒、糖果、熟肉制品、腐乳、饼干、冰棍、雪糕、调味酱、膨化食品、果冻，最大使用量根据生产需要；风味酸奶，≤0.80
辣椒红	冰淇淋、糕点上彩妆、熟肉制品、饼干、冰棍、雪糕、人造蟹肉、酱料、糖果，最大使用量根据生产需要
栀子黄	果汁（味）饮料类、碳酸饮料、配制酒、糕点、糕点上彩妆、冰淇淋、雪糕、冰棍、米、膨化食品、果冻、面饼、糖果、栗子罐头，≤0.30

（2）合成色素：食用合成色素主要指用人工合成方法从煤焦油中制取或以

苯、甲苯、萘等芳香化合物为原料合成的有机色素，故又称为煤焦油色素或苯胺色素。我国允许使用的合成色素有苋菜红、胭脂红、赤藓红、诱惑红、新红、柠檬黄、日落黄、亮蓝、靛蓝和它们各自的铝色淀及叶绿素铜钠盐等。

①生物安全性：苋菜红的小鼠口服 $LD_{50}>10g/kg·bw$，长期以来被认为安全性很高的一种食用色素。但随着剂量的增加，会出现骨盆和肾的钙沉着病。FAO/WHO 于 1994 年确定苋菜红的 ADI 为 $0\sim0.5mg/kg·bw$；胭脂红的大鼠口服 $LD_{50}>8g/kg·bw$，动物实验未发现其有致癌性和致畸形，其 ADI 为 $0\sim4mg/kg·bw$。

柠檬黄又名肼黄，安全性较高；日落黄是世界各国广泛使用的食用色素。

亮蓝经长期试验，认为安全性高。

②食用范围和使用量（表6-8）。

表6-8 　　　　　　　我国常用人工合成色素的使用范围和使用量

名　称	使用范围与使用量（g/kg）
苋菜红	果汁（味）饮料类、碳酸饮料、配制酒、糖果、糕点上彩妆、青梅、山楂制品、渍制小菜、糖果包衣，≤0.05；红绿丝、染色樱桃，≤0.10；冰淇淋、雪糕、冰棍，≤0.025
胭脂红	果汁（味）饮料类、碳酸饮料、配制酒、糖果、糕点上彩妆、青梅、山楂制品、渍制小菜，≤0.05；红绿丝、染色樱桃，≤0.10；豆奶饮料、红肠肠衣、膨化食品、果冻，≤0.025；虾片、冰淇淋、雪糕、冰棍、超高温杀菌风味奶，≤0.10；风味配制奶粉，≤0.15
新　红	果汁（味）饮料类、碳酸饮料、配制酒、糖果、糕点上彩妆、青梅、山楂制品、渍制小菜、糖果包衣、调味酱，≤0.05；红绿丝、染色樱桃罐头，≤0.10
赤藓红	果汁（味）饮料、碳酸饮料、配制酒、糖果、糕点上彩妆、青梅、糖果包衣、调味酱，≤0.05；红绿丝、染色樱桃罐头，≤0.10
诱惑红	糖果包衣，≤0.085；冰淇淋、雪糕、苹果干、燕麦片、可可玉米片，≤0.07；炸鸡调料，≤0.04；冰棍、糖果、糕点上彩妆、红绿丝、染色樱桃罐头、红肠肠衣、果汁饮料，≤0.10；固体饮料，≤0.60；果冻粉，≤0.025
柠檬黄 日落黄	果汁（味）饮料类、碳酸饮料、配制酒、糖果、糕点上彩妆、西瓜酱罐头、青梅、虾（味）片、乳酸菌饮料、植物蛋白饮料，≤0.10；冰淇淋、雪糕、冰棍，≤0.09；糖果包衣、红绿丝，≤0.20；超高温杀菌风味奶、风味牛奶，≤0.05
亮　蓝	果汁（味）饮料类、碳酸饮料、配制酒、糖果、糕点上彩妆、染色樱桃罐头、冰淇淋、雪糕、果冻、油炸豆腐、膨化食品、风味酸奶、青梅、虾（味）片，≤0.025；糖果包衣，≤0.05；红绿丝，≤0.10；固体饮料，≤0.20；绿芥末膏，≤0.01；可可玉米片，≤0.015
靛　蓝	果汁（味）饮料类、碳酸饮料、配制酒、糖果、糕点上彩妆、染色樱桃罐头、青梅、糖果包衣，≤0.10；红绿丝，≤0.20；腌制小菜，≤0.01

第七章

食品卫生监督管理

为保障食品消费者的食用安全，加强食品卫生监督管理是一项非常重要的工作。食品卫生监督管理就是运用一切力量和手段，切实保证现代科学意义上的食品卫生质量，最大限度地保障全社会食品消费者的食用安全。在我国社会实践中，国家政府和各级卫生行政部门一直在为保障食品消费者的食用安全而努力工作，但一些不法分子和道德观念较差的生产经营者制造假冒伪劣食品的事例屡见不鲜。所以搞好食品卫生监督管理，既需要国家法制与行政监督，又要求食品生产经营者提高自身素质、加强自身卫生管理，监督与管理这是食品卫生法中两个各有特殊涵义的概念。

第一节　食品卫生监督管理的内容

一、食品卫生监督管理的基本概念

1. 食品卫生监督　《中华人民共和国食品卫生法》第二条规定"国家实行食品卫生监督制度"，食品卫生监督是我国食品卫生行政管理的基本形式，它是各级人民政府卫生行政部门和铁路、交通行政部门设立的食品卫生监督机构对辖区内的或者规定范围内的食品生产经营者、食品生产经营活动以及违反《食品卫生法》的行为进行监察和管理，行使食品卫生监督职责的执法过程。

食品卫生监督是国家行政监督的一部分，是国家的一个重要的法定制度，它具有行政监督管理与行政处罚两方面的手段，具有一定强制性和很强的技术性。它通过实施国家食品卫生法律、法规和规章，最大限度地减少和控制食品中有害因素对人体的危害，以达到保障人民身体健康、增进人民体质的目的。

2. 食品卫生管理　食品卫生管理是各级卫生行政部门及食品生产经营者和各级人民政府的食品生产经营管理部门对食品生产经营活动的管理过程，以履行食品卫生法规定的义务和权利，保证食品、食品用具和材料以及食品的生产经营场所、设施和有关环境符合食品卫生法所规定的要求。

综上所述，食品卫生监督管理是食品卫生执法主体以监督形式进行的食品卫生法制管理和食品生产经营者及其行业管理部门自身管理相结合的管理方式，具有中国特色并被实践证明为行之有效的模式。

二、食品卫生监督管理的内容

根据《食品卫生法》的规定，国家实行食品卫生监督制度的主要内容有：

1. 对食品生产经营者实施的监督管理

（1）食品卫生许可证的发放：食品生产经营者必须按照《食品卫生许可证发放管理办法》规定，向当地卫生行政部门申请取得卫生许可证后，才能从事食品生产经营活动。卫生许可证有效期满后，应按有关规定进行复核或换发。根据《食品卫生法》的规定，凡未取得卫生许可证或者涂改、出借卫生许可证的都属违法行为，卫生行政部门应依法进行查处。

（2）采购食品的索证：《食品卫生法》规定："食品生产经营者采购食品及其原料，应当按照国家有关规定索取合格证或者化验单，销售者应当保证提供。"食品生产经营者必须按规定做好索证工作。

（3）食品生产经营人员的健康检查：《食品卫生法》规定："食品生产经营人员每年必须进行健康检查；新参加工作和临时参加工作的食品生产经营人员必须进行健康检查，取得健康证明后方可参加工作。"在体检中凡发现患有病毒性肝炎、伤寒、痢疾、活动性肺结核、化脓性或渗出性皮肤病以及其他有碍食品卫生的疾病人员，必须及时调离接触直接入口食品的工作岗位，并监督其进行治疗。疾病痊愈后，凭治疗单位出具的康复证明才能恢复原工作。

（4）食品生产经营企业新建、改建、扩建工程和设计的卫生审查：食品生产经营企业如要进行新建、改建、扩建工程，必须申请当地卫生行政部门对其选址和设计方案进行审查和工程验收，并领取施工许可证和验收合格证书。

（5）食品包装标识的监督：食品生产经营者必须按照《食品卫生法》的规定和国家关于各种食品的标签通用标准，以及包装储运图示标志等的规定，分别在相应食品的销售包装、运输包装以及产品说明书上标明规定的标识。食品包装标识必须清楚，容易辨别，不得有夸大或者虚假的宣传内容。在国内市场销售的进口食品必须有中文标识。

（6）城乡集市贸易的监督：根据《食品卫生法》规定，食品摊贩和城乡集市贸易食品经营者在食品生产经营过程中必须遵守省级人民代表大会常委会有关具体规定的卫生要求。

2. 对食品、食品添加剂及食品用产品的监督管理

（1）对食品进行经常性卫生监督、监测：卫生行政部门应定期和不定期对食品生产经营场所进行经常性卫生监督、监测，以考核其是否符合卫生要求、卫生标准和国家有关规定。其主要内容有：食品卫生许可证的有效性、从业人员的健康检查、食品生产销售过程中的卫生状况、食品包装标识、公共餐（饮）具消毒情况等。

（2）食品添加剂：食品添加剂的使用必须严格执行卫生部颁布的《食品添加剂使用卫生标准》和《食品添加剂卫生管理办法》规定的食品添加剂品种要求、使用范围和使用量以及其他有关规定。使用食品添加剂新品种或扩大使用范围、增加使用量，都必须报请全国食品添加剂标准化委员会审查同意，并报卫生部批准。

（3）食品容器、包装材料和食品用工具、设备：《食品卫生法》规定，凡生产经营和使用食品容器（陶瓷、搪瓷、橡胶和铁、铝、不锈钢等制品）、包装材料（塑料制品、纸制品）以及各种食品用工具、设备内壁的涂料、食品包装的印刷油墨、颜料等的单位，必须遵守相应的卫生标准和卫生管理办法。

3. 对禁止生产经营食品的监督管理 《食品卫生法》第九条规定禁止生产经营的食品有十二项，按其性质分为以下四类：

（1）有毒、有害并能危害或可能危害人体健康的食品：如含有致病性微生物、寄生虫的食品；天然有毒、有害的食品（如河豚鱼、毒蘑菇）；用非食品原料加工制作的或加入非食用化学物质的食品；腐败变质、油脂酸败、霉变或者其他感官性状异常的食品；超过保质期的食品。

（2）因掺杂、掺假或伪造而损害人体健康的食品。

（3）为预防疾病等特殊需要而禁止出售的食品：指与某种食品有直接因果关系而其有害因素又难以消除的食品。如上海地区曾爆发流行过的甲型肝炎与食用毛蚶有直接因果关系；又如已死亡的甲鱼、河蟹和霉变的甘蔗、变质的银耳等易引起食物中毒而禁止出售。

（4）加入药物的食品：《食品卫生法》规定"食品中不得加入药物"，但卫生部公布的既是食品又是药品的品种和符合《营养强化剂使用卫生标准》的各种营养素除外。

4. 对违反《食品卫生法》的行为追查责任，依法进行行政处罚 凡食品生产经营过程中出现违反《食品卫生法》的行为，各级卫生行政部门应严格按照《食品卫生法》和《行政处罚法》规定的程序，根据违法程度依法对其责任人进行行政处罚，包括警告、罚款、没收非法所得、收缴卫生许可证、吊销卫生许可证、销毁违法食品、责令停止生产使用、责令停止生产经营、责令改正、取缔等。

第二节　食品卫生法律体系

　　我国的食品卫生法律体系是由中央和地方的权力机构及政府以法律或政令形式颁布的，对全社会有约束力的权威性规定，是现行法律法规有机联系而构成的统一整体。依据食品卫生法律法规具体表现形式及其法律效力层次，食品卫生法律体系由食品卫生法律、食品卫生法规、食品卫生规章、食品卫生标准及其他规范性文件等构成。

一、食品卫生法律

　　在我国法律体系中依其内容及立法程序可分为宪法、基本法律和法律，宪法效力层次最高，是一切法律的母法；基本法律和法律均渊源于宪法，其法律效力层次均低于宪法，属国家"二级大法"。《中华人民共和国食品卫生法》(1995 年 10 月 30 日) 是由第八届全国人民代表大会常务委员会制定并审议通过的，是具有国家强制性和普遍约束力的法定制度，而不是一般其他性质的制度。

　　1. 我国食品卫生监督管理体制　　政府对食品卫生进行依法管理，实行法律规范的社会制约，其主要形式就是食品卫生监督。根据《食品卫生法》的规定，我国食品卫生监督体制基本框架是：

　　(1) 国务院卫生行政部门主管全国食品卫生监督管理工作：国务院卫生行政部门依法制定或批准颁发食品、食品添加剂、食品容器和食品用工具、设备的洗涤剂、消毒剂以及食品中污染物质、放射性物质容许量的国家卫生标准、卫生管理办法和检验规程；审批新资源产品；依法制定和发布有关食品卫生监督管理工作的规章、命令和通告，公布全国食品卫生监督监测情况等。

　　(2) 县级以上地方人民政府卫生行政部门行使卫生监督职责：根据《食品卫生法》规定，省、市、县地方人民政府卫生行政部门在管辖范围内的食品卫生监督职责主要有：进行食品卫生监测、检验和技术指导；监督食品生产经营人员的健康检查；对食品生产经营企业的新建、扩建、改建工程的选址和设计进行卫生审查，并参加工程验收；对食物中毒和食品污染事故进行调查，并采取控制措施；对违反《食品卫生法》的行为追查责任，依法进行行政处罚。

　　(3) 铁道、交通行政主管部门设立食品卫生监督机构，行使国务院卫生行政部门会同国务院有关部门规定的食品卫生监督职责。《食品卫生法》规定，军队专用食品和自供食品的卫生管理办法，由中央军委依据本法制定。

　　(4) 食品生产经营企业管理部门负责本单位的食品卫生监督管理：食品生

产经营企业管理部门应负责对本单位执行《食品卫生法》情况进行检查，健全本单位的食品卫生管理制度，配备专职或兼职食品卫生管理人员，并加强对所生产经营食品的验收工作。

2．食品生产经营者的权利、义务和责任 食品生产经营者应根据食品卫生法律、法规和规章的规定享有法定权利、履行法定义务以及承担法律责任。

（1）食品生产经营者的权利：食品生产经营者具有以下主要权利：要求卫生行政部门公开办事依据、办事程序、办事结果的权利；依法保护自身合法权益的权利，如：要求卫生行政部门及食品卫生监督员对其索取的技术资料予以保密；控告食品卫生监督员滥用职权、玩忽职守、营私舞弊等行为的权利，并有权要求对因此而造成的财产损害进行赔偿。

（2）食品生产经营者的义务：食品生产经营者具有以下主要义务：取得食品卫生许可证；保证食品的卫生和安全；加强自身的食品卫生管理；接受卫生行政部门和食品卫生监督员依法实施的监督检查；保持个人卫生等。

（3）违法生产经营食品的法律责任：违法生产经营食品的要负行政责任、民事责任乃至刑事责任。

①行政法律责任：卫生行政部门对违反《食品卫生法》规定而生产经营食品的行为，视违法行为的事实、性质、情节以及社会危害程度，可给予警告、责令整改、予以取缔、没收违法所得、罚款、吊销卫生许可证以及其他法律法规的行政处罚。

②民事法律责任：凡违反《食品卫生法》规定而造成食物中毒事故或其他食源性疾患的，或者因其他违反行为给他人造成损害的，应当依法承担民事赔偿责任。

③刑事法律责任：《食品卫生法》规定，生产经营不符合卫生标准的食品而造成严重食物中毒事故或其他严重危害的，或者在生产经营的食品中掺入有毒、有害的非食品原料的，以及以暴力、威胁方法阻碍食品卫生监督管理人员依法执行职务的，应依法追究刑事责任。

二、食品卫生法规

食品卫生法规有行政法规和地方性法规之分。行政法规由国务院制定发布；地方性法规是由省、自治区、直辖市以及省、自治区人民政府所在地的市和经国务院批准的较大的市的人民代表大会及其常务委员会根据本行政区的情况和实际需要，在不与宪法、法律、行政法规相抵触的前提下，按法定程序所制定发布。

三、食品卫生规章

食品卫生规章，包括国务院卫生行政部门制订的部门规章和地方人民政府制订的食品卫生规章。部门规章是指国务院各部门根据法律和国务院的行政法规、决定、命令在本部门的权限内按照规定的程序所制定的规定、办法、实施细则、规则等规范性文件的总称。地方性规章指省、自治区、直辖市以及省、自治区人民政府所在地的市和经国务院批准的较大市的人民政府根据法律和行政法规，按照规定程序所制定的适用于本地区行政管理工作的规定、办法、实施细则、规则等规范性文件的总称。

食品卫生规章可进一步使食品卫生法律、法规的原则性规定具体化，以便在实践中更好地落实和操作，其法律效力层次低于食品卫生法律和食品卫生法规，在人民法院审理食品卫生行政诉讼案件过程中只起参照作用。

四、食品卫生标准

食品卫生标准是国家对食品中具有安全、营养和保健功能意义的技术要求及其检验方法和评价规程所作的技术规定，是判定食品、食品添加剂及食品用产品是否符合食品卫生法的主要衡量标志。具体内容见下一节。

五、其他规范性文件

在食品卫生法律体系中，还有一类既不属食品卫生法律、法规和规章，也不属食品卫生标准的规范性文件，它们同样是食品卫生法律体系中的重要组成部分。如省、自治区、直辖市人民政府卫生行政部门制定的食品卫生许可证发放管理办法、食品生产经营者采购食品及其原料的索证管理办法等。

总之，通过食品卫生立法，并用卫生法律、法规来实施食品卫生管理，更能引起广大群众和全社会的重视，使之有法可依。同时实践证明，卫生法制管理远比经济管理、行政管理科学有效。

第三节　食品卫生标准

食品卫生标准是食品生产经营企业必须遵守的准则，是食品卫生监督机关和检验单位对食品进行卫生监督和检验的法定依据，它具有科学技术性、政策法规性、强制性、社会性和经济性等特性。

一、食品卫生标准的内容、项目、主要技术指标与健康意义

1. 食品卫生标准的内容　一是食品卫生质量标准，即对各种食品的卫生质量规定必须达到的客观指标；二是相应的食品卫生管理办法和检验规程，即对各类食品生产经营企业和有关单位的行为规范。

2. 食品卫生标准规定的项目　包括定义或性状描述、感官性状指标、理化指标、微生物指标及特殊项目的检验方法。

3. 食品卫生标准的主要技术指标与健康意义

（1）安全指标：①严重危害人体健康的指标，包括致病性微生物与毒素、有毒有害的化学物质、放射性污染物等指标，如致病菌、黄曲霉毒素、重金属、多环芳烃等；②对人体有一定威胁或危险性的指标，常用来表示食品可能被污染以及污染的程度，如菌落总数、大肠菌群等，菌落总数反映了食品在加工过程的卫生状况；③间接反映食品卫生质量或与卫生质量相关的指标，如水分、含氮化合物、酸值等，水分是食品中微生物生长繁殖的有利条件，水分越高，食品中的细菌越易生长繁殖，食品也就越易腐败变质。

（2）营养指标：营养指标是对食品中具有营养价值的各种成分的构成与含量比例所规定的指标，主要有：糖、脂肪、蛋白质、微量元素、维生素等营养物质。还包括反映食品营养质量综合指标，如热量、蛋白质有效利用率等。食品卫生标准中营养指标的设定，需要进行科学合理的分析，必须考虑各营养素的含量及相互间的比例是否适宜，切忌认为食品中营养物质越多、含量越高，食品的营养质量越好。

（3）保健功能指标：对食品中具有保健功能作用的有效成分所规定的指标。如不能定量或定性的检测保健作用的有效成分，保健功能指标则对具有保健作用的原料或能代表该原料的特征性因子进行规定。

二、食品卫生标准的分类

根据我国实际，食品卫生法规定，我国实行国家和地方两级食品卫生标准制度，按其发生作用范围或审批权限，具体可分为以下几类：

1. 国家食品卫生标准　国家食品卫生标准的审批权限属于卫生部，国家技术监督局的工作职责是负责国家食品卫生标准的编号。国家食品卫生标准的技术审查由"全国卫生标准化技术委员会食品卫生分技术委员会"负责。

2. 行业食品卫生标准　对没有国家食品卫生标准，而又需要由卫生部在全国范围内统一食品卫生技术要求所制定的行业标准。行业食品卫生标准制定和审批与国家卫生标准相同，相应的国家食品卫生标准即行废止。

3．地方标准　对没有国家或卫生部行业食品卫生标准，而又需要在省、自治区、直辖市范围内统一的食品卫生技术要求所制定的标准。地方食品卫生标准的制定与审批权限属于各级卫生行政部门，但须报卫生部和国家技术监督局备案。在国家或行业标准颁布实施后，该项地方标准即行废止。

4．企业标准　在没有相应的国家或行业食品卫生标准或地方标准，由企业为其生产的产品制定的标准。已有国家或行业标准的，国家鼓励企业制定严于国家或行业标准的企业标准。根据国家质量技术监督局发布的《企业标准化管理办法》规定，企业标准的审批权限属于企业内部的高层主管，但食品卫生监督管理机构应对企业标准中涉及安全、营养与保健的内容进行技术审查。另外，企业标准还须报当地政府标准化行政主管部门和卫生行政部门备案。

三、食品卫生标准的制订

1．食品卫生标准制订的法律依据　《食品卫生法》和《标准化法》是制定食品卫生标准的主要法律依据。

2．食品卫生标准制订步骤　食品卫生标准必须通过以下程序，方可颁布实施：首先由卫生部门组成科研协作组通过科学研究，提出某有害因素接触限量建议值；形成特殊形式的规范性文件后征求有关部门的意见；然后按照一定程序进行技术审查，根据危害水平、经济上可承受性和技术上可行性，提出建议卫生标准，再由卫生主管部门批准；最后以特定的形式颁布，作为一种法规实施。

四、制订食品卫生标准的意义

食品卫生标准是食品卫生立法的组成部分，也是进行卫生监督和管理的重要依据，对保证国民身体健康，维护和促进我国社会与经济发展有着极为重要的意义，主要体现在：

1．食品卫生标准是食品卫生法律法规体系的重要组成部分　《食品卫生法》只能对食品卫生范围作出原则性的规定，不可能对技术性较强的要求作出具体的规定，这就需要制定具体的食品卫生标准对法律未予明确的内容进行补充。食品卫生标准是与《食品卫生法》相配套的技术性规定，是食品卫生法律法规体系的重要组成部分，它保证了食品卫生法律法规的系统性和完整性，以便更好地执行《食品卫生法》的有关规定。

2．食品卫生标准保证了法制化食品卫生监督管理的顺利进行　《食品卫生法》规定：凡生产经营不符合卫生要求的食品，都将根据《食品卫生法》进行行政处罚。食品卫生标准规定的指标、项目反映了食品卫生监督管理的主要内容，是分析和判断食品生产经营是否符合有关卫生要求的主要技术手段和依据。

因此，食品卫生标准保证了法制化食品卫生监督管理工作的顺利进行。

3. 食品卫生标准是维护我国主权与促进我国食品国际贸易的技术保障 目前我国的食品进出口贸易日趋活跃，在复杂的国际食品贸易和市场竞争过程中，严格执行食品卫生标准可以发挥积极作用。一方面，利用食品卫生标准可以有效阻止国外低劣食品进入我国市场，对保护我国消费者身体健康和经济权益、维护国家的主权和利益等起到了重要的技术保障作用；另一方面，食品卫生标准也为提高国内出口食品的卫生质量，增强国内食品的国际市场竞争力，起到了重要的技术支持作用。

第四节　食品生产加工过程的卫生管理

加强食品生产加工过程的卫生管理是保证食品卫生质量的重要因素，而食品生产经营者自身的卫生管理，将在保证食品卫生质量上起到第一位的作用。当今的市场已逐渐由卖方市场转向买方市场，因而提高食品卫生质量，是食品生产经营参与竞争的关键，是维持生存的手段和谋求发展的基础。食品生产经营企业严格执行良好生产工艺（GMP）与危害分析和关键控制点方法（HACCP）是保证食品卫生质量和安全，提高商品竞争力的必备条件，也是应用最广泛的食品企业技术管理、质量控制的主要形式。

一、食品良好生产工艺

1. 概念 食品良好生产工艺（Good Manufacture Practice，GMP）是为保障食品生产安全、质量而制定的贯穿食品生产全过程的一系列措施、方法和技术要求。GMP 要求食品生产企业必须具备良好的生产设备、合理的生产过程、完善的质量管理和严格的检测系统，以确保最终产品的质量符合标准。

2. GMP 的内容 GMP 是对食品生产过程的各个环节、各个方面实行全方位质量控制的具体技术要求和为保证产品质量必须采取的监控措施。其贯彻形式类似我国岗位责任制，其标准形式类似我国企业卫生规范。其内容包括对食品生产经营企业的厂房、设备、卫生设施等方面提出的技术要求以及可靠的生产工艺、规范的生产行为、完善的管理组织和严格的管理制度等规定和措施。

3. 实施 GMP 的意义 实践证明，GMP 是一种行之有效的科学而严密的生产质量管理制度，其意义主要体现在以下几个方面：

（1）确保食品质量：GMP 对食品生产经营的各个环节，均提出了具体控制措施、技术要求和相应的检测方法及程序，以保证每件终产品质量合格。

（2）促进食品企业质量管理水平的提高：我国的食品企业 GMP 是以标准形式颁布的，具有强制性和普遍适用性。实施 GMP 规范化管理制度将会提高我国广大企业加强自身质量管理的自觉性，使食品企业质量管理走向科学化、规范化，提高质量管理水平，保证产品质量，从而推动我国食品企业质量管理体系向更高层次发展。

（3）有利于食品产品进入国际市场：GMP 是世界各国衡量一个企业质量管理优劣的重要依据，实施 GMP 的食品企业产品将会被国际贸易市场所认可，从而提高产品在国际贸易中的竞争力。

（4）促进食品企业的公平竞争：实施 GMP 势必会大大提高产品的质量，从而为企业带来良好的市场信誉和经济效益，增强落后企业实施 GMP 的积极性。并且通过加强 GMP 的监督检查，还可淘汰一些不具备生产条件的企业，起到固优汰劣的作用。

二、HACCP 管理方法

1. 概念 危害分析和关键控制点（Hazard and Analysis and Critical Control Points，HACCP）是指为了防止食物中毒或其他食源性疾病的发生，应对食品生产加工过程中造成食品污染发生或发展的各种危害因素进行全面系统的分析，确定能有效的预防、减轻或消除各种危害的"关键控制点"，进而在"关键控制点"对造成食品污染发生或发展的危害因素进行控制，并同时监测控制效果，随时对控制方法进行校正和补充。在食品生产加工的整个过程中，HACCP 通过这种"分析——控制——监测——校正"的一套连续方法，对造成食品污染发生和发展的各种危害因素进行分析和控制，从而保证了食品的卫生质量。

2. 实施 HACCP 的意义 HACCP 方法对于保证食品卫生质量，保障食品消费者的食用安全有着非常重要的作用。与发达国家相比，我国食品卫生质量的控制技术水平还很低，食品卫生质量方面所存在的各类问题不仅严重影响了消费者的身体健康，同时也阻碍了我国食品进入国际贸易大市场。因此，在我国的食品生产加工企业中广泛推广和应用 HACCP 管理方法有着非常重要的意义，具体表现在以下几方面：

（1）保证食品的卫生安全性：实施 HACCP 管理方法，能有效地防止食源性疾病的发生，保障人民群众身体健康，提高劳动生产率，从而促进经济与社会发展。

（2）提高我国出口食品的质量水平：实施 HACCP 管理方法，可以满足国际食品贸易中一贯重视生产过程质量控制的基本要求，并有助于我国食品出口创汇。

（3）增强食品生产企业的质量控制意识，提高食品企业的质量控制技术水平。

下　篇

检测技术

对食品进行分析检测，可以掌握食品中营养素的质与量，指导人们合理营养，并开发食品新资源、新品种；分析食品中的有害物质，可对食品的生产、加工、运输、销售过程进行全程控制，防止污染；通过对食品的监督检测，可防止在生产和销售中出现粗制滥造和掺杂掺假。

第八章 样品的采集与处理

第一节　食品样品的采集

食品卫生监督部门或食品企业自身是通过食品检测来了解和鉴定食品的营养价值和卫生质量。由于待鉴定食品往往不能全部用来检测，而是从总体（population）中抽取一定的样品（sample），通过对样品的检测来推断该食品总体的营养价值或卫生质量。所谓总体是指性质、条件完全相同的所有对象。从总体中抽取出来进行检测分析的部分称为样品，采集样品的过程称为采样（sampling）。食品检测是对食品进行质量和卫生监督的重要手段，而食品采样又是食品检测结果准确与否的关键，同时也是营养与食品卫生专业人员必须掌握的一项基本技能。

一、采样原则

1．代表性 在大多数情况下是通过对样品的检测来推断该食品总体的性状。因此，所采集的样品应能够较好地代表待鉴定食品各方面的特性。若所采集的样品缺乏代表性，无论其后的检测过程和环节多么精确，其结果都难以反映总体的情况，常可导致错误的判断和结论。

2．真实性 采样人员应亲临现场采样，以防止采样过程中的造假。所有采样用具都应清洁、干燥、无异味、无污染食品的可能，以避免因采样工具和采样容器而影响检测结果。

3．准确性 性质不同的样品必须分开包装，并应视为来自不同的总体；采样方法应符合要求，采样的数量应满足检测及留样的需要；可根据感官性状进行分类或分档采样；采样记录务必清楚地写在采样单上，并紧附于样品。

4．及时性 采样应及时，采样后也应及时送检。尤其是检测样品中水分、微生物等易受环境因素影响的指标，或样品中含有挥发性物质或易分解破坏的物质时，应及时赶赴现场采样，并尽可能缩短从采样到送检的时间。

二、采样方法

采样前要明确采样目的和采样数量，准备采样用具，制定合理可行的采样方案。审查待鉴定食品的相关证件，了解该批食品的原料来源、加工方法、贮运条件（包括起运日期）、销售中各环节的卫生状况、生产日期、批号、规格等。观察该批食品的感官性状、品质、储藏、包装等整体情况。进行现场感官检查的样品数量应为总量的 1%～5%。有包装的食品，应检查包装物有无破损、变形、受污染；未经包装的食品要检查食品的外观，有无发霉、变质、虫害、污染等。并应将这些食品按感官性状的不同及污染程度的轻重分别采样。

不同食品应使用不同的采样方法，一般皆取可食部分。

1．液体、半液体均匀食品 如植物油、鲜奶、酒、饮料等属于这类食品。

通常以一池、一缸、一桶为一个采样单位，搅拌均匀后采集一份样品；若容量过大，可按高度等距离分上、中、下三层，在每层的四角和中央各取等量样品，混合后再采样；流动的液体食品可定时、定量从输出的管口取样，混合后再采样；桶装的液体、半液体食品，采样前需用采样管缓慢插入容器底部，先将液体吸出作现场感官检查，然后再将液体充分搅拌均匀，用长柄勺或采样管取样。

2．固体散装食品 大量的固体散装食品，如粮食、油料种子、豆类、花生等，可采用几何法、分层法和分区法采样。

几何法即把一堆食品视为一种几何立体（如立方体、圆锥体、圆柱体等），取样时首先把整堆食品设定或想像为若干体积相等的部分，从这些部分中各取出体积相等的样品，混合为初级样品。对在粮堆、库房、船舱、车厢里堆积的食品进行采样，可采用分层采样法，即分上、中、下三层或等距离多层，在每层的中心及四角分别采取等量小样，混合为初级样品。对大面积平铺散装食品可先分区，每区面积不超过 $50m^2$，并各设中心、四角 5 个点，边缘上的点设在距边缘 50cm 处，两区以上者相邻两区分界线上的两个点为共有点（例如两区共设 8 个点，三区共设 11 个点，以此类推），各点采取等量小样，混合为初级样品。

对正在传送的散装食品，可从食品传送带上定时、定量采取小样。对数量较多的颗粒或粉末状固体食品，用"四分法"采样：即把取得的样品堆放在干净的平面瓷盘、塑料盘或塑料薄膜上，然后从下面铲起，在中心上方倒下，再换一个方向进行，反复操作直至样品混合均匀。然后将样品平铺成正方形，用分样板画两条对角线，去掉其中两对角的样品，剩余部分在按上述方法分取，直到剩下的两对角样品数量接近采样要求为止。袋装初级样品也可事先在袋内混合均匀，再平铺成正方形分样。

3. 完整包装食品 用桶、箱、缸等盛装的大包装食品，应在各部分按 $\sqrt{总件数}/2$ 或 $\sqrt{总件数}$ 取一定件数样品，然后打开包装，使用上述液体、半液体或固体样品的采样方法采样；袋装、瓶装、罐装的定型小包装食品（每包 < 500g），可按生产日期、班次、包装、批号随机采样；水果、西红柿等可取一定的个数。

4. 不均匀食品 蔬菜、鱼、肉、蛋类等食品应根据检测目的和要求，从同一部位或从具有代表性的各个部位采取小样，然后经过充分混合得到初级样品。肉类应从整体的各部位取样（不包括骨及毛发）；大鱼从头、体、尾各部位取样，小鱼可取 2～3 条；葱、菠菜等蔬菜可取整棵，莲白、青菜等可从中心剖开成二或四个对称部分，取其中一个或两个对称部分；蛋类可按一定个数取样，也可根据检测目的将蛋黄、蛋清分开取样。

5. 变质、污染的食品及食物中毒可疑食品 根据检测目的，结合食品感官性状、污染程度、特征等分别采样，切忌与正常食品相混。

6. 制订食品卫生标准的样品 应选择较为先进、具有代表性的工艺条件下生产的食品进行采样。

此外，采样数量应能反映该食品的卫生质量和满足检测项目对样品量的需要，一式 3 份，分别供检测、复验与备查或仲裁用，每份样品一般不应少于 0.5 kg。同一批号的完整小包装食品，250g 以上的包装不得少于 6 个，250g 以下的包装不得少于 10 个。并做好现场采样记录，认真填写采样收据及送检单等。

三、运输与保存

样品采集后应立即放入干燥洁净的容器内，密封、避光存放，并在尽可能短的时间内送至实验室。运送途中要防止样品漏、散、损坏、挥发、潮解、氧化分解、污染变质等。气温较高时，样品宜低温运送。送回实验室后的样品应在适宜条件下保存。如果送检样品经感官检查已不符合食品卫生标准或已有明显的腐败变质，可不必再进行理化检测，直接判为不合格产品。

1.样品储存的基本要求

（1）包装容器均应清洁、干燥，必要时容器在使用前用 10% ~20% 硝酸浸泡 24 小时以上。

（2）盛装样品的容器不应影响所保存食品的物理、化学、生物性质。

（3）易腐败和某些易挥发样品应放在低温冷冻条件下保存。

（4）重金属样品（汞除外），按分析项目要求有的可在 105℃ ~110℃ 干燥后保存。

（5）严禁乱用废容器盛装样品。

2.样品储存实例

（1）粮谷、豆类：可用布袋、纸袋盛装，常温、通风良好时，也可用广口瓶装。

（2）面粉、奶粉：可用食品塑料袋装，短期也可用广口瓶装，在常温和通风良好条件下保存。若测定霉菌毒素则不宜用玻璃瓶装。

（3）酱油、醋、酒、奶油：可用玻璃瓶盛装，不宜用塑料容器盛装。酱油、醋等不能用金属容器盛装。

（4）大酱类、虾酱等半流体样品：用广口瓶盛装。

（5）鱼、贝、藻类及动物性食品：用塑料袋盛装，低温下保存。

（6）糕点、糖果类：用食品塑料袋盛装，注意防止糕点油脂氧化、发霉。通风良好或低温下保存。

（7）瓜果、蔬菜类：可用食品塑料袋盛装，防止腐烂。

（8）豆腐、凉粉等样品：可用食品塑料袋或金属容器保存，如不能及时处理，可放低温保存。

（9）粉丝、腐竹、干菜类：可用食品塑料袋或纸袋保存，应放在通风良好、不被虫蛀、不易发霉的地方保存。

（10）盐渍食品：应放广口玻璃瓶中保存。

（11）中毒性样品：宜用广口玻璃瓶盛装和保存，并尽快化验分析。

（12）原有包装的食品：可在原包装中保存。

样品在检测结束后一般应保留至少一个月，以备需要时复查，保留期限从检测报告单签发之日算起。易变质食品不予保留，保留的样品应封存在适当的地方，并尽可能保持其原状。留样方法可根据食品种类、性质、检测项目、保留条件及合同中的有关规定来决定。

第二节　食品样品的制备

采集的样品多数不能直接供检，一般需根据待鉴定食品的性质和检测要求进行样品制备，常用的制备方法如下：

一、除去非食用部分

食品检测是分析可食部分，但食品作为商品销售时，非食用部分往往连同出售，特别是未加工的食品，因此，通常要对非食用部分予以剔除。植物性食品常需剔除某些不食用的根、皮、茎、柄、叶、壳、核等；动物性食品常需剔除羽毛、鳞爪、骨、胃、肠内容物、局部病灶、脓疱溃疡，以及胆囊、甲状腺、皮脂腺、淋巴结等，必要时对剔除部分进行计量。

二、除去机械杂质

一切肉眼可见的机械杂质应从食品样品中剔除，如杂草、植物种子、树叶、泥土、沙石、昆虫、竹木碎片、铁屑、玻璃等异物。

三、均匀化处理

用来检测的食品必须经过磨细、切碎、过筛和混匀制成平均样品，其目的在于保证样品均匀，取任何部分都能较好地代表全部待鉴定食品的特征。

一般固体食品，可用粉碎机将样品粉碎，过筛；高脂肪固体样品（如花生、大豆等）需冷冻后立即粉碎，再过筛。过筛时，要求全部样品都通过筛孔，未通过部分应继续粉碎并过筛，直至全部样品都通过为止，而不应将未过筛部分随意丢弃，否则将造成食品样品中的成分构成改变，从而影响样品的代表性。经过磨碎、过筛的样品必须进一步充分混匀，再进行称样。高水分食品（如蔬菜、水果等）多用匀浆法；肉类用绞碎或磨碎法；能溶于水或有机溶剂的样品成分，则用溶解法处理；蛋类去壳后用打蛋器打匀；液体或浆体食品如牛奶、饮料、植物油及各种液体调味品等，可用玻璃棒或电动搅拌器将样品充分搅拌均匀。

常用的均匀化处理的工具有：磨粉机、万能微型粉碎机、切割型粉碎机、球磨机、高速组织捣碎机、绞肉机等。各种机具的材料，应尽量选用惰性材料，如不锈钢、合金材料、玻璃、陶瓷、高强度塑料等。

四、预干燥

适用于含水分多、脂肪少、被测成分对热较稳定的样品。取适量样品切细或切薄，用上皿天平称取 200～300g，铺在瓷皿中于 60℃～80℃条件下干燥，干燥后置于室温下 1～2 天，使其与大气湿度达到动态平衡，称重，待测。

五、脱脂

适用于含油质多的食品，如油菜籽、芝麻等种子及其制品。一般使用乙醚脱脂，脱脂后的残渣于 60℃～80℃条件下干燥，再置室温 1～2 天使水分平衡，供分析使用。

第三节　食品样品的常规处理

食品样品在进行分析前，通常要对样品预先进行处理：即根据被测物质和杂质之间性质上的差异，使用不同的分离方法，将被测物质同有干扰的杂质进行分离，然后再进行以后的测定。食品样品的预处理是检测成败的关键。

一、挥发法

利用被测物质在常温下具有挥发的性质，使其与无挥发性的杂质分离。例如，食品中的汞离子被二氯化锡还原，成为具有挥发性的汞原子，同不挥发的杂质分离后，导入测汞仪测定食品中汞离子的含量；又如氰化物的快速定性试验中，利用氰化物在酸性溶液中生成氰化氢气体从样品中挥发逸出，使苦味酸试纸变成红色，表示有氰化物存在的方法等，都是属于使用挥发法分离的方法。

二、沉淀法

利用被测物质或者杂质能与试剂生成沉淀的反应，经过过滤等操作，使被测成分同杂质分离。例如，测定食盐中硫酸盐含量时，向样品溶液中加入的氯化钡试剂与硫酸根生成硫酸钡沉淀，用重量法称出硫酸钡的重量后，再换算成食盐中硫酸盐的含量；又如测定冷饮中糖精含量时，可以利用碱性硫酸铜试剂与蛋白质等干扰杂质生成沉淀，而糖精仍然溶解在溶液中，经过过滤使糖精与蛋白质等杂质分离后，再取滤液进行糖精的测定。

三、蒸馏法

食品中被测成分具有挥发性质，或经过若干处理后能够转变为挥发性物质，可以将样品或样品处理液进行直接加热蒸馏，以使挥发得更快、更完全。也就是说，可以利用蒸馏装置，将水蒸气通入盛装样品的烧瓶，样品中的被测成分即被水蒸气携带出来，经过冷凝，蒸馏液收集于接收器中，干扰性杂质仍留在样品瓶中。例如，粮食类及酒类食品中氰化物的测定即是采用水蒸气蒸馏法。

四、吸附法

聚酰胺、硅胶、硅藻土、氧化铝等吸附剂对某些被测成分有较强的吸附能力，而其他杂质则难于被吸附。在鉴定食品中色素时，常常应用吸附法处理样品。样品液中的色素被吸附剂吸附后，经过过滤、洗涤，再用适当的溶媒解吸，从而得到比较纯净的色素溶液。吸附剂可以直接加入样品中吸附色素，亦可将吸附剂装入玻璃管中制作成吸附柱或涂布成薄层板使用。

五、透析法

食品中所含的干扰性物质，如蛋白质、树脂、鞣质等是高分子物质，其分子粒径远远较被测成分的分子粒径大。透析法就是利用被测成分分子在溶液中能通过透析膜，而高分子杂质不能通过透析膜的原理来达到分离的目的。例如，欲从食品中分离糖精，可将样品液包入袋形玻璃纸中，扎好袋口悬于盛水的烧杯中进行透析，为了加速透析进行，操作时可以搅拌或适当加温。糖精的分子比膜孔小，即可通过玻璃纸的膜孔进入水中，蛋白质等杂质的分子比膜孔大，仍然停留在纸袋里面，待透析平衡后，纸袋外面的溶液即可供糖精测定。

透析膜的膜孔有大小之分，为了使透析成功，必须注意根据分离成分的分子颗粒大小，选择合适的透析膜。最常用的透析膜是玻璃纸膜，其他如羊皮纸膜、火棉胶膜及动物膀胱膜、肠衣等亦可采用。

六、提取法

使用无机溶媒如水、稀酸、稀碱溶液，以及使用有机溶媒如乙醇、乙醚、氯仿、丙酮、石油醚等，从样品中提取被测物质或除去干扰杂质，是常用的处理食品样品的方法。被提取的样品，可以是固体、液体，也可以是半流体。用液体溶媒浸泡固体样品，以提取其中的溶质，习惯上又称为浸取；用液体溶媒（常为有机溶媒）提取与它互不相溶或部分相溶的液体样品中的溶质（被测物质或者杂质），称为萃取。例如，测定固体食品中脂肪含量，即是用乙醚反复浸取样品中的脂肪，而杂质不溶于乙醚，然后使乙醚挥发掉，称出脂肪的重量；又如在测定黄曲霉毒素 B_1 时色素等进入甲醇－水溶液层，再用氯仿萃取甲醇－水溶液，色素等杂质不被氯仿萃取仍留在甲醇－水溶液层，而黄曲霉毒素 B_1 则溶解在氯仿层中，经过这样处理之后，黄曲霉毒素 B_1 即与脂肪色素等干扰杂质分离开，避免了脂肪色素等对黄曲霉毒素 B_1 测定的干扰。

七、有机质破坏法

食物中的钾、钠、钙、铁、磷、铅、砷、铜等矿物质常常与食物中的蛋白质等有机物质结合成为难溶的或难于解离的有机金属化合物。在进行检测时，由于没有这些元素的离子存在，而无法进行离子反应。因此，在进行检测之前，必须对样品进行有机质破坏。

有机质破坏是将有机质以长时间的高温处理，并且常常伴随与若干强氧化剂的作用，使有机质的分子结构受到彻底破坏。其中所含的碳、氢、氧元素生成二氧化碳和水逸出，有机金属化合物中的金属部分生成了简单的无机金属离子化合物。有机质破坏法分为干法和湿法两大类，除应用于检测食品中微量金属离子外，也可以用于检测食品中的非金属离子，如硫、氮、氯、磷等。

1．干法 干法又称灰化。将样品置坩埚中，小心炭化（除去水分和黑烟）后再以500℃～600℃高温灰化，如不易灰化完全，可加入少量硝酸润湿残渣，并蒸干后再行灰化。

为了缩短灰化时间，促进灰化完全，防止金属挥散损失，常常向样品中加入氧化剂，如硝酸铵、硝酸镁、硝酸钠、碳酸钠等帮助灰化。破坏后的灰分，用稀盐酸溶解后过滤，取滤液供测定用。

干法的优点在于破坏彻底，操作简便，使用试剂少，适用于除砷、汞、锑、铅等以外的金属元素的测定，因为破坏温度一般较高，这几种金属往往容易在高温下挥散损失。

2．湿法 湿法又称消化。在酸性溶液中，利用硫酸、硝酸、过氯酸、过氧化氢、高锰酸钾等氧化剂，使有机质分解的方法，叫湿法。本法的优点是加热温度比干法破坏温度低，因此，减少了金属挥散损失的机会，应用较为广泛。

湿法破坏按使用氧化剂的不同，可分为以下几类：

（1）硫酸－硝酸法：在盛有样品的克氏瓶中加数毫升浓硝酸，小心混匀后，先用小火使样品熔化，再加浓硫酸适量，渐渐加强活力，保持微沸状态。如加热过程中发现瓶内溶液颜色变深（表示开始炭化）或无棕色气体时，必须立即停止加热，待瓶稍冷却后再补加数毫升硝酸，继续加热。如此反复操作至瓶内容物无色或仅微带黄色时，继续加热至产生三氧化硫白烟。静置冷却，加水 20ml，煮沸除去残留在溶液中的硝酸和氮氧化物，直至产生三氧化硫白烟。冷却后以适量水稀释，转入容量瓶中，用水洗涤克氏瓶，洗液并入容量瓶，冷却至室温，加水至刻度，混匀供测定用。

（2）高氯酸－硝酸－硫酸法：取适量样品于克氏瓶中，操作基本同硫酸－硝酸法，不同的是要在中途反复加硝酸、高氯酸（3∶1）混合液。

（3）高氯酸（或过氧化氢）－硫酸法：取适量样品于克氏瓶中，加浓硫酸适量加热消化至淡棕色时，冷却，加数毫升高氯酸（或过氧化氢），再加热消化，如此反复操作至破坏完全，冷却后以适量水稀释，转入容量瓶中，供测定用。

（4）硝酸－高氯酸法：向样品瓶中加数毫升浓硝酸，小心加热至剧烈反应停止后，再加热煮沸近于干涸，加入 20ml 硝酸－高氯酸（1∶1）混合液，缓缓加热，反复添加硝酸－高氯酸混合液至瓶内容物破坏完全，小心蒸发至近于干涸，加入适量稀盐酸溶解残渣，必要时过滤，滤液于容量瓶中固定体积后供测定用。

使用有机质破坏法处理样品时应注意方法的选择，其原则是：方法简便，使用试剂愈少愈好；样品破坏耗时短，有机质破坏愈彻底愈好；破坏后的溶液容易处理，不影响以后的测定步骤，被测元素不因破坏而受损失。此外，消化过程中要注意维持一定量的硝酸或其他氧化剂，避免发生炭化还原金属。破坏样品的同时必须作空白试验，以抵消试剂中所含微量元素引入的误差。

以上是食品样品的几种常规处理方法，目的在于除去干扰成分，使样品适合分析要求。在具体运用时，往往根据食品种类、理化性质和检测项目的不同，采用几种方法配合使用，以期收到较好的分离效果。

第九章

食品中营养成分测定

第一节　食品中蛋白质的测定

　　蛋白质是食品中重要的营养指标。各种不同的食品中蛋白质的含量各不相同，一般说来，动物性食品的蛋白质含量高于植物性食品，测定食品中蛋白质的含量，对于评价食品的营养价值、合理开发利用食品资源、指导生产、优化食品配方、提高产品质量具有重要的意义。

　　新鲜食品中含氮化合物大多以蛋白质为主体，所以检测食品中蛋白质时，往往只限于测定总氮量，然后乘以蛋白质换算系数，即可得到蛋白质含量。

　　蛋白质测定最常用的方法是凯氏定氮法，它是测定总有机氮的最准确和操作较简便的方法之一，应用普遍。此外，双缩脲分光光度比色法、紫外分光光度法、染料结合分光光度比色法、酚试剂法等也常用于蛋白质含量测定，由于这些方法简便快速，多用于生产单位质量控制分析。近年来，国外采用红外检测仪对蛋白质进行快速定量分析。

一、凯氏定氮法

　　凯氏定氮法是由 Kieldahl 在 1833 年首先提出的，经长期改进，迄今已发展有常量法、微量法、自动定氮仪法、半微量法等多种，其中以前三种较为常用。

（一）常量凯氏定氮法

　　1. 原理　取样品适量与浓硫酸和催化剂一同加热消化，使蛋白质分解，其中碳和氢被氧化成二氧化碳和水逸出，而样品中的有机氮转化为氨与硫酸结合成硫酸铵。然后加碱蒸馏，使氨蒸出，用硼酸吸收后再以标准盐酸或硫酸溶液滴定。根据标准酸消耗量可计算出蛋白质的含量。

　　（1）样品消化：样品中含氮有机化合物经浓硫酸加热消化，浓硫酸具有脱水性，使有机物脱水：

$$2NH_2(CH_2)_2COOH + 13H_2SO_4 \longrightarrow (NH_4)_2SO_4 + 6CO_2\uparrow + 12SO_2\uparrow + 16H_2O$$

浓硫酸又有氧化性，将有机物炭化后的碳氧化成为二氧化碳，硫酸则被还原成二氧化硫：

$$H_2SO_4 + C \longrightarrow SO_2\uparrow + 2H_2O + CO_2\uparrow$$

二氧化硫使氮还原为氨，本身则被氧化为三氧化硫，氨随之与硫酸作用生成硫酸铵留在酸性溶液中：

$$H_2SO_4 + 2NH_3 \longrightarrow (NH_4)_2SO_4$$

（2）蒸馏：在消化完全的样品溶液中加入浓氢氧化钠使呈碱性，加热蒸馏，即可释放出氨气，反应方程式如下：

$$2NaOH + (NH_4)_2SO_4 \longrightarrow 2NH_3\uparrow + Na_2SO_4 + 2H_2O$$

（3）吸收与滴定：加热蒸馏所放出的氨，可用硼酸溶液进行吸收，待吸收完全后，再用盐酸标准溶液滴定，因硼酸呈弱酸性，有吸收氨的作用，吸收及滴定反应方程式如下：

$$2NH_3 + 4H_3BO_3 \longrightarrow (NH_4)_2B_4O_7 + 5H_2O$$

$$(NH_4)_2B_4O_7 + 5H_2O + 2HCl \longrightarrow 2NH_4Cl + 4H_3BO_3$$

蒸馏出来的氨，也可以用过量 HCl 或 H_2SO_4 标准溶液吸收，然后再用 NaOH 标准溶液滴定溶液中剩余的酸，根据消耗酸和碱的量计算出总氮量。

2．主要仪器 500ml 凯氏烧瓶、定氮蒸馏装置、酸式滴定管、移液管。

3．试剂 浓硫酸、硫酸铜、硫酸钾、40% 氢氧化钠溶液、4% 硼酸吸收液、甲基红－溴甲酚绿混合指示剂、0.1 mol/L 盐酸标准溶液。

4．操作方法 准确称取固体样品 0.20~2.00g（半固体样品 2.00~5.00g，液体样品 10.00~25.00ml），小心移入干燥洁净的 500ml 凯氏烧瓶中，加入研加入细的硫酸铜 0.2g、硫酸钾 10g 和浓硫酸 20ml，轻轻摇匀。安装消化装置，并将其倾斜 45°。用电炉以小火加热，待内容物全部炭化，泡沫停止产生后，加大火力，保持瓶内液体微沸，至液体变蓝绿色透明后，再继续加热微沸 0.5~1 小时。取下放冷，小心加入 20ml 水，放冷后移入 100ml 容量瓶中，并用少量水洗定氮瓶，洗液并入容量瓶中，再加水至刻度，混匀备用。

将凯氏瓶与蒸馏装置相连，于水蒸气发生瓶内装水至 2/3 处，加入数粒玻璃珠。塞紧瓶口，冷凝管下端插至吸收瓶液面下（瓶内预先装入 10ml 4% 硼酸吸收液及甲基红－溴甲酚绿混合指示剂 1~2 滴）。准确吸取 10ml 样品处理液由进样漏斗流入反应室，并以 10ml 水洗涤小烧杯其使流入反应室内，塞紧玻璃塞。将 40% 氢氧化钠溶液 10ml 倒入小玻璃杯内，提起玻璃塞使其缓缓流入反应室，摇动凯氏瓶，至瓶内溶液呈深蓝色，或产生黑色沉淀，夹紧螺旋夹，加热蒸馏至氨全部蒸出。然后将冷凝管下端离开液面，再蒸馏 1 分钟。用少量水冲洗冷凝管下端外部，取下接收瓶，用盐酸标准溶液（0.1 mol/L）滴定至灰色或蓝紫色为滴定终点，记录消耗盐酸标准溶液的体积。同时做一试剂空白试验。

5. 结果计算

$$X = \frac{C \times (V_1 - V_2) \times M_{氮} \times 10^{-3}}{m \times \dfrac{10}{100}} \times F \times 100$$

式中：X——蛋白质（%）

　　　C——盐酸标准溶液的浓度（μmol/L）

　　　V_1——滴定样品吸收液时消耗盐酸标准溶液体积（ml）

　　　V_2——滴定空白吸收液时消耗盐酸标准溶液体积（ml）

　　　m——样品质量（g）

　　　$M_{氮}$——氮的摩尔质量（14.01g/mol）

　　　F——氮换算为蛋白质的系数

6. 样品的分解条件　在消化过程中为了加速分解过程，缩短消化时间，常加入下列物质：

（1）K_2SO_4：K_2SO_4 的功用是提高溶液的沸点。

$$K_2SO_4 + H_2SO_4 \longrightarrow 2KHSO_4$$

$$2KHSO_4 \longrightarrow K_2SO_4 + H_2O + SO_2 \uparrow$$

在消化过程中，随着硫酸的不断分解，水分的不断蒸发，K_2SO_4 的浓度逐渐增大，则沸点升高，加速了对有机物的分解作用。

$$(NH_4)_2SO_4 \longrightarrow NH_3 \uparrow + (NH_4)HSO_4$$

$$2(NH_4)HSO_4 \longrightarrow NH_3 \uparrow + 2SO_3 \uparrow + 2H_2O$$

除硫酸钾外，也可加入硫酸钠、氯化钾等盐类来提高沸点，但效果不如硫酸钾。

（2）催化剂

①第一种催化剂（$CuSO_4$）：以 $CuSO_4$ 作为催化剂，其反应如下：

$$C + 2CuSO_4 \longrightarrow Cu_2SO_4 + SO_2 \uparrow + CO_2 \uparrow$$

$$Cu_2SO_4 + 2H_2SO_4 \longrightarrow 2CuSO_4 + 2H_2O + SO_2 \uparrow$$

在有机物全部消化后，这时溶液具有清澈的蓝绿色。硫酸铜除有催化作用外，还可在下一步蒸馏时作碱性反应的指示剂。

②第二种催化剂（氧化汞和汞）：氧化汞和汞是良好的催化剂，其作用如下：

$$HgO + H_2SO_4 \longrightarrow HgSO_4 + H_2O$$

$$Hg + 2H_2SO_4 \longrightarrow HgSO_4 + 2H_2O + SO_2$$

$$2HgSO_4 \xrightarrow{\text{有还原物质共存}} Hg_2SO_4 + SO_3 + [O]$$

$$2HgSO_4 + 2H_2SO_4 \longrightarrow Hg_2SO_4 + 2H_2O + SO_2$$

汞是一个效能较高的催化剂，可得到氮的最佳回收率。但是汞能与氨生成汞氨（基）化合物，在蒸馏过程中，不易将氨全部释放出来。为此在蒸馏时，必须添加少量锌粉或硫化物或 $Na_2S_2O_3$，使氨游离出。

锌粉与碱作用放出氢，还原汞氨化合物。

$$Zn + 2NaOH \longrightarrow H_2 + Na_2ZnO_2$$

$$(NH_2Hg)_2SO_4 + 2H_2 \longrightarrow (NH_4)_2SO_4 + 2Hg$$

也可用硫化钾使汞生成硫化汞沉淀。可是，反应后产生 H_2S，且硫化汞沉淀可使反应液引起暴沸，防止暴沸的措施是添加锌粒。

氧化汞和汞都是剧毒物质，使用时必须有安全可靠的通风设备，还会污染环境，而且价格昂贵。

HgO 必须是优质的，否则会因含有硝酸根而产生误差。

③第三种催化剂（硒粉）：催化作用较强，可大大缩短消化时间。

$$2H_2SO_4 + Se \longrightarrow H_2SeO_3 + 2SO_2 + H_2O$$

$$H_2SeO_3 \longrightarrow SeO_2 + H_2O$$

硒粉用量不宜过多，消化时间不可过久，同时，要小心控制消化温度，否则将引起氮素损失。

$$(NH_4)_2SO_4 + H_2 \longrightarrow SeO_3 (NH_4)_2SeO_3 + 2H_2SO_4$$

$$3 (NH_4)_2SeO_3 \xrightarrow{H_2SO_4} 9H_2O + 2NH_3 + 2N_2\uparrow + 3Se$$

（3）氧化剂：添加氧化剂可帮助有机物消化，但要防止氨进一步氧化为氮。一般说来，若有足够量的其他还原剂（如碳），则添加氧化剂不至于使测定结果偏低。

常用的氧化剂为高锰酸钾和过氧化氢，若试样富含碳时，可使用高锰酸钾。过氧化氢具有消化速度快、操作简便的优点，近代常推荐使用这种氧化剂。但使用时须特别注意，一定要等消化液完全冷却后再加入过氧化氢。

7. 注意事项

（1）消化时间一般 4 小时左右即可，时间过长会引起氨的损失。如样品中含赖氨酸或组氨酸较多时，消化时间需延长 1~2 倍。因为这两种氨基酸中的氮在短时间内不易消化完全，往往导致总氮量偏低。

（2）若样品含脂肪或糖较多时，消化时间要长些。还应注意消化过程中易产生大量泡沫，防止其溢出瓶外，须时时摇动，并用小火加热。

（3）当样品消化液不易澄清透明时，可将凯氏烧瓶冷却，加入30%过氧化氢2~3ml后再继续加热消化。

（4）硼酸吸收液的温度不应超过40℃，否则对氨的吸收作用减弱而造成损失，此时可置于冷水浴中使用。

（5）蒸馏装置不能漏气。

（6）在蒸馏过程中要注意接头处有无松漏现象。蒸馏完全后，先将吸收瓶脱离冷凝管，继续蒸馏1分钟，将附着在尖端的标准酸液，完全洗入三角烧瓶内之后，再取下来，最后灭火。

（7）常量凯氏定氮法可应用于各类食品的蛋白质测定。

（二）微量凯氏定氮法

微量凯氏定氮法的消化原理和步骤与常量法基本上一致，所不同的是样品量和试剂用量都很少，另有一套适合于微量测定的仪器装置。

1. 主要仪器　100ml凯氏烧瓶、微量凯氏定氮装置。

2. 试剂　0.01 mol/L盐酸标准溶液，其他试剂同常量凯氏定氮法。

3. 操作方法　将消化完全的消化液放冷后，移入100ml容量瓶中，并用少量水冲洗凯氏烧瓶，洗液并入容量瓶中，再加水至刻度，混匀备用。装好微量定氮装置，于水蒸气发生瓶内装水至2/3处，加入数粒玻璃珠，加甲基红指示液数滴及数毫升硫酸。准确移取消化稀释液10ml于反应管内，经进样漏斗加入40%氢氧化钠溶液10ml使其呈强碱性，用少量蒸馏水冲洗进样漏斗数次，夹好漏斗夹，进行水蒸气蒸馏。冷凝管下端插至吸收瓶液面下（瓶内预先装入4%硼酸吸收液10ml及甲基红-溴甲酚绿混合指示剂1~2滴）。蒸馏至吸收液中所加的混合指示剂变为绿色开始计时，继续蒸馏10分钟后，将冷凝管尖端提离液面再蒸馏1分钟，用蒸馏水冲洗冷凝管尖端后停止蒸馏。

取下接收瓶，馏出液用盐酸标准溶液（0.01 mol/L）滴定溶液至微红色为滴定终点，记录消耗盐酸标准溶液的体积。同时做空白试验。

4. 结果计算　$X = \dfrac{C \times (V_1 - V_2) \times M_{氮} \times 10^{-3}}{m \times \dfrac{10}{100}} \times F \times 100$

5. 注意事项

（1）硼酸吸收液每次用量为25ml。

（2）在蒸馏时，蒸气发生要均匀充足，蒸馏过程中不得停火断汽，否则将发生倒吸。

（3）加碱要足量，操作要迅速；漏斗应采用水封措施，以免氨由此逸出损失。

（4）应用范围与常量凯氏定氮法相同。

（三）自动凯氏定氮法

自动凯氏定氮法是将常量凯氏定氮装置组装成具有自动操作功能的一套装置，其原理及适用范围与常量凯氏定氮法相同。

1．主要仪器 自动凯氏定氮仪（该装置内具有自动加碱蒸馏装置，自动吸收和滴定装置以及自动数字显示装置）、消化装置（由优质玻璃制成的凯氏消化瓶及红外线加热装置组合而成的消化炉）。

2．试剂 硫酸铜与硫酸钾片剂，其他试剂与常量凯氏定氮法相同。

3．操作方法

（1）称取 0.50~1.00g 样品，置于消化瓶内，加入硫酸铜与硫酸钾片剂各 2片，加入浓硫酸 10ml，将消化瓶置于红外线消化炉中。消化炉分成两组，每行一组共 4 个消化炉。消化瓶放入消化炉后，用连接管连接密封住消化瓶，开启抽气装置，开启消化炉的电源，30 分钟后 8 个样品消化完毕，消化液完全澄清并呈绿色。

（2）取出消化瓶，移装于自动凯氏定氮仪中，接连开启加水的电钮、加碱电钮、自动蒸馏滴定电钮，开启电源，大约经 12 分钟后由自动数字显示装置读出样品总氮百分含量，并记录样品总氮百分比。根据样品的种类选择相应的蛋白质换算系数 F，即可得出样品中蛋白质含量。

（3）开启排除废液电钮及加水电钮，排出废液，清洗消化瓶。

大约 2 小时时间内可完成 8 个样品的蛋白质含量测定工作。该法具有灵敏、准确、快速及样品用量少等优点。

二、双缩脲法

1．原理 双缩脲在碱性环境中，能与硫酸铜结合成紫红色的络合物，此反应称为双缩脲反应。蛋白质分子中含有肽键，与双缩脲结构相似，故能呈此反应。

当脲被小心地加热至 150℃~160℃时，可由两个分子间脱去一个氨分子而生成二缩脲（也叫双缩脲），反应式如下：

$$H_2NCO + NH_2 + H + N - CONH_2 \xrightarrow{\triangle} H_2NCONHCONH_2 + NH_3$$

双缩脲与碱及少量硫酸铜溶液作用生成紫红色的络合物，此反应为双缩脲反应：

$$2 \quad \underset{\text{NH}_2}{\overset{\text{NH}_2}{\underset{\text{O==C}}{\underset{\text{NH}}{\underset{\text{O==C}}{\text{NH}_2}}}}} \xrightarrow[\text{NaOH}]{\text{CuSO}_4} \quad \text{络合物}$$

本法是测定蛋白质浓度常用方法之一。蛋白质的种类虽不同，但发色率差别不大。除组氨酸以外，其他游离的氨基酸、二肽等不显色；除双缩脲、一亚氨基双缩脲、二亚氨基双缩脲、氨醇、氨基酸酰胺、丙二酰胺等少数化合物以外，其他非蛋白质均不显色，所以双缩脲反应可以看作是蛋白质所特有的反应。此法灵敏度较差，但操作简便迅速。近年来有改良方法报道，如用紫外光测定微量双缩脲法，其灵敏度为普通双缩脲法（用可见光测定）的六倍。

2．主要仪器 分光光度计、离心机（每分钟4000转）、电子天平。

3．试剂

（1）碱性硫酸铜溶液：①以甘油为稳定剂，将10 mol/L 氢氧化钾 10 ml 和 3.0ml 甘油加到937ml 蒸馏水中，剧烈搅拌，同时慢慢加入4%硫酸铜（$CuSO_4 \cdot 5H_2O$）溶液 50 ml；②以酒石酸钾钠作稳定剂，将10 mol/L 氢氧化钾 10 ml 和 25%酒石酸钾钠溶液加到930ml 蒸馏水中，剧烈搅拌，同时慢慢加入4%硫酸铜溶液 40 ml。

（2）四氯化碳。

4．操作方法

（1）标准系列的配制：分别称取混合均匀的标准蛋白质样品40、50、60、70、80、90、l00 和110mg 于50ml 纳氏比色管中，然后各加入1ml 四氯化碳，再用碱性硫酸铜溶液准确稀释至50ml 刻度线，充分振摇10 分钟，静置1小时后备用。

（2）标准曲线的绘制：从纳氏比色管中取上层清液离心5 分钟，取离心分离后的透明液置于比色皿中，在560 nm 波长下分别测定各溶液的吸光度，然后以蛋白质的含量为横坐标，吸光度 A 为纵坐标绘制标准曲线。

（3）样品的测定：准确称取样品适量（使蛋白质含量在 40～110mg 之间）于 50ml 纳氏比色管中，加 1ml 四氯化碳，按上述步骤显色后，在相同条件下测其吸光度，用测得的 A 值在标准曲线上即可查得蛋白质毫克数，进而由此求得蛋白质含量。

5. 结果计算　$X = \dfrac{m \times 100}{m_s}$

式中：X——蛋白质含量（mg/100g）

　　　　m——由标准曲线上查得的蛋白质毫克数

　　　　m_s——样品质量（g）

6. 注意事项

（1）蛋白质的种类虽然不同，但对发色程度的影响不大。试剂的制备和操作也较简便。由于灵敏度不太高，因此，所需样品量较大。

（2）含脂肪高的样品应预先用醚抽出，弃去。

（3）当肽中含有脯氨酸时，若有多量糖类共存，则呈色反应不好，测定值偏低。

（4）样品中有不溶性成分存在时，会给比色测定带来困难，此时可预先将蛋白质抽出后再进行测定。

（5）配制试剂加入硫酸铜溶液时，必须剧烈搅拌，否则将生成氢氧化铜沉淀。

（6）标准蛋白质样可采用凯氏定氮法测出蛋白质含量。

（7）测定各溶液的吸光度时，每次测量必须以蒸馏水作参比液调节分光光度计至零点。

（8）标准曲线作完整之后，无需每次再作标准曲线。

（9）双缩脲法在生化领域是测定蛋白质浓度常用方法之一，可适用于豆类、油料及米谷类作物种子及肉类样品中蛋白质的测定。

三、紫外分光光度法

1. 原理　紫外分光光度法是直接测定芳香族氨基酸对紫外线吸收光谱（酪氨酸和色氨酸的最大吸收为 280 nm）及肽键对紫外线吸收光谱（肽键的最大吸收为 190 nm）来定量蛋白质的一种分析方法。

蛋白质及其降解产物（胨、脉、肽和氨基酸）的芳香环残基在紫外区内对一定波长的光具有选择吸收作用。在此波长（280 nm）下，物质对光的吸收程度与蛋白质浓度（3～8mg/ml）成直线关系，因此，通过测定蛋白质溶液的吸光度，并参照事先用凯氏定氮法测定蛋白质含量的标准样所作的标准曲线，即可求出样品中蛋白质的含量。

由于许多非蛋白物质都可能在紫外部分引起光吸收，又由于光散射的干扰，所以，本法虽操作简便迅速，常用于生化研究，在食品分析领域的应用并不广泛。

2．主要仪器　紫外分光光度计、离心机（每分钟 3000～5000 转）、电子天平。

3．试剂　0.1 mol/L 柠檬酸水溶液、8 mol/L 尿素的氢氧化钠溶液。

4．操作方法

（1）标准系列的配制：准确称取样品 2.00g，置于 50ml 烧杯中，加入 0.1 mol/L 柠檬酸溶液 30ml，不断搅拌 10 分钟使其充分溶解，用四层纱布过滤于玻璃离心管中，以每分钟 3000～5000 转的速度离心 5～10 分钟，倾出上层清液。分别吸取 0.5、1.0、1.5、2.0、2.5 及 3.0ml 于 10ml 容量瓶中，各加入 8 mol/L 脲的氢氧化钠溶液定容至标线，充分振摇 2 分钟，若混浊，再次离心直至透明为止。

（2）将透明液置于比色皿中，于紫外分光光度计 280 nm 波长处测定各溶液的吸光度 A。

（3）标准曲线的绘制：以事先用凯氏定氮法测得的样品中蛋白质的含量为横坐标，上述吸光度 A 为纵坐标，绘制标准曲线。

（4）样品的测定：准确称取试样 1.00g，如（1）所述方法对样品进行处理，吸取的每毫升样品溶液中含有 3～8mg 的蛋白质。按标准曲线绘制的操作条件测定其吸光度，从标准曲线中查出蛋白质的含量。

5．结果计算　$X = \dfrac{m}{m_1} \times 100\%$

式中：X——蛋白质含量（%）

　　　　m——从标准曲线上查得的蛋白质含量（mg）

　　　　m_1——测定样品溶液所相当于样品的质量（mg）

6．注意事项

（1）测定糕点时，应将表皮的颜色去掉。

（2）温度对蛋白质水解有影响，所以操作温度应控制在 20℃～30℃。

（3）选择的入射波长为最大吸收波长 $\lambda_{max} = 280$ nm。

（4）测定各溶液的吸光度时，每次测量必须以 8 mol/L 脲的氢氧化钠溶液作参比液调节分光光度计零点。

（5）紫外分光光度法首先用来测定牛乳中的蛋白质含量，也可测定小麦面粉、糕点、豆类、蛋黄及肉制品中的蛋白质含量。

第二节 食品中脂肪的测定

脂肪（甘油三酸酯）是食品中重要的营养成分之一，是人们膳食组成中一个很重要的分支，可为人体提供必需的脂肪酸。脂肪的热量值高，是人体能量的主要来源，每克脂肪在体内可提供37.62 kJ（9kcal）能量，比碳水化合物和蛋白质高一倍以上；脂肪还是脂溶性维生素的良好溶剂和传递者；脂肪与蛋白质结合生成的脂蛋白，在调节人体生理机能和完成体内生化反应方面都起着十分重要的作用。但过量摄入脂肪，对人体健康也将产生不利影响。

脂肪含量是食品质量管理中一项重要的控制指标，测定食品中脂肪的含量，不仅可以用来评价食品的品质，衡量食品的营养价值，而且对实现生产过程的质量管理、工艺监督等方面都有着重要的意义。

食品中脂肪的存在形式有游离态和结合态两种，如动物性脂肪及植物性油脂存在形式为游离态；而天然存在的磷脂、糖脂、脂蛋白及某些加工食品（如焙烤食品及麦乳精等）中的脂肪，与蛋白质或碳水化合物等成分形成结合态。大多数食品中所含的脂肪为游离脂肪，结合态脂肪含量较少。

一、溶剂的选择

天然的脂肪并不是单纯的甘油三酸酯，而是各种甘油三酸酯的混合物，它们不溶于水，易溶于有机溶剂。且在不同溶剂中的溶解度因多种因素而变化，这些因素有脂肪酸的不饱和性、脂肪酸的碳链长度、脂肪酸的结构以及甘油三酸酯的分子构型等。显然，不同来源的食品，由于它们结构上的差异，不可能采用一种通用的溶剂。但各种脂肪在结构上相似之处也很多，它们都存在着非极性的长碳链，具有像烃一样的性质，在水中的溶解度非常小，但能溶解于脂肪溶剂中。通常采用的脂肪溶剂是低沸点的有机溶剂如无水乙醚（沸点为34.6℃）或石油醚（沸程为35℃~45℃）。

乙醚溶解脂肪的能力比石油醚强，应用最多。现有的食品脂肪含量的标准分析法都采用乙醚作提取剂。但乙醚的沸点低，易燃，且可饱和约2%的水分。含水乙醚会同时抽提出糖分等非脂成分，所以，使用时必须采用无水乙醚作提取剂，且要求被测样品必须预先烘干。

石油醚具有较高的沸点，用石油醚作提取剂时，允许样品含有微量水分。它没有胶溶现象，不会夹带胶态的淀粉、蛋白质等物质。石油醚抽出物比较接近真实的脂类。

乙醚、石油醚这两种溶剂一般适用于已烘干磨细，不易潮解结块的样品，它们能提取样品中游离态的脂肪，但不能提取结合态脂类。对于结合态脂类，必须预先用酸或碱破坏脂类和非脂成分的结合后才能提取。因两者各有特点，故常常混合使用。

氯仿－甲醇是另一种有效的溶剂，它对于脂蛋白、磷脂的提取效率较高，适用范围很广，特别适用于水产品、肉类、蛋制品等。

用溶剂提取食品中的脂类时，要根据食品种类、性状及所选取的具体分析方法进行选择。

二、样品的预处理

在测定脂肪含量之前，需对样品进行预处理。样品预处理方法决定于样品本身的性质。相对说来，牛乳预处理非常简单，而植物或动物组织的处理方法则较为复杂。

在预处理中，有时需将样品粉碎，粉碎的方法很多，不论是切碎、碾磨或绞碎等处理方法，都应当使样品中脂类的物理、化学性质变化以及酶的降解减少到最小程度。为此，要注意控制温度并防止发生化学变化。

水分含量是一重要因子。乙醚渗入细胞中的速度与样品的含水量有关。样品很潮湿的话，乙醚不能渗入组织内部。而且，乙醚被水分饱和以后，抽提脂肪的效率降低。样品干燥方法要掌握适当，低温时要设法使酶失去活力或降低活力，以免脂肪降解；温度过高，则可能使脂肪氧化，或者，脂类与蛋白质及碳水化合物形成结合态的脂肪，以至无法用乙醚提取。一般说来，较理想的方法是冷冻干燥法，由于样品组成成分及结构的变化较少、样品的表面积较大，它对提取效率的影响最小。但也并不是说样品的含水量越低越好。实践证明，对于磨碎的小麦试样，水分含量控制在11%，其提取效率比低水分高。

样品被提取的完善程度还取决于它的颗粒大小，有的样品易结块，可加入4~6倍量的海砂，有的样品含水量较高，可加入无水硫酸钠，用量以样品呈散粒状为止。以上处理的目的都是为了增加样品的表面积，减少样品含水量，使有机溶剂更有效地提取出脂类。

三、脂肪的测量方法

食品的种类不同，脂肪的含量及其存在形式不同，测定脂肪的方法也就不同。常用的测定脂类的方法有：索氏提取法、酸水解法、罗兹－哥特里法、巴布科克法、盖勃法和氯仿－甲醇提取法等。过去普遍采用的是索氏提取法，此法至今仍被认为是测定多种食品脂类含量的代表性方法，但对于某些样品测定结果往往偏低。酸水解法能对包括结合态脂类在内的全部脂类进行定量。而罗兹－哥特里法主要用于乳及乳制品中脂类的测定。

（一）索氏提取法

索氏提取法是测定脂肪含量最经典的方法，也是国标方法之一。

1. 原理 将已经预处理过而干燥分散的样品，用无水乙醚或石油醚等溶剂进行提取，使样品中的脂肪进入溶剂当中，然后从提取液中回收溶剂，最后所得到的残留物即为脂肪（或粗脂肪）。由于残留物中除了含游离脂肪外，还含有磷脂、色素、树脂、蜡状物、挥发油、糖脂等物质，所以用索氏提取法测得的为粗脂肪。

索氏提取法中所使用的无水乙醚或石油醚等有机溶剂，只能提取样品中的游离脂肪。故该法测得的仅仅是游离态脂肪，而结合态脂肪未能测出。

2. 主要仪器 索氏提取器。

3. 试剂 无水乙醚或石油醚、海砂、硫酸铜溶液（69.3g/L）、氢氧化钠溶液（10.2g/L）、无水硫酸钠。

4. 操作方法

（1）谷类，豆类等易于碾磨的粉末状样品：精密称取在100℃～105℃烘干2～3小时的样品5～10g，装入滤纸筒中。滤纸筒两端覆以脱脂棉。将滤纸筒放在索氏提取器的提取筒内，把提取筒与已知重量的干燥脂肪烧瓶连接，由提取器冷凝管上端加入乙醚，用量为脂肪烧瓶容积的2/3～3/4。通入冷凝水，用水浴回流6～8小时。然后，取出滤纸筒，取下脂肪烧瓶，利用抽提筒回收乙醚，至脂肪烧瓶内乙醚量为1～2ml时，放在水浴上驱除残留的溶剂，再在100℃～105℃烘干至恒重。

（2）肉、蛋等蛋白质及水分含量较多的样品：精密称取样品3～8g，置研钵中，加入无水硫酸钠8～10g，再加入少量海砂，充分搅匀，干燥粉碎后，如上法进行提取。

（3）糖果、果酱（jam）、稀奶油（cream）等碳水化合物含量较高的样品：糖类等糊状物质较多的样品，需要预先作如下处理：取样品5～10g，置烧杯中，加蒸馏水200ml，搅匀，加入硫酸铜溶液（69.3g/L）10ml，充分搅匀后，加入氢氧化钠溶液（10.2g/L），调节pH呈微酸性，充分搅和后静置，用倾注法过滤生成的沉淀以除去糖分，将残留物与滤纸一起烘干，其后操作与谷类样品脂肪提取法相同。

5. 结果计算 $X = \dfrac{m_2 - m_1}{m_s} \times 100$

式中：X——脂肪含量（%）

   m_2——脂肪和脂肪烧瓶的总质量（g）

   m_1——脂肪烧瓶质量（g）

   m_s——样品质量（g）

6. 注意事项

（1）滤纸筒的准备方法：取 8cm×15cm 的滤纸一张，卷在直径约为 2cm 的试管上，将一端的纸边折入，用手捏紧，形成袋底。取出试管，在纸筒底部衬一块脱脂棉，压紧，纸筒外面用脱脂线捆好，于100℃～105℃烘干至恒重。

（2）样品应干燥后研细，样品含水分会影响溶剂提取效果，并且溶剂会吸收样品中的水分造成非脂成分溶出。装样品的滤纸筒一定要严密，不能往外漏样品，但也不要包得太紧影响溶剂渗透。放入滤纸筒时高度不要超过回流弯管，否则超过弯管样品中的脂肪不能抽提，造成误差。

（3）对含多量糖及糊精的样品，要先以冷水使糖及糊精溶解，经过滤除去，将残渣连同滤纸一起烘干，放入抽提管中。

（4）抽提用的乙醚或石油醚要求无水、无醇、无过氧化物，挥发残渣含量低。

（5）过氧化物的检查方法：取 6ml 乙醚，加 10% 碘化钾溶液 2ml，用力振摇，放置 1 分钟后，若出现黄色，则证明有过氧化物存在，应另选乙醚或处理后再用。

（6）提取时水浴温度不可过高，以每分钟从冷凝管滴下 80 滴左右，每小时回流 6～12 次为宜，提取过程应注意防火。

（7）在抽提时，冷凝管上端最好连接一支氯化钙干燥管，如无此装置可塞一团干燥的脱脂棉球。这样，可防止空气中水分进入，也可避免乙醚在空气中挥发。

（8）抽提是否完全可凭经验，也可用滤纸或毛玻璃检查，由抽提管下口滴下的乙醚滴在滤纸或毛玻璃上，挥发后不遗留油迹则表明抽提完全，若遗留油迹则说明抽提不完全。

（9）在挥发乙醚或石油醚时，切忌直接用火加热。烘前应驱除全部残余的乙醚，因乙醚稍有残留，放入烘箱时，有发生爆炸的危险。

（10）索氏提取法适用于脂类含量较高、含结合态脂肪较少、能烘干磨细、不易吸潮结块的样品测定。

（二）酸水解法

对于面粉及其焙烤制品，由于乙醚不能充分渗入样品颗粒内部，或由于脂类与蛋白质或碳水化合物形成结合脂，特别是一些容易吸潮、结块、难以烘干的食品，用索氏提取法不能将其中的脂类完全提取，这时用酸水解法效果就比较好。

即在强酸、加热的条件下，使蛋白质和碳水化合物被水解，使脂类游离出来，然后再用有机溶剂提取。

1. 原理 将试样与盐酸溶液一起加热进行水解，使结合或包埋在组织内的脂肪游离出来，再用有机溶剂提取脂肪，回收溶剂，干燥后称重，提取物的重量即为样品中脂类的含量。

2. 主要仪器 100ml 具塞刻度量筒、水浴锅、天平。

3. 试剂 95%乙醇、乙醚（不含过氧化物）、石油醚（30℃～60℃沸程）、盐酸。

4. 操作方法

（1）面粉及除面包外的焙烤食品：精密称取磨细的样品约2g，置于50ml 试管中，加入95%乙醇 2ml，搅匀并将所有颗粒润漫，加入 HCl 溶液 10ml，充分混和，置试管于70℃～80℃的水浴中，以玻璃棒时常搅拌，至全部样品消化为止（需1小时左右）。

取出试管，加入95%乙醇 10ml，混和，放冷，即可进行提取。提取方法为将混合物移入100ml 具塞量筒中，用25ml 乙醚分次洗涤试管，一并倒入具塞量筒中，加塞振摇1分钟，小心开塞放出气体，再塞好，静置12分钟，小心开塞，并用石油醚-乙醚等量混合液冲洗塞及筒口附着的脂肪。静置10～20分钟，待上部液体清晰，吸出上层清液于已恒重的锥形瓶内，再加5ml 乙醚于具塞量筒内，振摇，静置后，仍将上层乙醚吸出，放入原锥形瓶内。

回收溶剂、烘干、称重。将锥形瓶于水浴上蒸干后，置于（100±5）℃烘箱中干燥2小时，取出放入干燥器内冷却30分钟后称重，反复以上操作直至恒重。

（2）干酪：精密称取样品1g，置小烧杯中，加9ml 蒸馏水，必要时可加1ml 氨水，以玻璃棒研磨。将混合物低温消化至酪蛋白软化。若加入氨水，以石蕊试液或试纸为指示剂，用浓盐酸中和。然后，再加浓盐酸 10ml 水解。同时，放入预先用盐酸煮过的玻璃珠数个或加入0.5g 海砂，盖一表面皿，微沸5分钟。放冷后即可进行提取。

（3）液状蛋：蛋黄样品约2g，全蛋3g，蛋白5g，置于莫交尼尔脂肪提取瓶中。缓缓加入浓盐酸 10ml，随加随剧烈摇动，置于70℃水浴中，令加热至沸，保持沸腾30分钟，其间每隔5分钟将提取瓶小心摇动一次。然后加蒸馏水22～25ml，使提取瓶下端球部几乎全部注满，待冷却至室温后，可依牛乳中脂肪测定法，按碱性乙醚法进行提取。

（4）干蛋：取样品1g，缓缓加入盐酸溶液 10ml，加入时洗下粘附于脂肪提取瓶壁的所有颗粒物质，其后，按液状蛋酸水解法的操作步骤操作。

5. **结果计算** $X = \dfrac{m_2 - m_1}{m_s} \times 100$

式中：X——脂肪含量（％）

　　　 m_2——锥形瓶和脂类质量（g）

　　　 m_1——空锥形瓶的质量（g）

　　　 m_s——试样的质量（g）

6. **注意事项**

（1）样品需经加热、加酸水解，破坏蛋白质及纤维组织，使结合态脂肪游离后，再用乙醚提取。

（2）测定的样品必须充分磨细，液体样品需充分混合均匀，以便消化完全至无块状碳粒，否则结合性脂肪不能完全游离，致使结果偏低，同时用有机溶剂提取时也往往易乳化。

（3）水解时应防止大量水分损失，使酸浓度升高。

（4）乙醇可使一切能溶于乙醇的物质留在溶液内。

（5）石油醚可使乙醇溶解物残留在水层，并使分层清晰。

（6）挥发干溶剂后，残留物中若有黑色焦油状杂质，是分解物与水一同混入所致，会使测定值增大，造成误差，可用等量的乙醚及石油醚溶解后过滤，再次进行挥发干溶剂的操作。

（7）酸水解法适用于各类食品中总脂肪含量的测定，但对含磷脂较多的食品，如鱼类、贝类、蛋及其制品，在盐酸溶液中加热时，磷脂几乎完全分解为脂肪酸和碱，使测定结果偏低，故本法不宜测定含大量磷脂的食品。对含糖量较高的食品，因糖类遇强酸易炭化影响测定结果，本法也不适用。

（三）罗兹－哥特里法

1. **原理** 利用氨－乙醇溶液破坏乳的胶体性状及脂肪球膜，使非脂成分溶解于氨－乙醇溶液中，使脂肪游离出来，再用乙醚－石油醚提取出脂肪，蒸馏去除溶剂后，残留物即为乳脂肪。

2. **主要仪器** 抽脂瓶或100ml的具塞量筒。

3. **试剂** 25％氨水、96％乙醇、乙醚（不含过氧化物）、石油醚（沸程30℃～60℃）。

4. **操作方法** 取一定量样品（牛奶吸取10.00ml；乳粉精密称取约1.00g）用60℃的水10ml，分数次溶解于抽脂瓶中，加入1.25ml氨水，充分混匀，置60℃水浴中加热5分钟，再振摇2分钟，加入10ml乙醇，充分摇匀，于冷水中冷却后，加入25ml乙醚，加塞轻轻振摇半分钟，小心放出气体，再塞紧，剧烈振摇 1 分钟，加入 25ml 石油醚，再振摇 0.5 分钟，静置 30 分钟，待上层液澄清时，读取醚层体积，放出一定体积醚层于已恒重的烧瓶中，蒸馏回收乙醚和石油醚，挥发干残余醚后，放入放入 100℃～105℃烘箱中干燥 2 小时，取出放入干燥器中冷却至室温后称重，重复操作直至恒重。

5. **结果计算** $X = \dfrac{m_2 - m_1}{m_s} \times \dfrac{V}{V_1} \times 100\%$

式中：X——脂肪含量（%）

　　　m_2——烧瓶和脂肪质量（g）

　　　m_1——空烧瓶的质量（g）

　　　m_s——样品的质量（g 或 ml）

　　　V——读取醚层总体积（ml）

　　　V_1——放出醚层体积（ml）

6. **注意事项**

（1）乳类脂肪虽然也属于游离脂肪，但因脂肪球被乳中酪蛋白钙盐包裹，又处于高度分散的胶体分散系中，故不能直接被乙醚、石油醚提取，需预先用氨水处理，故此法也称为碱性乙醚提取法。

（2）若无抽脂瓶时，可用容积 100ml 的具塞量筒代替，待分层后用移液管吸出一定量醚层。

（3）加氨水后，要充分混匀，否则会影响下步醚对脂肪的提取。

（4）操作时加入乙醇的作用是沉淀蛋白质以防止乳化，并溶解醇溶性物质，使其留在水中，避免进入醚层影响结果。

（5）加入石油醚的作用是降低乙醚极性，使乙醚与水不混溶，只抽提出脂肪，并可使分层清晰。

（6）对已结块的乳粉，用本法测定脂肪，其结果往往偏低。

（7）罗兹－哥特里法适用于各种液状乳（生乳、加工乳、部分脱脂乳、脱脂乳等）、各种炼乳、乳粉、奶油及冰淇淋等能在碱性溶液中溶解的乳制品，也适用于豆乳或加水呈乳状的食品。本法被国际标准化组织（ISO）、联合国粮农组织/世界卫生组织（FAO/WHO）等采用，为乳及乳制品脂类定量的国际标准法。

第三节　食品中维生素的测定

维生素的检测方法有生物鉴定法、微生物法、化学法、仪器法。生物鉴定法的优点是不需详尽分离组分而能准确测定维生素的生物效能，但此法非常费力，而且需要有动物饲养设施和场地，一般仅在没有其他合适的可选方法，或者要求测定分析样品的生物利用率的情况下才使用。微生物法是基于某些微生物生长需要特定的维生素，方法特异性强、灵敏度高、不需特殊仪器，样品不需经化学改性，但费时较长，仅限于水溶性维生素的测定。仪器分析方法中，紫外可见分光光度法、荧光光度法是多种维生素的标准分析方法。它们灵敏、快速，有较好的选择性。另外，各种色谱法以其独特的高分离效能，在维生素分析方面占有越来越重要的地位。

本节主要介绍几种食品中比较常见的维生素测定法。

一、脂溶性维生素的测定

测定脂溶性维生素时，通常先用皂化法处理样品，水洗去除类脂物。然后用有机溶剂提取脂溶性维生素（不皂化物），浓缩后溶于适当的溶剂后测定。在皂化和浓缩时，为防止维生素的氧化分解，常加入抗氧化剂（如焦性没食子酸、维生素 C 等）。对于某些液体样品或脂肪含量低的样品，可以先用有机溶剂抽出脂类，然后再进行皂化处理；对于维生素 A、维生素 D、维生素 E 共存的样品，或杂质含量高的样品，在皂化提取后，还需进行层析分离。分析操作一般要在避光条件下进行。

（一）维生素 A 的测定——比色法

1. 原理　在氯仿溶液中，维生素 A 与三氯化锑可相互作用，生成蓝色可溶性化合物，其颜色深浅与溶液中维生素 A 的含量成正比。该物质在 620nm 波长处有最大吸收峰，其吸光度与维生素 A 的含量在一定的范围内成正比，故可比色测定。

2. 主要仪器　分光光度计、回流冷凝装置。

3. 试剂　无水硫酸钠（不吸附维生素 A）、乙酸酐、无水乙醚（不含过氧化物）、三氯甲烷（不含分解物）、无水乙醇（不含醛类物质）、250g/L 三氯化锑－三氯甲烷溶液、1＋1 氢氧化钾溶液、0.5mol/L 氢氧化钾溶液、维生素 A 标准溶液、酚酞指示剂。

4. 操作方法

（1）样品处理：因含有维生素 A 的样品多为脂肪含量高的油脂或动物性食品，所以必须首先除去脂肪，把维生素 A 从脂肪中分离出来，再进行测定。常规的去脂方法是采用皂化法和研磨法。

①皂化法：适用于维生素 A 含量不高的样品，可减少脂溶性物质的干扰，但全部试验过程费时，且易导致维生素 A 的损失。

皂化：称取 0.5～5g 经组织捣碎机捣碎或充分混匀的样品于三角瓶中，加入 1＋1 氢氧化钾 10ml 及 20～40ml 乙醇，在电热板上回流 30 分钟。加入 10ml 水，稍稍振摇。若无浑浊现象，表示皂化完全。

提取：将皂化液移入分液漏斗，先用 30ml 水分两次冲洗皂化瓶，洗液并入分液漏斗（如有渣子，可用脱脂棉滤入分液漏斗内）。再用 50ml 乙醚分两次冲洗皂化瓶，所有洗液并入分液漏斗，振摇 2 分钟（注意放气），提取不皂化部分。静止分层后，水层放入第二分液漏斗。皂化瓶再用 30ml 乙醚分两次冲洗，洗液倾入第一分液漏斗，振摇后静止分层，将水层放入第三分液漏斗，醚层并入第一分液漏斗。如此重复操作，直至醚层不再使三氯化锑－三氯甲烷溶液呈蓝色为止。

洗涤：在第一分液漏斗中加 30ml 水，轻轻振摇，静止片刻后，放入水层。再加入 0.5mol/L 的氢氧化钾溶液 15～20ml，轻轻振摇后，弃去下层碱液（除去醚溶性酸皂），继续用水洗涤，至水洗液不再使酚酞变红为止。醚液静置 10～20 分钟后，小心放掉析出的水。

浓缩：将醚层液经过无水硫酸钠滤入三角瓶中，再用约 25ml 乙醚冲洗分液漏斗和硫酸钠两次，洗液并入三角瓶内。用水浴蒸馏，回收乙醚。待瓶中剩约 5ml 乙醚时取下。减压抽干，立即准确加入一定量三氯甲烷（约 5ml），使溶液中维生素 A 含量在适宜浓度范围内（3～5μg/ml）。

②研磨法：适用于每克样品维生素 A 的含量大于 5～10μg 样品的测定，如猪肝的分析。步骤简单、省时，结果准确。

研磨：精确称取 2～5g 样品，放入盛有 3～5 倍样品质量的无水硫酸钠研钵中，研磨至样品中水分完全被吸收，并均质化。

提取：小心地将全部均质化的样品移入带盖的三角瓶内，准确加入 50～100ml 乙醚。紧压盖子，用力振摇 2 分钟，使样品中的维生素 A 全部溶于乙醚中；使溶液自行澄清（需 1～2 小时），或离心澄清（因乙醚易挥发，气温高时应在冷水浴中进行操作，装乙醇的试剂瓶也应事先放入冷水浴中）。

浓缩：取澄清提取乙醚液 2～5ml，放入比色管中，在 70℃～80℃水浴上抽气蒸干；然后立即加入 1ml 三氯甲烷溶解残渣。

（2）标准系列的配制：准确吸取维生素 A 标准溶液 0.0、0.1、0.2、0.3、0.4、0.5ml，分别置于 6 个 10ml 的容量瓶中，加三氯甲烷至刻度，即得标准系列使用液。

（3）标准曲线的绘制：取 6 个比色管顺次移入标准系列使用液各 1ml，每个比色管中加乙酸酐 1 滴，制成标准比色列。测定前往比色管中迅速加入 9ml 三氯化锑－三氯甲烷溶液，于 620nm 波长处，将标准比色系列按顺序移入光路前，在6秒内测定吸光度（每支比色管都在临测前加入显色剂）。以维生素A含量为横坐标，以吸光度为纵坐标绘制标准曲线。

（4）样品测定：取2支比色管，分别加入1ml三氯甲烷（样品空白液）和1ml样品溶液，各加1滴乙酸酐。其余步骤同标准曲线的制备。分别测定样品空白液和样品溶液的吸光度，从标准曲线中查出相应的维生素A含量。

5. 结果计算 $X = \dfrac{C - C_0}{m_s} \times V \times 100$

式中：X ——维生素A含量（μg/100g）

C ——由标准曲线上查得样品溶液中维生素A的含量（μg/ml）

C_0——由标准曲线上查得样品空白液中维生素A的含量（μg/ml）

m_s——样品质量（g）

V ——样品提取后加入三氯甲烷定容之体积（ml）

100——100g样品计

6. 注意事项

（1）维生素A极易被光破坏，实验操作应在微弱光线下进行或使用棕色玻璃仪器。

（2）乙醚为溶剂的萃取体系，易发生乳化现象。在提取、洗涤操作中，不要用力过猛，若发生乳化，可加几滴乙醇。

（3）所用氯仿中不应含有水分，因三氯化锑遇水会出现沉淀，干扰比色测定。故在每毫升氯仿中应加入乙酸酐1滴，以保证脱水。另外，由于三氯化锑遇水生成白色沉淀，因此用过的仪器要用稀盐酸浸泡后再清洗。

（4）由于三氯化锑与维生素A所产生的蓝色物质很不稳定，通常生成6秒后便开始褪色，因此要求反应在比色杯中进行，产生蓝色后立即读取吸光度。

（5）如果样品中含β-胡萝卜素（如乳粉、禽蛋等食品）干扰测定，可将浓缩蒸干的样品用正己烷溶解，以氧化铝为吸附剂，丙酮-己烷混合液为洗脱剂进行柱层析。

（6）三氯化锑腐蚀性强，不能沾在手上。

（7）测定时以10ml三氯甲烷加1滴乙酸酐为空白溶液。

（8）比色法除用三氯化锑做显色剂外，还可用三氟乙酸、三氯乙酸作显色剂。

（9）本法适用于维生素A含量较高的各种样品（含量高于5~10μg/g），对低含量样品，因受其他脂溶性物质的干扰，不易比色测定。

（二）维生素D的测定——三氯化锑比色法

1. 原理 在三氯甲烷溶液中，维生素D与三氯化锑结合生成一种橙黄色化合物，颜色深浅与溶液中所含维生素 D 的含量成正比。

2. **主要仪器** 分光光度计。

3. **主要试剂** 三氯化锑 - 三氯甲烷溶液，三氯化锑 - 三氯甲烷 - 乙酸氯溶液，乙醚、乙醇、石油醚（沸程30℃~60℃重蒸），维生素 D 标准溶液，聚乙二醇（PEG）600、白色硅藻土 Celite545（柱层析载体），氨水，无水硫酸钠，0.5mol/L氢氧化钾溶液，中性氧化铝（层析用），100~200 目。

4. **操作方法**

（1）样品处理：皂化与提取同维生素 A 的测定。如果样品中有维生素 A 共存，可用以下方法进行分离纯化。

①分离柱的制备：取 1 支内径为 2.2cm，具有活塞和砂心板的玻璃层析柱。第一层加入 1~2g 无水硫酸钠，铺平整；第二层称取 15gCelite 置于250ml 碘价瓶中，加入 80ml 石油醚，振摇 2 分钟；再加入 10ml 聚乙二醇 600，剧烈振摇 10 分钟，使其粘合均匀，然后倾入层析柱内。第三层加 5g 中性氧化铝；第四层加入 2~4g 无水硫酸钠。轻轻地转动层析柱，使第二层的高度保持在 12cm 左右。

②纯化：先用 30~50ml 石油醚淋洗分离柱，然后将样品提取液倒入柱内，再用石油醚继续淋洗。弃去最初收集的 10ml 滤液，再用 200ml 容量瓶收集淋洗液至刻度。淋洗速度保持在每分钟 2~3ml。将淋洗液移入 500ml 分液漏斗中，每次加 100~150ml 水，洗涤 3 次（去除残留的聚乙二醇，以免与三氯化锑作用形成混浊物，影响比色）。

将上述石油醚层通过无水硫酸钠脱水后，置于浓缩器中减压浓缩至干或在水浴上用水泵减压抽干，立即加入 5ml 三氯甲烷溶解备用。

（2）标准曲线的绘制：准确吸取维生素 D 标准使用液（浓度视样品中维生素 D 含量高低而定）0.0、1.0、2.0、3.0、4.0、5.0ml 于 10ml 容量瓶中，用三氯甲烷定容。取上述标准比色液各 1ml 于 1cm 比色杯中，立即加入三氯化锑 - 三氯甲烷 - 乙酸氯溶液 3ml，在 500nm 波长下，于 2 分钟内测定吸光度。绘制标准曲线。

（3）样品测定：吸取样品纯化液 1ml 于 1cm 比色杯中，以下操作同标准曲线的绘制。分别测定样品空白液和样品溶液的吸光度，从标准曲线中查出相应的维生素 D 含量。

5. **结果计算**

$$X = \frac{C \times V}{m_s \times 1000} \times 100$$

式中：X——维生素 D 含量（mg/100g）

C——标准曲线上查得样品溶液中维生素 D 的含量（μg/ml）

V——样品提取后用三氯甲烷定容的体积（ml）

m_s——样品质量（g）

6. 注意事项

（1）食品中维生素D的含量一般很低，而维生素A、维生素E、胆固醇、速淄醇等成分的含量大大超过维生素D，严重干扰维生素D的测定，因此测定前必须经柱层析除去这些干扰成分。

（2）操作时加入乙酰氯可以消除温度的影响，且可使灵敏度比仅用三氯化锑提高三倍。

（3）此法不能区分维生素D_2和维生素D_3，测定值是两者的总和。

（三）高效液相色谱法同时测定维生素A、维生素E的含量

1. 原理 样品中维生素A及维生素E经皂化提取处理后，将其从不可皂化部分提取至有机溶剂中。用高效液相色谱法C_{18}反相柱将维生素A和维生素E分离，经紫外检测器，用内标法定量测定。

2. 主要仪器 高效液相色谱仪（带紫外分光检测器和荧光检测器）、旋转蒸发器、高速离心机、高纯氮气、紫外分光光度计。

3. 试剂 无水乙醚、无水乙醇、无水硫酸钠、甲醇（重蒸后使用）、重蒸水（水中加少量高锰酸钾，临用前蒸馏）、10%抗坏血酸溶液（临用前配制）、1:1氢氧化钾溶液、10%氢氧化钠溶液、5%硝酸银溶液、维生素A标准溶液。

（1）银氨溶液：滴加氨水于5%硝酸银溶液中，直至生成的沉淀重新溶解。再加10%氢氧化钠溶液数滴，如发生沉淀，继续加氨水溶解。

（2）维生素E标准溶液：α-生育酚，γ-生育酚，δ-生育酚，纯度皆为95%，用脱醛乙醇分别溶解以上三种维生素E标准品，使其浓度大约为1mg/ml。临用前以紫外分光光度法分别标定其准确浓度。

（3）苯并[e]芘溶液：称取苯并[e]芘（纯度98%），用脱醛乙醇配制成10μg/ml的内标溶液。

4. 操作方法

（1）样品处理

皂化：称取适量样品（含维生素A约3μg，维生素E各异构体约40μg）于皂化瓶中，加30ml无水乙醇，进行搅拌，直至颗粒物分散均匀为止。然后加入10%抗坏血酸溶液5ml和苯并[e]芘溶液2.00ml，混匀，加1:1氢氧化钾溶液10ml，混匀，于沸水浴上回流30分钟，使皂化完全，皂化后立即放入冰水中冷却。

提取：将皂化后的样品移入分液漏斗中，用水50ml分2~3次洗皂化瓶，洗

液并入分液漏斗中。用无水乙醚 100ml 分 2 次洗皂化瓶及残渣，乙醚液并入分液漏斗中。轻轻振摇分液漏斗 2 分钟，静置分层，弃去水层。

洗涤：用水约 50ml 洗分液漏斗中的乙醚液，用试纸检测直至洗至中性。

浓缩：将乙醚提取液经无水硫酸钠（约 5g）滤入 150ml 旋转蒸发瓶内，用约 10ml 乙醚冲洗分液漏斗及无水硫酸钠 3 次，洗液并入蒸发瓶内，接旋转蒸发器，于 55℃ 水浴中减压蒸馏并回收乙醚，待瓶中乙醚剩下约 2ml 时，取下蒸发瓶，用氮气吹干乙醚；随即加入 2ml 乙醇，充分混合，溶解提取物。将乙醇液移入塑料离心管中，于离心机上离心 5 分钟（每分钟 3000 转），上清液供色谱分析用。

（2）标准曲线的制备：把一定量的维生素 A、α-生育酚、γ-生育酚、δ-生育酚及内标苯并［e］芘液混合均匀。选择合适灵敏度，使上述物质的各峰高约为满量程的 70% 作为高浓度点。高浓度的 1/2 为低浓度点（其内标苯并［e］芘的浓度值不变），用这两种浓度的混合标准进行色谱分析，可得到维生素 A 和维生素 E 的色谱曲线。维生素标准曲线绘制是以维生素峰面积与内标物峰面积之比为纵坐标，维生素浓度为横坐标绘制，或计算直线回归方程，如有微处理机装置，则按仪器说明用二点内标法进行定量。

5. 结果计算 $X = \dfrac{C}{m_s} \times V \times \dfrac{100}{1000}$

式中：X——维生素 A 或 E 的含量（mg/100g）

C——由标准曲线上查到的维生素 A 或 E 的含量（μg/ml）

V——样品浓缩后定容体积（ml）

m_s——样品质量（g）

6. 注意事项

（1）本方法不能将 β-生育酚和 γ-生育酚分开，故 γ-生育酚峰中包含有 β-生育酚峰。

（2）用微处理机二点内标法进行定量时，可按其计算公式计算或由微机直接给出结果。

（3）本法摘自 GB12388-1990，适用于各种食物和饲料中维生素 A 和维生素 E 的同时测定。

（4）本方法液相色谱分析推荐条件为：

预柱：ODS10μm，4mm×4.5cm。

分析柱：ODS5μm，4.6mm×25cm。

流动相：甲醇:水 = 98:2，混匀，临用前脱气。

紫外检测器波长：300nm，量程 0.02。

进样量：20μl。

流速：1.70ml/min。

二、水溶性维生素的测定

测定水溶性维生素时，一般都在酸性溶液中进行前处理。维生素 B_1、维生素 B_2 通常采用酸水解，或在经淀粉酶、木瓜蛋白酶等酶解作用，使结合态维生素游离出来，再将它们从食物中提取出来。维生素 C 通常采用草酸或草酸－醋酸直接提取。在一定浓度的酸性介质中，可以消除某些还原性杂质对维生素 C 的破坏。

（一）维生素 B_1 的测定——硫色素荧光法

1. 原理 维生素 B_1 又名硫胺素，硫胺素在碱性铁氰化钾溶液中，能被氧化成一种蓝色荧光物质——硫色素，在紫外光照射下，硫色素发出荧光。在一定条件以及没有其他荧光物质干扰的情况下，荧光强度与溶液中硫胺素含量成正比。

如样品中所含杂质较多，应经过离子交换剂处理，使硫胺素与杂质分离，然后测定纯化液中硫胺素的含量。

2. 主要仪器 荧光分光光度计、Maizel－Gerson 反应瓶、盐基交换管。

3. 试剂 1%铁氰化钾溶液、淀粉酶、0.01mol/L 盐酸、0.3mol/L 盐酸、2mol/L 乙酸钠溶液、25%氯化钾溶液、25%酸性氯化钾溶液、15%氢氧化钠溶液、正丁醇（优级纯或重蒸馏的分析纯）、无水硫酸钠（分析纯）、3%乙酸溶液。

（1）碱性铁氰化钾溶液：取 1%铁氰化钾溶液 1ml，用 15%氢氧化钠溶液稀释至 15ml，临用时配制，避光使用。

（2）活性人造浮石：取 40 目的人造浮石 100g，以 10 倍于其容积的 3%热乙酸搅洗 2 次，每次 10 分钟，再用 5 倍于其容积的 25%热氯化钾搅洗 15 分钟；然后再用 3%热乙酸搅洗 10 分钟；最后用热蒸馏水洗至没有氯离子，于蒸馏水中保存。

（3）维生素 B_1 标准贮备液：准确称取 100mg 经氯化钙干燥 24 小时的维生素 B_1，溶于 0.01mol/L 盐酸溶液中，并稀释至 1000ml，贮存于棕色瓶中。此贮备液 1ml 含维生素 $B_1$0.1mg。

（4）维生素 B_1 标准使用液：将维生素 B_1 标准贮备液用 0.01mol/L 盐酸稀释 10 倍。此溶液每毫升相当维生素 $B_1$10μg。在冰箱中避光可保存数月。临用时以水稀释 100 倍，配成浓度为 0.1μg/ml 的维生素 B_1 标准使用液。

（5）0.04%溴甲酚绿溶液：取 0.1g 溴甲酚绿置于小研钵中，加入 0.1mol/L

氢氧化钠溶液1.4ml研磨片刻，再加入少许水继续研磨至完全溶解，用水稀释至250ml。

4. 操作方法

（1）样品处理：称取洗净切碎的样品100.0g，置于500ml烧杯中，用组织捣碎机打成匀浆。称取打浆后的样品15.00g，置于250ml锥形瓶中，加入0.1mol/L或0.3mol/L盐酸50～75ml，使其溶解，加盖，放入高压锅中高压酸解30分钟。冷却后取出，用2mol/L乙酸钠溶液调节其pH值为4.5，即溴甲酚绿指示剂呈草绿色为止。

按每克试样加入20mg淀粉酶的比例加入淀粉酶。在45℃～50℃温箱中过夜保温（16小时）。然后冷却至室温，定容至100ml。混匀，过滤，即得到提取液。

（2）净化：将少许脱脂棉铺在盐基交换管的交换柱底部，加水将棉纤维中气泡赶出；再加1g左右活性人造浮石使之达到交换柱的1/3高度，保持盐基交换管中液面始终高于活性人造浮石。用移液管加入提取液20～80ml（使通过活性人造浮石的硫胺素总量为2～5μg），待液体流完后，立即用热水约10ml冲洗交换柱两次，弃去洗液。再用热的25%酸性氯化钾20ml，分数次洗涤，每次约5ml，收集此液于25ml刻度试管内，冷至室温，用25%酸性氯化钾稀释至刻度，即得到试样净化液。

将维生素 B_1 20ml标准使用液加入盐基交换管代替样品提取液，重复上述操作，得标准净化液。

（3）硫色素的形成：在A（试样空白）、B（试样）两个 Maizel – Gerson 反应瓶中分别加入试样净化液5ml，在避光环境中，A瓶加15%氢氧化钠溶液3ml，振摇15秒后加入正丁醇10ml；B瓶加碱性铁氰化钾溶液3ml，振摇15秒后也加入正丁醇10ml。同时用力振摇两个反应瓶，准确计时15分钟。

用标准净化液代替试样净化液重复上述操作，得标准空白和标准使用液。静止分层后弃去下层碱性溶液，加2～3g无水硫酸钠使其脱水，也可用无水乙醇0.5ml或1ml脱水。

（4）硫色素的测定：先用硫酸奎宁应用液校正荧光计。选用365nm为激发波长，435nm为发射波长，激发狭缝、发射狭缝各为5nm条件下，依次测定试样空白、标准空白、试样、标样的荧光强度。

5. 结果计算 $X = \dfrac{U - U_b}{S - S_b} \times \dfrac{C \times V}{m_s} \times \dfrac{V_1}{V_2} \times \dfrac{100}{1000}$

式中：X——维生素 A 或 E 的含量（mg/100g）

　　　U——试样荧光强度

U_b——试样空白荧光强度

S——标准荧光强度

S_b——标准空白荧光强度

C——维生素 B_1 标准使用液浓度（$\mu g/ml$）

V——用于净化的维生素 B_1 标准使用液体积（ml）

V_1——试样水解后定容之体积（ml）

V_2——用于净化的试样提取液体积（ml）

m_s——试样质量（g）

100/1000——样品含量由 $\mu g/g$ 换算成 mg/100g 的系数

6. 注意事项

（1）一般食品中的维生素 B_1 有游离型的，也有结合型的，即与淀粉、蛋白质等结合在一起，故需用酸和酶水解，使结合型成为游离型，再采用此法测定。

（2）可在加入酸性氯化钾后停止实验，因为维生素 B_1 在此溶液中比较稳定。

（3）样品与铁氰化钾溶液混合后，所呈现的黄色应至少保持15秒，否则应再滴加铁氰化钾溶液 1~2 滴。因为样品中如含有还原性物质，而铁氰化钾用量不够时，维生素 B_1 氧化不完全，给结果带来误差。但过多的铁氰化钾也会破坏硫色素，故铁氰化钾的用量应恰当控制。

（4）硫色素能溶于正丁醇，在正丁醇中比在水中稳定，故用正丁醇等提取硫色素。萃取时振摇不宜过猛，以免乳化，不易分层。

（5）紫外线能破坏硫色素，所以硫色素形成后要迅速测定，并力求避光操作。

（6）盐基交换管下活塞要涂甘油－淀粉润滑剂润滑，而不能使用凡士林，因凡士林具有荧光。

（7）谷类物质不需酶分解，样品粉碎后用25%酸性氯化钾直接提取，进行氧化测定。

（8）硫色素的形成即氧化过程是操作的关键步骤，操作中应保持加试剂的速度一致。

（9）本方法适用于各类食物中的维生素 B_1 的测定，但不适用于有吸附维生素 B_1 能力的物质和含有影响硫色素荧光物质的样品。

（二）维生素 C 的测定

维生素 C 又称抗坏血酸。测定抗坏血酸的方法有荧光法、2，4－二硝基苯肼光度法、靛酚滴定法及高效液相色谱法等。这里介绍荧光法。

1．**原理** 试样中还原型抗坏血酸经活性炭氧化为脱氢抗坏血酸后，与邻苯二胺（OPDA）反应生成有荧光的喹喔啉，在一定条件下，喹喔啉的荧光强度与抗坏血酸的浓度成正比，以此测定食品中抗坏血酸和脱氢抗坏血酸的总量。

当食物中含有丙酮酸时，也与邻苯二胺反应生成一种荧光物质，干扰测定。此时可加入硼酸。脱氢抗坏血酸与硼酸可形成螯合物而不与邻苯二胺反应，以此排除试样中荧光杂质产生的干扰。

2．**主要仪器** 荧光分光光度计、捣碎机。

3．**试剂** 0.15mol/L 硫酸、50% 乙酸钠溶液、200mg/L 邻苯二胺溶液。

（1）偏磷酸 – 乙酸液：称取偏磷酸 15g，加入冰乙酸 40ml 及水 250ml，加温，搅拌，使之逐渐溶解，冷却后加水至 500ml。于 4℃冰箱中保存 7~10 天。

（2）偏磷酸 – 乙酸 – 硫酸液：称取偏磷酸 15g，加入冰乙酸 40ml 及 10.15mol/L 硫酸液 250ml，加温，搅拌，使之逐渐溶解，冷却后加硫酸液 0.15mol/L 至 500ml。

（3）硼酸 – 乙酸钠溶液：称取 3g 硼酸，溶于 50% 乙酸钠溶液 100ml 中，临用前配制。

（4）抗坏血酸标准溶液：1mg/ml。准确称取 50mg 抗坏血酸，用偏磷酸 – 乙酸溶液溶于 50ml 容量瓶中，并稀释至刻度，临用前配制。稀释至 100ml，定容前试 pH，如其 pH>2.2 时，则应用偏磷酸 – 乙酸 – 硫酸溶液稀释。

（5）抗坏血酸标准使用液：100μg/ml。取 10ml 抗坏血酸标准液，用偏磷酸 – 乙酸溶液稀释至 100ml，定容前试 pH，如其 pH>2.2 时，则应用偏磷酸 – 乙酸 – 硫酸溶液稀释。

（6）0.04% 百里酚蓝指示剂溶液：称取 0.1g 百里酚蓝，加 0.02mol/L 氢氧化钠溶液，在玻璃研钵中研磨至溶解，氢氧化钠的用量约为 10.75ml，磨溶后用水稀释至 250ml。变色范围：pH1.2 时为红色；pH2.8 时为黄色；pH>4 时为蓝色。

（7）活性炭的活化：将 100g 活性炭粉加到 750ml 盐酸（1mol/L）中，加热回流 1~2 小时，过滤，用水洗至滤液中无铁离子为止，置于 110℃~120℃烘箱中干燥，备用。

4．**操作方法**

（1）试样的制备：称取 100g 样品，加 100g 偏磷酸 – 乙酸溶液，倒入捣碎机内打成匀浆，用百里酚蓝指示剂调试匀浆酸碱度。如呈红色，即可用偏磷酸 – 乙酸溶液稀释，呈黄色或蓝色，则用偏磷酸 – 乙酸 – 硫酸溶液稀释，使其 pH 等于 1.2。过滤，滤液备用。

（2）氧化处理：分别取上述试样滤液及抗坏血酸标准使用液各 100ml 于 200ml 带盖锥形瓶中，加活性炭 2g，用力振摇 1 分钟，过滤，弃去最初数毫升滤液，分别收集其余全部滤液，即试样氧化液和标准氧化液，待测定。

各取 10ml 标准氧化液于 2 个 100ml 容量瓶中，分别标明"标准"及"标准空白"。

各取 10ml 试样氧化液于 2 个 100ml 容量瓶中，分别标明"试样"及"试样空白"。

于"标准空白"及"试样空白"中各加硼酸 – 乙酸钠溶液 5ml，混合摇动15 分钟，用水稀释至 100ml，在 4℃ 冰箱中放置 2 ~ 3 小时，即得"标准空白"溶液及"试样空白"溶液，取出备用。

于"试样"及"标准"中各加入 50% 乙酸钠溶液 5ml，用水稀释至 100ml，即得"试样"溶液及"标准"溶液，备用。

（3）标准系列的测定：取上述"标准"溶液 0.5、1.0、1.5 和 2.0ml（取双份），分别置于 10ml 比色管中，加水至 2.0ml，配成标准系列。然后在暗室迅速向各管中加入 5ml 邻苯二胺溶液，振摇混合，在室温下反应 35 分钟，以 338nm 为激发波长、420nm 为发射波长测定荧光强度。

（4）标准曲线的制备：取"标准空白"溶液、"试样空白"溶液及"试样"溶液各 2ml，分别置于 10ml 比色管中。按（3）中方法测定荧光强度。标准系列荧光强度分别减去标准空白荧光强度为纵坐标，对应的抗坏血酸含量为横坐标，绘制标准曲线或进行相关计算。

5. 结果计算　　$X = \dfrac{C \times V}{m_s} \times F \times \dfrac{100}{1000}$

式中：X——试样中抗坏血酸及脱氢抗坏血酸总含量（mg/100g）

　　　　C——由标准曲线查得或由回归方程算得试样溶液浓度（μg/ml）

　　　　m_s——试样的质量（g）

　　　　V——荧光反应所用试样体积（ml）

　　　　F——试样溶液的稀释倍数

6. 注意事项

（1）本实验全部过程应避光。

（2）活性炭用量应准确，其氧化机理是基于表面吸附的氧进行界面反应。加入量不足，氧化不充分；加入量过高，对抗坏血酸有吸附作用。实验证明，2g用量时，吸附影响不明显。

（3）邻苯二胺溶液在空气中颜色会逐渐变深，影响显色，故应临用现配。

（4）影响荧光强度的因素很多，各次测定的条件很难完全再现，因此，标准曲线最好与样品同时做。

（5）本法摘自 GB12392 – 1990 中的第一法，适用于蔬菜、水果及其制品中总抗坏血酸含量的测定。

第十章
食品中污染物测定

第一节 食品中农药残留量的测定

食品中农药残留量的测定，早期经常使用的方法有比色法、分光光度法及电化学分析方法，但这些方法操作烦琐，选择性差且灵敏度很低，所以现在已很少使用。后来又发展应用柱色谱、纸色谱、薄层色谱等多种形式的色谱分析方法对农药残留量进行分析，自从气相色谱法出现以后，特别是对农药具有很高专一性与灵敏度的检测器出现后，使气相色谱法在食品中农药残留量检测方面应用非常广泛。对于非挥发性或热不稳定性农药，如部分有机磷农药可选用高效液相色谱法分析。

一、有机氯农药残留量的测定

（一）样品的预处理

1. 提取液的选择 多数有机氯农药是弱极性化合物，它们的脂溶性较高，通常可用极性弱的有机溶剂进行提取。可是由于食品组成的复杂性与多样性，选择恰当的提取液对提取效果非常关键。

脂肪含量高的食品，如动植物油脂、奶油，可直接用己烷（或石油醚）提取；鱼、禽和肉类的水分含量较高，可将样品与无水硫酸钠充分研磨至粉状，然后再用己烷提取。

水果、蔬菜一般用丙酮进行初次提取。待过滤取得滤液后，将硫酸钠水溶液和正己烷（或石油醚）加到滤液中去，进行液－液分配，完成反提取，即洗涤除去极性溶剂，而有机氯农药则转移到正己烷中。但这种方法手续烦琐，溶剂耗用量大，需时亦较长，不适应于常规分析。

蛋黄粉、干蛋白、冰蛋黄和鲜蛋之类的蛋品，可用丙酮－己烷进行提取。牛乳的脂肪球外包围有一层脂肪膜，为利于脂肪和有机氯农药的提取，一般可用乙醇和草酸钾破坏这层膜，其后用乙醚－石油醚提取有机氯农药。

鱼禽类动物组织的加工食品，也可用高氯酸－冰醋酸混合液处理。称取样品20g，加高氯酸－冰醋酸混合液40ml，置于梨形提取瓶中，放入98℃水浴中消化2～4小时，不时振摇。用石油醚提取3～4次，每次20ml。由于水和酸在提取瓶的底部，石油醚在上层，静置分层后，上层提取液即可从管口倒出。

2. 净化 在农药残留分析中，各类食品提取液中常含有脂肪、蜡质及色素等干扰测定的杂质，在薄层色谱分析中，这些干扰杂质会引起斑点拖尾、方法灵敏度下降等；在气相色谱分析法中，会引起峰拖尾、色谱柱分离效能下降等，故须对样品提取液进行净化。对于在酸中稳定的六六六及DDT等农药，常采用加入浓硫酸磺化的方法进行净化，常用的操作方法是在提取液中加入相当于提取液量1/10的浓硫酸，轻轻振摇并静置分层，则提取液中干扰杂质由于浓硫酸的磺化作用而生成极性大，且易溶于酸、水的化合物，可与有机氯农药分离而除去。

操作时，浓硫酸加入量不宜过多，否则会降低有机氯农药回收率，加入硫酸磺化净化的次数应以提取液中干扰杂质多少而定，一般1～3次，以观察到振摇后硫酸层清亮为度。

3. 浓缩 净化洗涤后的提取液，通过无水 Na_2SO_4 脱水后于 K－D 浓缩器中减压蒸馏浓缩至0.2～1.0ml（略少于所需体积，然后再用提取液定容），供测定用。但注意的是绝不可将净化液蒸干，否则会带来很大误差。

（二）气相色谱法测定食品中有机氯农药残留量

1. 原理 样品中有机氯农药经提取、净化与浓缩后，进样汽化并由氮气载入色谱柱中进行分离，再进入对电负性强的化合物具有较高检测灵敏度的电子捕获检测器中检出，与标准有机氯农药比较定量。

2. 主要仪器 气相色谱仪（具有电子捕获检测器）、小型粉碎机、组织捣碎机、电动振荡器、恒温水浴锅、浓缩器或索氏提取器。

3. 试剂 苯、丙酮、乙醚、95%乙醇、石油醚（沸程30℃～60℃）或环己烷、无水硫酸钠、草酸钾、硫酸、硫酸钠溶液（20g/L）、1:1高氯酸－冰醋酸混合液、六六六和DDT标准溶液、六六六和DDT标准使用液、载体（硅藻土，80～100目，气相色谱用）、固定液（苯基甲基聚硅氧烷OV－1及三氟丙基硅氧烷QF－1）。

4. 操作方法

（1）提取

①粮食：称取20g粉碎后并通过20目筛的样品，置于250ml具塞锥形瓶中，

加 100ml 石油醚，在电动振荡器上振荡 30 分钟，过滤至 150ml 分液漏斗中，用 20～30ml 石油醚分数次洗涤残渣。洗液并入分液漏斗中，以石油醚稀释至 100ml。

②蔬菜、水果：称取 200g 样品，置于捣碎机中捣碎 1～2 分钟（若样品含水分少，可加一定量的水）。称取相当于原样 50g 的匀浆，加 100ml 丙酮，振荡 1 分钟，浸泡 1 小时，过滤。残渣用丙酮洗涤 3 次，每次 10ml，将洗液与滤液合并，置于 500ml 分液漏斗中，加 80ml 石油醚振摇 1 分钟，加入 20g/L 硫酸钠溶液 200ml 振摇 1 分钟，静置分层，弃去下层。将上层石油醚经盛有约 15g 无水硫酸钠的漏斗，滤入另一分液漏斗中，再以石油醚少量数次洗涤漏斗及其内容物，洗液并入滤液中，并以石油醚稀释至 100ml。

③动物油：称取 5g 炼过的样品，溶于 250ml 石油醚，移入 500ml 分液漏斗中。

④植物油：称取 10g 样品，以 250ml 石油醚溶解，移入 500ml 分液漏斗中。

⑤乳与乳制品：称取 100g 鲜乳（乳制品取样量按鲜乳折算），移入 500ml 分液漏斗中。加入乙醇、1g 草酸钾 100ml，猛烈摇动 1 分钟，加 100ml 乙醚，摇匀。加 100ml 石油醚，猛摇 2 分钟，静置 10 分钟，弃去下层。将有机溶剂层经过盛有 20g 无水硫酸钠的漏斗小心缓慢地滴滤到 250ml 锥形瓶中，再用石油醚少量数次洗涤漏斗及其内容物，洗液并入滤液中。用索氏提取器或浓缩器蒸除有机溶剂，残渣为黄色透明油状物。再以石油醚溶解，移入 150ml 分液漏斗中，用石油醚稀释至 100ml。

⑥蛋与蛋制品：取鲜蛋 10 个，去壳全部混匀。称取 10g（蛋制品取样量按鲜蛋折算），置于 250ml 具塞锥形瓶中，加 100ml 丙酮，在电动振荡器上振荡 30 分钟，过滤。用丙酮洗残渣数次，洗液并入滤液中，用索氏提取器或浓缩器将丙酮蒸除，在浓缩过程中，溶液变黏稠，常出现泡沫，应小心注意不使其溢出。将残渣用 50ml 石油醚移入分液漏斗中，振摇，静置分层。将下层残渣放于另一分液漏斗中，加 20ml 石油醚，振摇，静置分层，弃去残渣，合并石油醚，用盛有约 15g 无水硫酸钠的漏斗滤入分液漏斗中，再用石油醚少量数次洗涤漏斗及其内容物，洗液并入滤液中，以石油醚稀释至 100ml。

⑦各种肉类及其他动物组织

方法一：称取绞碎混匀的 20g 样品，置于乳钵中，加无水硫酸钠约 80g 研磨，无水硫酸钠用量以样品研磨后呈干粉状为度。将研磨后的样品和硫酸钠一并移入 250ml 具塞锥形瓶中，加 100ml 石油醚，于电动振荡器上振摇 30 分钟。抽滤，残渣用约 100ml 石油醚分数次洗涤，洗液并入滤液中。将全部滤液用索氏提取器或浓缩器蒸除石油醚，残渣为油状物。以石油醚溶解残渣，移入 150ml 分液漏斗中，以石油醚稀释至 100ml。

方法二：称取绞碎混匀的 20g 样品，置于烧杯中，加 1∶1 高氯酸 – 冰醋酸混合液 40ml，盖上表面皿，在 80℃ 的水浴上消化 4～5 小时。

将上述消化液移入 500ml 分液漏斗中，以 40ml 水洗烧杯，洗液并入分液漏斗。以 30、20、20 及 20ml 石油醚（或环己烷）分四次从消化液中提取农药。合并石油醚（或环己烷）并使之通过一高约 4～5cm 的无水硫酸钠小柱，滤入 100ml 容量瓶，以少量石油醚（或环己烷）洗小柱，洗液并入容量瓶中，然后稀释至刻度，混匀。

（2）净化：于 100ml 样品石油醚提取液中加入 10ml 硫酸。振摇数下后，将分液漏斗倒置，打开活塞放气，然后振摇 30 秒，静置分层，弃去下层溶液，上层溶液由分液漏斗上口倒至另一 250ml 分液漏斗中，用少许石油醚洗原分液漏斗后，并入 250ml 分液漏斗中，加 20g/L 硫酸钠溶液 100ml，振摇后静置分层。弃去下层水溶液，用滤纸吸除分液漏斗颈内外的水。然后将石油醚经盛有约 15g 无水硫酸钠的漏斗过滤，并以石油醚洗涤盛有无水硫酸钠的漏斗数次。洗液并入滤液中，以石油醚稀释至一定体积供气相色谱法用。

（3）浓缩：将已净化的石油醚，通过盛有 15g 无水 Na_2SO_4 的漏斗，缓慢过滤至浓缩器中，并用石油醚冲洗漏斗，洗液与滤液合并，在 K – D 浓缩器中浓缩至 0.2～1.0ml，然后再用提取液定容，供测定用。

（4）测定：制备六六六、DDT 的标准系列，分别在气相色谱仪上进行测量，绘制标准曲线，在相同的条件下对样品进行测量，从而在标准曲线上查出样品中的含量。

5.　结果计算　$X = \dfrac{C}{m_s} \times \dfrac{V_1}{V_2}$

式中：X——样品中六六六、DDT 及其异构体或代谢物的单一含量（mg/kg 或 mg/L）

　　　　C——被测定用样液中六六六、DDT 及其异构体或代谢物的单一质量（ng）

　　　　m_s——样品的质量（g）

　　　　V_1——样品净化液体积（ml）

　　　　V_2——样液进样体积（ml）

6.　注意事项

（1）分析液体样品中有机氯农药采样时，应用玻璃瓶，不宜用塑料瓶，因塑料瓶对有机氯农药测定有严重影响。如 DDT 会因吸附损失等因素而降低，六六六则因塑料释放出干扰物质而使结果增高。

（2）本方法气相色谱分析条件为：①氚源电子捕获检测器：气化室温度190℃；色谱柱温度160℃；检测器温度165℃；载气（氮气）流速每分钟60ml。②Ni^{63}电子捕获检测器：气化室温度215℃；色谱柱温度195℃；检测器温度225℃；载气（氮气）流速每分钟90ml。

（3）本方法适用于土壤、粮食、果蔬、肉、蛋、乳及其制品中有机氯农药的测定。

二、有机磷农药残留量的测定

（一）样品预处理

1. 提取 根据有机磷农药与样品的种类，选择适当的提取溶剂与提取方法。

（1）粮食样品：粉碎至20目后，用乙腈、丙酮、氯仿或二氯甲烷提取。

（2）果蔬类：样品经捣碎或切碎后，用丙酮、苯、二氯甲烷或乙腈提取。

（3）油脂类：用石油醚、丙酮、二氯甲烷等提取。

2. 净化 将样品提取液经乙腈或二甲基亚砜分配提取后，再用柱色谱净化，柱中吸附剂可由活性炭、氧化铝、矽土、无水 Na_2SO_4 或硅藻土等按一定比例组成，并且，不同有机磷农药提取液净化时，其柱中吸附剂组成不同。可用苯洗脱或石油醚与乙醚混合液洗脱。

由于有机磷农药常用 GC 法和 TLC－酶抑制法进行测定，干扰较少，故对净化方法的要求不高，国内对非脂肪样品常用氧化铝、活性炭和二氯甲烷一次完成提取净化。

3. 浓缩 可用 K－D 浓缩器浓缩净化至 0.3ml 左右，再用或二氯甲烷等有机溶剂稀释至 0.5～1.0ml，供检测用。

（二）气相色谱法测定食品中有机磷农药残留量

1. 原理 将食品中含有残留有机磷农药的样品经提取、净化、浓缩后，注入气相色谱仪，气化后在载气携带下于色谱柱中分离，其中的有机磷样品在火焰光度检测器中的富氢火焰上燃烧，以 HPO 碎片的形式，放射出波长为 526nm 的特征辐射，通过滤光片选择后，由光电倍增管接收，转换成电信号，经微电流放大器放大后，由记录仪记录下色谱峰。通过比较样品和标准品的峰高和峰面积，计算出样品中有机磷农药的残留量。

2. 主要仪器 气相色谱仪（附火焰光度检测器）、电动振荡器、K－D浓缩器。

3.试剂 二氯甲烷（全玻璃蒸馏装置重蒸后备用）、丙酮（重蒸后备用）、无水硫酸钠（经650℃灼烧4小时后贮于密封瓶中备用）、5%硫酸钠溶液、中性氧化铝（色谱用，经300℃活化4小时后备用）、活性炭。

有机磷农药标准贮备液：精密称取适量有机磷农药标准品，用苯（或氯仿）溶解并稀释至一定体积。作为贮备液贮存于冰箱中。

有机磷农药标准使用溶液：临用时，用二氯甲烷将有机磷标准贮备液稀释成标准使用溶液，各有机磷农药浓度为：第一组每毫升含敌敌畏、乐果、马拉硫磷、对硫磷、甲拌磷各1μg；第二组每毫升含稻瘟净、倍硫磷、杀螟硫磷、虫螨磷各2μg。

4.操作方法

（1）样品预处理

①蔬菜：将蔬菜切碎混匀。称取10g混匀的样品置于250ml具塞锥形瓶中，加30～100g无水硫酸钠（视蔬菜含水量而定）脱水，剧烈振摇后，如有固体Na_2SO_4存在，说明所加无水Na_2SO_4已够。加0.2～0.8g活性炭（视蔬菜色素含量而定）脱色。加70ml二氯甲烷振荡器上振摇半小时，经滤纸过滤，量取35ml滤液在通风柜中，室温自然挥发近干，用二氯甲烷少量多次研洗残渣，移入10ml（或5ml）具塞刻度试管中，并定容至2ml备用。

②粮食：将样品磨粉（稻谷先脱壳），过20目筛，混匀。称取10g，置于具塞锥形瓶中，加入0.5g中性氧化铝（小麦、玉米再加0.2g活性炭）及20ml二氯甲烷，振摇半小时，过滤，滤液直接进样。若农药残留量过低，则加30ml二氯甲烷，振摇过滤，量取15ml滤液经K-D浓缩器浓缩并定容至2ml进样。

③植物油：称取5g混匀的样品，用50ml丙酮分次溶解并洗入分液漏斗中，摇匀后加10ml水，轻轻旋转振摇1分钟，静置1小时以上，弃去下面析出的油层，上层溶液自分液漏斗上口倾入另一分液漏斗中，应尽量不使剩余的油滴倒入（如乳化严重，分层不清，则放入50ml离心管中，于2500转/分钟转速下离心半小时，用滴管吸出上层清液）。加30ml二氯甲烷，15% Na_2SO_4溶液100ml，振摇1分钟，静置分层后，将二氯甲烷层移至蒸发皿中，丙酮水溶液再用10ml二氯甲烷提取一次，分层后，合并入蒸发皿中，自然挥发后，用二氯甲烷少量多次研洗蒸发皿中残渣，并入具塞量筒中，并定容至5ml。加3g无水硫酸钠振摇脱水，再加1g中性氧化铝、0.2g活性炭，振摇、脱色、过滤，滤液可直接进样。

（2）测定：根据仪器灵敏度配制有机磷农药的标准系列。

将各浓度的有机磷农药的标准溶液2μl分别注入气相色谱仪中，可测得不同浓度的各有机磷农药标准溶液的蜂高，以峰高为纵坐标，农药浓度为横坐标，绘制标准有机磷农药的标准曲线。

同时取样品溶液 2μl，注入气相色谱仪中，测得峰高，并从对应的标准曲线上查出相应的含量。

5. 结果计算　$X = \dfrac{A}{m_s} \times \dfrac{V_1}{V_2} \times 1000$

式中：X——有机磷农药含量（mg/kg）

　　　　A——进样体积中有机磷农药含量（μg，由相应标准曲线上查得）

　　　　V_1——样液浓缩后总体积（ml）

　　　　V_2——样液进样体积（μl）

　　　　m_s——样品质量（g）

6. 注意事项

（1）国际上多用乙腈作为有机磷农药的提取试剂及分配净化试剂，但乙腈毒性大，价格贵，且不易购买，故本法采用二氯甲烷提取。

（2）使用单一固定液的色谱柱，在同时分离多种有机磷农药时，往往分离效果不好。所以采用混合固定液，可将难分离的农药有效地分开。

（3）本方法色谱分析条件

①色谱柱：内径 3mm，长 1.5～2.0m 的玻璃柱。

A：分离测定敌敌畏、乐果、马拉硫磷和对硫磷的色谱柱固定相为：

担体：60～80 目 ChromosorbW·AW·DMCS。

固定液：2.5% SE-30 和 3% QF-1 混合固定液；或 1.5% QV-17 和 2% QF-1 混合固定液；或 2% QV-101 和 2% QF-1 混合固定液。

B：分离测定甲拌磷、虫螨磷、稻瘟净、倍硫磷和杀螟硫磷的色谱柱固定相为：

担体：60～80 目 ChromosorbW·AW·DMCS。

固定液：3% PEGA 和 5% QF-1 混合固定液；或 2% NPGA 和 3% QF-1 混合固定液

②气流速度：每分钟载气（N_2）80ml、空气 50ml、氢气（H_2）180ml。（N_2、空气、H_2 之比应按各 GC 仪不同型号选择各自最佳比例条件）。

③温度：进样口 220℃；检测器 240℃；柱温 180℃（敌敌畏为 130℃）。

（4）本法适用于粮食、果蔬、食用植物油中常见有机磷农药残留量的测定。

第二节　食品中黄曲霉毒素的测定

黄曲霉毒素（Aflatoxins，AFT）是黄曲霉、寄生曲霉及温特曲霉等产毒菌株的代谢产物（后者产量较少），是一群结构类似的化合物。目前已发现17种黄曲霉毒素，根据其在波长为365nm紫外光下呈现不同颜色的荧光而分为B、G两大类。其中B类呈现蓝色荧光，而G类则呈绿色荧光（高纯的G类中也有个别例外而呈蓝色荧光）。根据在硅胶薄板上分离的值不同，AFT分为B_1、B_2、G_1、G_2等，B_1、B_2在生物体内可以转化为M_1、M_2。

在AFT中，由于$AFTB_1$毒性大、含量多，且在一般情况下如未检查出$AFTB_1$，就不存在$AFTB_2$、$AFTG_2$等，故食品中污染的AFT含量常以$AFTB_1$为主要指标。

黄曲霉毒素的检测方法有化学法、生物法和免疫学法，常用的是化学法。化学法中目前最常用的方法是薄层色谱法和微柱色谱法，其中薄层色谱法为我国AFT标准分析方法。本节主要介绍薄层色谱法测定食品中黄曲霉毒素B_1的含量。

一、样品预处理

1. 提取和净化

（1）己烷、甲醇、水提取法：此法应用于含油量或含色素较高的样品。以液－液分配法，使样品中的油脂和大部分色素被己烷提取，而$AFTB_1$与醇溶性色素溶解于甲醇水溶液内。随后，以氯仿净化。将氯仿加至甲醇－水溶液液层中，使$AFTB_1$进入氯仿层，而醇溶性色素留在甲醇水溶液中。此法所费时间较少，但在处理色素含量较高的样品时，则需进一步净化。

（2）去油提取法：此法应用于油脂含量高的食品。首先，用索氏提取法除去样品中的油脂，提取时间为8～12小时，然后再用氯仿提取$AFTB_1$。由于此法所费时间较长，未被普遍采用。

（3）直接提取法：此法应用于油脂含量低的食品。直接用氯仿提取。

（4）先提取后净化法：将样品与硅藻土和氯仿混合、过滤，滤液用硅胶柱净化，并以甲醇－氯仿（3∶97）洗脱，收集洗脱液，得到黄曲霉毒素。

2. 浓缩　由于净化液中AFT浓度较低，不宜直接供测定用，尚需进一步浓缩。采用的浓缩方法一般于蒸发皿中挥干后再溶解，溶解液多用苯－乙腈溶液。

二、原理

样品经有机溶剂提取、净化、浓缩并经薄层色谱分离后，在波长365nm紫外光照射下产生蓝紫色荧光，根据其在薄层板上显示荧光的最低检出量来测定AFTB₁含量。

三、主要仪器

小型粉碎机、电动振荡器、分样筛、全玻璃浓缩器或250ml索氏提取器、5cm×20cm玻璃板、薄层板涂布器、内长25cm，宽6cm，高4cm色谱展开槽、紫外光灯（100W～125W，带有波长365nm滤光片）、微量注射器。

四、试　剂

以下试剂均为分析纯：三氯甲烷、正己烷（沸程30℃～60℃）或石油醚（沸程60℃～90℃）、甲醇、苯、乙腈、无水乙醚或乙醚（经无水硫酸钠脱水）、丙酮、苯－乙腈（98:2）混合溶液、甲醇－水（55:45）溶液、三氟乙酸、氯化钠、无水硫酸钠、硅胶G（薄层色谱用）。

1. 5%次氯酸钠溶液　称取100g漂白粉，加入500ml水，搅匀。另将80g工业用碳酸钠（$Na_2CO_3 \cdot 10H_2O$）溶于500ml温水中。将两液合并，搅匀，澄清、过滤后贮存于带橡皮塞的玻璃瓶中，作为AFT的消毒剂。

2. 黄曲霉毒素B₁标准溶液　精密称取1～1.2mgAFTB₁标准品，用2ml乙腈溶解后，再用苯稀释至100ml，避光置于4℃冰箱中保存。先用紫外分光光度计测定配制的AFTB₁标准溶液浓度，再用苯－乙腈混合液调整其浓度为10μg/ml。

3. 黄曲霉毒素B₁标准应用液

（1）A液（1μg/ml）：精密吸取AFTB₁标准溶液1.0ml于10ml容量瓶中，加苯－乙腈混合液至刻度。

（2）B液（0.2μg/ml）：精密吸取A液1.0ml，按上述方法定容于5ml容量瓶中。

（3）C液（0.04μg/ml）：精密吸取B液1.0ml，按上述方法定容于5ml容量瓶中。

五、操作方法

1. 取样　食品中黄曲霉毒素的分布极不均匀，采样时应十分注意样品的代表性。为避免取样带来的误差，必须大量取样，将大量样品粉碎，混合均匀，才有可能得到能代表一批样品的较可靠的结果。采样时必须取有代表性的样品。对局部发霉变质的样品的检测，应单独取样。每份检测用样品，应从大量样品粉碎中，连续多次用四分法浓缩至0.5～1.0kg。粮食样品，通过20目混匀。花生样品，通过 10 目混匀。

2. 样品预处理（提取、净化与浓缩）

（1）玉米、大米、麦类、面粉、薯干、豆类、花生、花生酱等：称取 20g 粉碎过筛样品（面粉、花生酱不需粉碎），置于 250ml 具塞锥形瓶中；加正己烷或石油醚 30ml 和甲醇－水（55:45）溶液 100ml，在瓶塞上涂上一层水，盖严防漏。振荡 30 分钟，静置片刻，过滤于分液漏斗中，等下层甲醇－水溶液分清后，放出甲醇－水溶液于另一具塞锥形瓶中，取甲醇－水溶液提取液 20.0ml（相当于 4g 样品）置于另一个 125ml 分液漏斗中，加三氯甲烷 20ml，振摇 2 分钟，静置分层（如出现乳化，则可滴加甲醇破乳分层），放出三氯甲烷层，经盛有先用三氯甲烷湿润的无水硫酸钠约 10g 的慢速定量滤纸过滤于 50ml 蒸发皿中，分液漏斗中再加三氯甲烷 5ml，重复振摇提取三氯甲烷层一并滤于蒸发皿中，最后用少量三氯甲烷，洗过滤器，洗液并于蒸发皿中。在通风柜中，将蒸发皿于 65℃ 水浴上通风挥发干，然后冷却 2~3 分钟后，准确加入苯－乙腈混合液 1ml，将残渣充分混合，若有苯的结晶析出，则继续溶解、混合，晶体即消失，吸取上层清液转移于 2ml 具塞试管中。

玉米、大米、小麦及其制品：称取 20g 粉碎过筛样品于 250ml 具塞锥形瓶中，加水 6ml 使样品湿润，准确加入三氯甲烷 60ml，振摇 30 分钟，加 12g 无水硫酸钠，振摇后，静置 30 分钟，过滤于 100ml 具塞锥形瓶中，取滤液 12ml（相当于 4g 样品）于蒸发皿中，在通风柜内于 65℃ 水浴上通风挥发干，准确加入苯－乙腈混合液 1ml，以下操作与上述方法相同。

（2）花生油、香油、菜油等：称取 4g 混匀的样品于小烧杯中，加正己烷或石油醚 20ml，将其转移至 125ml 分液漏斗中，用甲醇－水溶液 20ml 分数次洗烧杯，洗液一并移入分液漏斗中，振摇 2 分钟，静置分层后，将下层甲醇－水溶液移入第二个分液漏斗中，再用甲醇－水溶液 5ml 重复振摇提取一次，提取液一并转移入第二个分液漏斗中，在第二个分液漏斗中加入三氯甲烷 20ml，以下自"振摇 2 分钟，静置分层……"起同（1）法操作。

（3）酱油、醋：称取 10g 样品于小烧杯中，为防止提取时乳化，加 NaCl 0.4g，移入分液漏斗中，烧杯用三氯甲烷 15ml 分次洗涤，洗液并入分液漏斗中。以下自"振摇 2 分钟，静置分层……"起同（1）法操作，最后加入苯－乙腈混合溶液 2.5ml，此溶液每毫升相当于 4g 样品。

或称取 10g 样品，置于分液漏斗中，再加甲醇 12ml（以样品代替水，故甲醇与水的体积比仍约为 55:45），用三氯甲烷 20ml 提取，以下自"振摇 2 分钟，静置分层……"起同（1）法操作，最后加入苯－乙腈混合溶液 2.5ml，此溶液每毫升相当于 4g 样品。

（4）干酱类（包括豆豉、腐乳制品等）：称取 20g 研磨均匀的样品置于 250ml 具塞锥形瓶中，加入正己烷或石油醚 20ml 与醇 – 水溶液 50ml。振荡 30 分钟，静置片刻，过滤，滤液静置分层后，取甲醇 – 水层 24ml（相当于样品 8g，其中包括 8g 干酱类样品本身约含 4ml 水的体积在内），置于分液漏斗中；加入三氯甲烷 20ml，以下自"振摇 2 分钟，静置分层……"起同（1）法操作，最后加入苯 – 乙腈混合溶液 2ml，此溶液每毫升相当于 4g 样品。

（5）发酵酒类：提取方法同（3）（酱油、醋），但不加氯化钠。

3. 测定

（1）制备薄层板或按要求购买薄层板。

（2）点样：将薄层板边缘附着的吸附剂刮净，在距薄层板底端 3cm 的基线上用微量注射器滴加样液和标液。一块薄板可点 4 个样点，点距边缘和点间距约为 1cm，样点直径约 3mm。要求同一块板上样点大小相同，点样时可用电吹风冷风边吹边点。四个样点如下：

第一点：0.04μg/mlAFTB$_1$ 标液 10μl。

第二点：样液 20μl。

第三点：样液 20μl + 0.04μg/ml AFTB$_1$ 标液 10μl。

第四点：样液 20μl +0.2μg/ml AFTB$_1$ 标液 10μl。

（3）展开与观察：在色谱展开槽内加 10ml 无水乙醚，预展 12cm，取出挥发干。再在另一展开槽内加 10ml 丙酮 – 三氯甲烷（8:92）溶剂，展开 10～12cm；取出，在紫外灯下观察结果，方法如下：

第一点滴加了 0.04μg/ml AFTB$_1$ 标液 10μl，其中含 AFTB$_1$0.4 ng，可检测最低检出量是否正常出现，若展开后此点无荧光，则可能是薄层板未制好或色谱条件有问题。

由于在第三点和第四点的样液点上滴加了 AFTB$_1$ 标准液，可使样点中 AFTB$_1$ 荧光点与标准液 AFTB$_1$ 荧光点重叠。其中第三点主要用来检查在样液内 AFTB$_1$ 最低检出量是否正常出现，若第一点有荧光点，第三点无荧光点则表示样液中可能有荧光卒灭剂，此时应改进样品提取等方法。第四点中 AFTB$_1$ 为 2 ng，主要起定位作用，在上述色谱条件下，AFTB$_1$ 的 R$_f$ 值约 0.6。

若第二点（样点）在与 AFTB$_1$ 标准点相应位置（R$_f$ 约 0.6）无蓝紫色荧光点，而其他点均有荧光点，则表示样品中 AFTB$_1$ 含量在 5ppb 以下，若第二点在其相应位置有蓝紫色荧光点，则需进行进一步确证实验。

（4）确证实验：为了证实薄层板上样液荧光确实是由 AFTB$_1$ 所产生，可在样点上滴加三氟乙酸（TFA），使其与 AFTB$_1$ 反应，产生 AFTB$_1$ 的衍生物，展开后，AFTB$_1$ 衍生物的 R$_f$ 值约在 0.1 左右。方法是在薄层板左边依次点二个样点：

第一点：0.04μg/ml AFTB₁ 标液 10 μl。

第二点：样液 20μl。

在以上两点各加一小滴 TFA 盖于其上，反应 5 分钟后，用电吹风吹热风 2 分钟，使热风吹到薄层板上的温度不高于 40℃。再于薄层板右边滴加以下两个点：

第三点：0.04μg/ml AFTB₁ 标液 10 μl。

第四点：样液 20μl。

同（3）展开后，在紫外光下观察样液是否产生与 AFTB₁ 标准点相同的衍生物（R_f 约 0.1）。未加 TFA 的第三、第四两点，可分别作为样液与标准的衍生物空白对照。

（5）稀释定量：样液中（样品 4g/ml，点样 20μl）AFTB₁ 荧光点的荧光强度如与 AFTB₁ 标准点的最低检出量（0.4ng）的荧光强度一致，则样品中 AFTB₁ 含量即为 5ppb。如样液中荧光强度比最低检出量强，则根据其强度估计减少点样微升数或将样液稀释后再点不同微升数，直至样液点的荧光强度与最低检出量的荧光强度一致为止，点样形式如下：

第一点：0.04μg/ml AFTB₁ 标液 10 μl。

第二点：根据情况点样液 10 μl。

第三点：根据情况点样液 15 μl。

第四点：根据情况点样液 20 μl。

六、结果计算

$$X = 0.0004 \times \frac{V_1 \times D}{V_2 \times m_s}$$

式中：X——AFTB₁ 含量（μg/kg 或 ppb）

V_1——稀释前样液的总体积（ml）

V_2——出现同等荧光强度时稀释后样液点样量（μl）

D——样液的稀释倍数

m_s——稀释前样液总量相当的样品质量（g）

0.0004——AFTB₁ 最低检出量（μg）

七、注意事项

1. 本法是测定 AFTB₁ 的国家标准方法，其最低检出量 0.4ng。

2. AFTB₁ 标准贮备液应密封于具塞试管中，于 4℃ 冰箱中避光贮存。保存期间，若体积明显减少，应及时补充溶剂。使用前，用紫外分光光度计检测其浓度，再稀释成所需浓度的应用液。

3. 由于 AFT 是一剧毒且强致癌性物质，使用时应特别小心。

4. 实验中所用的或被污染的玻璃器皿需经 5% 次氯酸钠溶液浸泡 5 分钟后再清洗。

5. 本方法适用于各类食品中 AFTB$_1$ 的测定。

第三节　食品中亚硝胺的测定

在肉制品加工过程中，加入一定量的亚硝酸盐或硝酸盐，目的是保持色泽鲜红美观，具有防腐作用。再加上肉类、鱼类、蔬菜等在腌制过程中往往加入一定量的硝酸盐作为防腐剂与生色剂，硝酸盐在自然界中分布很广，又很容易还原成亚硝酸盐，这样就具备了生成亚硝胺类化合物的条件。近年研究表明，在一定的条件下"硝"能与食品的腐败产物二级胺形成亚硝胺。亚硝胺化合物具有强致癌作用，对人体有害。

亚硝胺类化合物有二甲基亚硝胺、二乙基亚硝胺、二丙基亚硝胺、甲基苯基亚硝胺、甲基苄基亚硝胺等多种类型。由于它们在食品中极不稳定，种类不一，因此，给食品中亚硝胺类化合物的检测带来困难。本节除介绍常规的比色法外，还介绍气相色谱－质谱联用法。该法对亚硝胺类化合物的鉴定具有高分辨的特异性，结果更准确可靠，但仪器还未能普遍使用。

一、气相色谱－质谱联用法

1. 原理　样品中的挥发性亚硝胺类化合物经水蒸气蒸馏分离，用有机溶剂二氯甲烷提取后，浓缩至一定量后净化，并采用气相色谱－质谱联用仪的高分辨峰匹配法进行确认和定量。

2. 主要仪器　气相色谱－质谱联用仪、水蒸气蒸馏装置、K－D 浓缩器。

3. 试　剂

（1）二氯甲烷：用全玻璃蒸馏装置重蒸。

（2）氯化钠（优级纯）。

（3）1:3 硫酸。

（4）3mol/L 氢氧化钠。

（5）无水硫酸钠。

（6）耐火砖颗粒：将耐火砖破碎，取直径为 1~2mm 的颗粒，分别用乙醇、二氯甲烷清洗后，作助沸石使用。

（7）N-亚硝胺标准贮备液：用二氯甲烷作溶剂，分别配制 N-亚硝基二甲胺、N-亚硝基二乙胺、N-亚硝基二丙胺、N-亚硝基吡咯烷的标准溶液，使每毫升溶液含 N-亚硝胺 0.5mg。

（8）N-亚硝胺标准使用液：用微量注射器吸取 N-亚硝胺标准贮备液 10μl 置于 10ml 容量瓶中，用二氯甲烷稀释至刻度。此溶液每毫升含 N-亚硝胺 5μg。

4. 操作步骤

（1）水蒸气蒸馏：称取 200g 切碎（或绞碎、粉碎）后的样品，置于水蒸气蒸馏装置中（液体样品直接量取 200ml），加入 100ml 水（液体样品不加水），摇匀。在蒸馏瓶中加入 120g 氯化钠，充分摇动，使氯化钠溶解。将蒸馏瓶与水蒸气发生器及冷凝器连接好，进行水蒸气蒸馏，用装有 40ml 二氯甲烷及少量冰块的锥形接收瓶收集 400ml 馏出液。

（2）提取纯化：在馏出液中加入 80g 氯化钠和 1:3 的硫酸 3ml，待氯化钠完全溶解后，定量转移到 500ml 分液漏斗中，振荡 5 分钟，静置分层，将二氯甲烷层分至另一锥形瓶中，再用 120ml 二氯甲烷分 3 次提取水层，每次提取均需振荡 5 分钟，合并四次提取液。

对于含有较高浓度乙醇的样品，如蒸馏酒、配制酒等，需用 3mol/L 氢氧化钠溶液 50ml 洗有机层 2 次，以除去乙醇的干扰。

（3）浓缩：将有机层用 10g 无水硫酸钠脱水后，转移至 K-D 浓缩器中，加入数粒耐火砖颗粒，于 50℃水浴上浓缩至 1ml，备用。

（4）测定

①色谱条件

色谱柱：内径 1.8~3.0mm，长 2m 玻璃柱，内装涂以 15% PEG20M 固定液和 1% 氢氧化钾溶液的 80~100 目 Chromosorb W·AW·DWCS。

载气：氮气流速为每分钟 40ml。

气化室温度：190℃。

柱温度：对 N-亚硝基二甲胺、N-亚硝基二乙胺、N-亚硝基二丙胺和 N-亚硝基吡咯烷温度分别为 130℃、145℃、130℃及 160℃。

②质谱仪条件

分辨率：7000。

离子化电压：70V。

离子化电流：300μA。

离子源温度：180℃。

离子源真空度：1.3×10^{-4} Pa。

界面温度：180℃。

③测定：采用电子轰击源高分辨峰匹配法，用全氟煤油（PEK）的碎片离子（它们的质荷比为 68.99527、99.9936、130.9920、99.9936）分别监视 N－亚硝基二甲胺、N－亚硝基二乙胺、N－亚硝基二丙胺、N－亚硝基吡咯烷的分子－离子（它们的质荷比为 74.0480、102.0793、130.1106、100.0636）。结合他们的保留时间来定性，以该分子－离子的峰高来定量。

5. 结果计算　$X = \dfrac{\dfrac{h_1}{h_2} \times C}{m_s} \times 1000$

式中：X——样品中某一 N－亚硝胺化合物的含量（μg/kg 或 μg/L）

　　　h_1——浓缩液中该 N－亚硝胺化合物的峰高（mm）

　　　h_2——标准使用液中该 N－亚硝胺化合物的峰高（mm）

　　　C——标准使用液中该 N－亚硝胺化合物的浓度（μg/ml）

　　　m_s——样品的质量（体积）（g 或 ml）

6. 说明

（1）本法适于酒类、肉及肉制品、蔬菜、豆制品、调味品、茶叶等食品中 N－亚硝基二甲胺、N－亚硝基二乙胺、N－亚硝基二丙胺及 N－亚硝基吡咯烷含量的检测。

（2）当取样 200g 时检测下限为 0.5μg/kg。

（3）由于所使用溶剂的沸点低，因此不适宜在室温高于 25℃ 条件下操作。

二、比色法

1. 原理　根据亚硝胺的性质，食品中挥发性亚硝胺可采用夹层保温水蒸气蒸馏加以纯化，在紫外光的照射下，亚硝胺分解释放亚硝酸根。通过强碱性离子交换树脂浓缩，在酸性条件下，与对位氨基苯磺酸形成重氮盐，再与 N－萘乙烯二胺二盐酸盐形成红色偶氮染料来测定。颜色的深浅与亚硝胺的含量成正比，因此可据颜色深浅进行比色定量。此法可用于测定挥发性 N－亚硝胺总量。

2. 主要仪器　分光光度计、紫外灯、离心机。

3. 试剂

（1）0.5mol/L 氢氧化钠溶液。

（2）正丁醇饱和的 1mol/L 氢氧化钠溶液。

（3）磷酸缓冲溶液（0.1mol/L，pH = 7）：吸取 0.1mol/L 磷酸氢二钠 61.0ml 和 0.1mol/L 磷酸二氢钠 39.0ml 混合而成。

（4）30% 乙酸溶液。

（5）1mol/L 氯化钠溶液。

（6）显色试剂：①显色剂A：1%对氨基苯磺酸的30%乙酸溶液；②显色剂B：0.2% N－1－萘乙烯二胺二盐酸盐的30%乙酸溶液。

（7）亚硝胺标准溶液（100μg/ml）。

（8）强碱性离子交换树脂：交链度8，粒度150目。

4．操作方法

（1）样品制备

①液体样品：根据样品中亚硝胺的含量称取样品10.0～20.0g，移入100ml容量瓶中，加入氢氧化钠溶液使其浓度为1mol/L，摇匀后过滤，收集滤液待测定。

②固体样品：取经捣碎或研磨均匀的样品20.0g，加入正丁醇饱和的1mol/L氢氧化钠溶液，移入100ml容量瓶中，用正丁醇饱和的1mol/L氢氧化钠溶液稀释至刻度，摇匀，浸泡过夜，离心分离，取清滤液待测定。

（2）亚硝胺标准曲线的绘制：分别吸取亚硝胺标准溶液0、0.02、0.04、0.06、0.08和0.10ml，移入培养皿中，并分别加入pH为7的磷酸缓冲溶液，使每份反应液的总体积达2.0ml。摇匀后在紫光下照1分钟。按顺序加入0.5ml显色剂A，摇匀后再加0.5ml显色剂B，待溶液呈玫瑰红色后，分别在分光光度计550nm波长处测定吸光度A，绘制标准曲线。

（3）挥发性N－亚硝胺总量的测定：吸取样品清液50ml移入蒸馏瓶内进行夹层保温水蒸气蒸馏，收集25ml馏出液，用30%乙酸调节pH为3～4。再移入蒸馏瓶内进行夹层保温水蒸气蒸馏，收集20ml馏出液，用0.5mol/L氢氧化钠调节pH为7～8。将馏出液在紫外光下照射15分钟，通过强碱性离子（氯离子型）交换柱浓缩，以少量水洗后，用1mol/L氯化钠溶液洗脱亚硝酸根，分别收集洗脱液（每管1ml），至所收集的洗脱液加入显色剂不显色为止。各管中加入1.0ml、pH为7的磷酸缓冲溶液，0.5ml显色剂A，摇匀后再加入0.5ml显色剂B，以下操作同标准曲线的绘制。根据测得的吸光度值，从标准曲线中查得每管亚硝胺的含量，汇总总含量。

5．结果计算 $X = \dfrac{C}{m} \times 1000$

式中：X——挥发性N－亚硝胺含量（μg/kg）

C——相当于挥发性N－亚硝胺标准的量（μg）

m——测定时样品液相当于样品的量（g）

第四节 食品中有害元素的测定

存在于食物中的各种元素，从营养的角度，可分为必需元素、非必需元素和有毒元素三类。有些元素目前尚未证实对人体具有生理功能，或者正常情况下人体只需要极少的数量，剂量稍高，即可呈现毒性作用，这些元素称之为有毒元素。有毒元素的特点是有蓄积性，它们的生物半减期一般较长，例如，甲基汞在人体内的生物半减期为 70 天，铅和镉分别长达 1460 天和 16～31 年。随着有毒元素在体内蓄积量的增加，机体便会出现各种反应，有的甚至可致癌、致畸或致突变。这类元素中，汞、镉、铅、砷对人体危害较大，本节主要介绍它们的测定方法。

食品中有毒元素的检测方法，主要有比色法、原子吸收分光光度法、极谱法、离子选择电极法和荧光分光光度法等。比色法一直被广泛采用，这是由于该法设备简单、价廉，能达到食品中有毒元素规定标准的灵敏度。原子吸收分光光度法由于它的选择性好，灵敏度高，测定手续简便快速，可同时测定多种元素的优点，因而得到了迅速发展和推广应用。

一、汞的测定（冷原子吸收法）

1. 原理 汞原子蒸气对波长 253.7nm 的特征谱线具有强烈的吸收作用。样品经消化处理后，使汞转为离子状态，在强酸性介质中用氯化亚锡将汞离子还原成汞原子，然后以氮气或干燥空气作为载体，将汞原子带入汞测定仪中，用冷原子吸收测定生成的汞蒸气。在一定浓度范围内，其吸收值与汞的含量成正比，与标准系列比较后能求出食品中汞的含量。

2. 主要仪器 冷原子吸收测汞仪，汞蒸气发生器，消化装置。

3. 试 剂

（1）硝酸（优级纯）。

（2）硫酸（优级纯或分析纯）。

（3）20% 盐酸羟胺溶液。

（4）1∶1 硫酸溶液。

（5）30% 氯化亚锡溶液。

（6）5% 高锰酸钾溶液。

（7）五氧化二钒。

（8）硫酸 – 硝酸混合酸：量取 10ml 硫酸、10ml 硝酸，加入到 80ml 水中。

（9）汞标准贮备液：准确称取二氯化汞（HgCl$_2$）0.1354g，加硫酸－硝酸混合酸溶液并稀释至100ml，此液为贮备液，浓度为1mg/ml。

（10）汞标准使用液：吸取汞标准贮备液，置于100ml容量瓶中，用硫酸－硝酸混合酸稀释至刻度，此溶液浓度为10μg/ml。再吸取此液，置于100ml容量瓶中，用硫酸－硝酸混合酸稀释至刻度，此溶液浓度为0.1μg/ml。

（11）无水氯化钙（分析纯）。

4. 操作方法

（1）样品消化

①回流消化法

粮食或水分少的食品：称取10g样品，置于消化装置锥形瓶中，加玻璃珠数粒，加硝酸45ml、硫酸10ml，转动锥形瓶防止局部炭化。装上冷凝管后，小火加热，待开始发泡即停止加热，发泡停止后，加热回流2小时；如加热过程中溶液变棕色，再加硝酸5ml，继续回流2小时，放冷后从冷凝管上端小心加水20ml，继续加热回流10分钟，放冷，用适量水冲洗冷凝管，洗液并入消化液中，将消化液经玻璃棉过滤于100ml容量瓶内，用少量水洗锥形瓶、滤器，洗液并入容量瓶内，加水至刻度，混匀。取与消化样品相同量的硝酸、硫酸，按相同方法做试剂空白试验。

植物油及动物油脂：称取5.0g样品，置于消化装置锥形瓶中，加玻璃珠数粒，加入硫酸7ml，小心混匀至溶液颜色变为棕色，然后加硝酸40ml，以下自"装上冷凝管后，小火加热"起与上述操作方法相同。

薯类、豆制品：称取20g捣碎混匀的样品（薯类须预先洗净晾干），置于消化装置锥形瓶中，加玻璃珠数粒及硝酸30ml、硫酸5ml，转动锥形瓶防止局部炭化。以下自"装上冷凝管后，小火加热"起与上述操作方法相同。

肉、蛋类：称取10g捣碎混匀的样品，置于消化装置锥形瓶中，加玻璃珠数粒及硝酸30ml、硫酸5ml，转动锥形瓶防止局部炭化。以下自"装上冷凝管后，小火加热"起与上述操作方法相同。

牛乳及乳制品：称取20g牛乳或酸牛乳，或相当20g牛乳的乳制品（2.4g全脂乳粉、8g甜炼乳、5g淡炼乳），置于消化装置锥形瓶中，加玻璃珠数粒及硝酸30ml，牛乳或酸牛乳加硫酸10ml，乳制品加硫酸5ml，转动锥形瓶防止局部炭化。以下自"装上冷凝管后，小火加热"起与上述操作方法相同。

②五氧化二钒消化法：本法适用于水产品、蔬菜、水果。

取可食部分，洗净，晾干，切碎，混匀。取2.50g水产品或10g蔬菜、水果，置于50~100ml锥形瓶中，加50mg五氧化二钒粉末，再加硝酸8ml，振摇，放置4小时，加5ml硫酸，混匀，然后移至140℃砂浴上加热，开始作用较猛烈，以后渐渐缓慢，待瓶口基本上无棕色气体逸出时，用少量水冲洗瓶口，再加热 5 分钟，放冷，加 5% 高锰酸钾溶液 5ml，放置 4 小时（或过夜），滴加 20% 盐酸羟胺溶液使紫色褪去，振摇，放置数分钟，移入容量瓶中，并稀释至刻度。蔬菜、水果为 25ml，水产品为 100ml。取与消化样品相同量的五氧化二钒、硝酸、硫酸按同一方法进行试剂空白试验。

（2）标准曲线的绘制

①回流消化法标准曲线的绘制：分别吸取 0.00、0.10、0.20、0.30、0.40 和 0.50ml 汞标准使用液（相当于 0、0.01、0.02、0.03、0.04 及 0.05μg 汞）置于汞蒸气发生器内，各加混合酸 10ml，沿壁迅速加入 30% 氯化亚锡溶液 2ml，立即通入流速为每分钟 15L 的氮气或经活性炭处理的空气，使汞蒸气经过氯化钙，干燥管进入测汞仪中，读取测汞仪上最大读数，绘制标准曲线。

②五氧化二钒消化法标准曲线的绘制：分别吸取 0.0、1.0、2.0、3.0、4.0 和 5.0ml 汞标准使用液（相当 0、0.1、0.2、0.3、0.4 及 0.5μg 汞），置于 6 个 50ml 容量瓶中，各加 1:1 硫酸 1ml、5% 高锰酸钾溶液 1ml，加水 20ml，混匀，滴加 20% 盐酸羟胺溶液使紫色褪去，加水至刻度混匀，分别吸取 10.0ml（相当于 0、0.02、0.04、0.06、0.08 和 0.10μg 汞），以下自"置于汞蒸气发生器内……"起操作方法与①相同。根据吸收值与汞含量的关系绘制标准曲线。

（3）样品的测定：吸取样品消化液 10.0ml，置于汞蒸气发生器内，按上述方法测量吸收值，并从标准曲线上求得样品中汞的含量。

5. 计算 $$X = \frac{(m_1 - m_0) \times 1000}{m_s \times \dfrac{V_2}{V_1} \times 1000}$$

式中：X——样品中汞的含量（mg/kg）

m_1——测定用样品消化液中汞的质量（μg）

m_0——试剂空白液中汞的质量（μg）

m_s——样品质量（g）

V_1——消化液总体积（ml）

V_2——测汞所取消化液量（ml）

6. 注意事项

（1）本法比较灵敏，要求试剂和仪器保持洁净，使用的水应为无汞离子水。

（2）高锰酸钾中含有微量汞时，实验室很难除去，因此必须选用优级纯试剂。

（3）盐酸羟胺还原高锰酸钾时产生氯气，必须在振摇后静置数分钟使氯气逸去，以防止干扰汞蒸气的测量。

二、铅、镉的测定（石墨炉原子吸收分光光度法）

1. 原理 样品经消化，巯基棉富集分离，并加入基体改进剂处理后，将样液注入原子吸收分光光度计石墨炉中，经电热原子化，铅在波长 283.3nm 处，镉在 228.8nm 处，对空心阴极灯发射的谱线有特异吸收，在一定浓度范围内，其吸收值与铅或镉的含量成正比，与标准系列比较后求出食品中铅或镉的含量。石墨炉原子化法的最低检出浓度为 0.1μg/kg。

2. 主要仪器

（1）原子吸收分光光度计（附石墨炉原子化器及铅、镉空心阴极灯）。

（2）所用玻璃仪器均需以硝酸（1∶5）浸泡过夜，用水反复冲洗，最后用去离子水冲洗干净。

（3）组织捣碎机。

3. 试剂 分析过程中使用的水，全部为去离子水，所使用的化学试剂均为优级纯。其试剂有：硫酸、浓硝酸、0.1mol/L 硝酸、1mol/L 盐酸、10% 酒石酸铵溶液、10% 磷酸二氢铵溶液。

（1）乙酸铵缓冲溶液：称取乙酸铵 77g，用水溶解后稀释至 1000ml，用乙酸调节 pH 值至 6.5。

（2）巯基棉：在 250ml 广口瓶中加入硫代乙醇酸 30ml、乙酸酐 18ml、乙酸 12ml，混匀，冷却。加入脱脂棉 12g，浸透均匀，加盖，在 40℃烘箱中放置 1 天，取出，用水洗至中性，置于 40℃烘箱中烘干，密闭避光保存。

（3）铅标准溶液（1000μg/ml）：称取硝酸铅（高纯）1.598g 溶于 1% 硝酸 1000ml 中。

（4）镉标准溶液（1000μg/ml）：称取镉（99.99%）1.000g 溶于少量硝酸中，用 1% 硝酸稀释至 1000ml。

（5）标准使用液：从标准溶液配制成铅为 0.25μg/ml，镉为 0.01μg/ml 的混合标准使用液。

4. 操作方法

（1）样品处理：将具有代表性的样品倒入组织捣碎机内，充分捣碎均匀。称取 5g 试样（称准至 0.01g），置于 500ml 定氮烧瓶中，加入 10ml 硝酸、5ml 硫酸，加热，溶液变棕色时，不断补加硝酸，至消化液不再变棕色并产生白烟为止。冷却，加水，再加热至白烟产生。然后将消化液定容至 100ml，按同样方法制备空白试液。

（2）富集和分离

①巯基棉柱的制备：在内径 6~7mm、长 11cm、一端拉细的玻璃管内，装入

0.1g 巯基棉。将此巯基棉柱接在 125ml 分液漏斗下端。加入 5ml 盐酸（1mol/L），流经巯基棉柱，用水洗至中性以除去巯基棉所带杂质。

②吸附：分别吸取消化液及空白试液 10ml，用氨水（1∶1）调节 pH 值为 6~7，加入乙酸铵缓冲液 10ml，酒石酸铵溶液 1ml，混匀，放入分液漏斗中，以每分钟 5ml 的流速流经巯基棉柱，溶液流尽后，用水冲洗分液漏斗 2~3 次。

③洗脱：取下巯基棉柱，吹去残水，用 5ml 硝酸（0.1mol/L）洗脱，再用少量水洗巯基棉柱，洗脱液中加入 1ml 磷酸二氢铵溶液稀释至 10ml，待测。

（3）测定：标准系列的配制：在一组 10ml 容量瓶中分别加入标准使用液 0.00、1.00、2.00、3.00 和 4.00ml，然后加入 1ml 磷酸二氢铵溶液，用 0.1mol/L 硝酸稀释至刻度。此标准系列每毫升含铅 0、0.025、0.050、0.075 和 0.100μg，含镉 0、0.001、0.002、0.003、0.004 及 0.005μg。

光谱测定：依次吸取标准系列 10μl，注入石墨炉中按表 10-1、表 10-2 所给推荐条件分别测定吸光度，并绘制标准曲线。然后在相同条件下测定样品及空白溶液的吸光度，从标准曲线上求得样品及空白溶液中铅或镉的含量。

表 10-1　　　　　　　　　　　　光谱仪工作条件

元素	灯电流（mA）	狭缝（nm）	波长（nm）	背景扣除方式
铅	5	1.0	283.3	氘灯
镉	4	0.3	228.8	氘灯

表 10-2　　　　　　　　　　　　石墨炉工作条件

元素	步骤	蒸发	灰化	原子化	冷却
铅	温度（℃）	120	400	1700	0
	时间（秒）	30	20	3	30
镉	温度（℃）	10	300	100	0
	时间（秒）	30	20	3	30

5. 结果计算　$X = \dfrac{(m_1 - m_0) \times 1000}{m_s \times \dfrac{V_2}{V_1} \times 1000}$

式中：X——样品中铅或镉的含量（mg/kg）

m_1——测定用样品消化液中铅或镉的质量（μg）

m_0——试剂空白液中铅或镉的质量（μg）

m_s——样品质量（g）

V_1——消化液总体积（ml）

V_2——测量所取消化液的体积（ml）

三、砷的测定（原子吸收光谱法）

1. 原理 样品经消化处理后，加入还原剂碘化钾和抗坏血酸使五价砷还原为三价砷，在酸性溶液中三价砷离子和硼氢化钾（钠）反应形成砷化氢，随载气进入原子化炉，在高温下砷化氢分解成砷原子和氢气，砷原子吸收波长193.7nm的共振线，其吸收量与砷含量成正比，与标准曲线比较即可求出样品中砷的含量。

2. 主要仪器 原子吸收分光光度计（带砷空心阴极灯），氢化物发生装置，马福炉。

3. 试剂

（1）混合酸：硝酸＋高氯酸（5:1）。

（2）硝酸：0.5mol/L。

（3）硼氢化钾溶液（5g/L）：取1.0g硼氢化钾溶于0.5%氢氧化钾溶液200ml中，临用现配。

（4）碘化钾–维生素C溶液：称取20g碘化钾和3g维生素C溶于100ml水中。

（5）硝酸镁。

（6）氧化镁。

（7）1:1盐酸。

（8）砷标准贮备液：精确称取预先在硫酸干燥器中干燥好的三氧化二砷0.1320g，溶于的1mol/L氢氧化钠溶液10ml中，加0.5mol/L硝酸溶液10ml，移入1000ml容量瓶中，用水稀释至刻度，此液1ml含砷0.1mg。贮存于聚乙烯瓶内，冰箱内保存。

（9）砷标准使用液：吸取砷标准贮备液1.0ml置于100ml的容量瓶中，用水稀释至刻度，该溶液每毫升含砷1.0μg。

4. 操作方法

（1）样品的消化

①样品湿法消化：精确称取均匀样品适量（按样品含砷量定，如干样1.0g，湿样3.0g，液体样品5～10g）于150ml的锥形瓶中，放入几粒玻璃珠，加入混合酸20～30ml，盖一玻璃片，放置过夜。次日于电热板上逐渐升温加热，溶液变成棕红色，应注意防止炭化。如发现消化液颜色变深，再滴加浓硝酸，继续加热消化至冒白色烟雾，取下冷却后，加入约10ml水继续加热赶酸至冒白烟为止。放冷后加入5ml碘化钾–维生素C溶液，用水洗至50ml的比色管中。同时做试

剂空白试验。

②样品干法灰化：称取制备好的均匀样品 1.0 ~ 2.0g 置于 50ml 瓷坩埚中，加 1.0g 硝酸镁固体混匀，再覆盖 1.0g 氧化镁，于电炉上小火炭化至无烟后移至马福炉中，500℃灰化约 5 小时后取出，再加 1∶1 的盐酸 20ml，溶解残渣并至到 50ml 的比色管中，再加 5ml 碘化钾 – 维生素 C 溶液，定容至 50ml，混匀备用。同时做试剂空白试验。

（2）标准曲线的绘制：吸取 0.0、0.5、1.0、2.0 和 4.0ml 砷标准使用液，分别置于 50ml 容量瓶中，加 1∶1 盐酸 10ml，加碘化钾 – 维生素 C 溶液 5.0ml，加水定容至 50ml。此标准系列每毫升含砷分别为 0、10、20、40 和 80ng。

（3）样品及标准系列的测定：将砷标准系列溶液、试剂空白液和处理好的样品溶液于反应瓶中，加入硼氢化钾溶液，通入载气后测定其峰高，绘制标准曲线，样品峰高与标准曲线比较定量。

5. 结果计算 $X = \dfrac{(C_1 - C_0) \times V \times 1000}{m_s \times 1000}$

式中：X——样品中砷的含量（mg/kg 或 mg/L）

C$_1$——测定用样品液中砷的含量（μg/ml）

C$_0$——试剂空白液中砷的含量（μg/ml）

V——样品处理液的总体积（ml）

m$_s$——样品质量（或体积）（g 或 ml）

第十一章

食品添加剂检测

第一节　食品中糖精钠的测定方法

一、薄层色谱法

1. 原理　在酸性条件下，食品中的糖精钠用乙醚提取、浓缩、薄层色谱分离、显色后，与标准比较，进行定性和半定量测定。

2. 试剂

（1）乙醚：不含过氧化物。

（2）无水硫酸钠。

（3）无水乙醇及乙醇（95%）。

（4）聚酰胺粉：200目。

（5）盐酸（1+1）：取100ml盐酸，加水稀释至200ml。

（6）展开剂：正丁醇+氨水+无水乙醇（7:1:1）、异丙醇+氨水+无水乙醇（7:1:1）。

（7）显色剂：溴甲酚紫溶液（0.4g/L），即称取0.04g溴甲酚紫，用乙醇（50%）溶解，加氢氧化钠溶液（4g/L）1.1ml调制pH为8.0，定容至100ml。

（8）硫酸铜溶液（100g/L）：称取10g硫酸铜（$CuSO_4 \cdot 5H_2O$），用水溶解并稀释至100ml。

（9）氢氧化钠溶液（40g/L）。

（10）糖精钠标准溶液。准确称取0.0851g经120℃干燥4小时后的糖精钠，加乙醇溶解，移入100ml容量瓶中，加乙醇（95%）稀释至刻度。此溶液每毫升相当于1mg糖精钠。

3. 仪器

（1）玻璃纸：生物制品透析袋纸或不含增白剂的市售玻璃纸。

（2）玻璃喷雾器。

（3）微量注射器。

（4）紫外光灯：波长253.7nm。

（5）薄层板：10cm×20cm或20cm×20cm。

（6）展开槽。

4．操作步骤

（1）样品提取

①饮料、冰棍、汽水：取10.0ml均匀试样（如样品中含有二氧化碳，先加热除去；如样品中含有酒精，加4%氢氧化钠溶液使其呈碱性，在沸水浴中加热除去）。置于100ml分液漏斗中，加2ml盐酸（1:1），用30、20、20ml乙醚提取3次，合并乙醚提取液，用5ml盐酸酸化的水洗涤一次，弃去水层。乙醚层通过无水硫酸钠脱水后，挥发乙醚，加2.0ml乙醇溶解残留物，密塞保存，备用。

②酱油、果汁、果酱等：称取20.0g或吸取20.0ml均匀试样，置于100ml容量瓶中，加水至约60ml，加20ml硫酸铜溶液（100g/L），混匀，再加4.4ml氢氧化钠溶液（40g/L），加水至刻度，混匀，静置30分钟，过滤，取50ml滤液置于150ml分液漏斗中，以下按①自"加2ml盐酸（1:1）"起依法操作。

③固体果汁粉等：称取20.0g磨碎的均匀试样，置于200ml容量瓶中，加100ml水，加温使溶解、放冷。以下按②自"加20ml硫酸铜溶液（100g/L）"起依法操作。

④糕点、饼干等蛋白、脂肪、淀粉多的食品：称取25.0g均匀试样，置于透析用玻璃纸中，放入大小适当的烧杯内，加50ml氢氧化钠溶液（0.8g/L）调成糊状，将玻璃纸口扎紧，放入盛有200ml氢氧化钠溶液（0.8g/L）的烧杯中，盖上表面皿，透析过夜。量取125ml透析液（相当12.5g样品），加约0.4ml盐酸（1+1）使成中性，加20ml硫酸铜溶液（100g/L），混匀，再加4.4ml氢氧化钠溶液（40g/L），混匀，静置30分钟，过滤。取120ml（相当10g样品）溶液，置于250ml分液漏斗中，以下按①自"加2ml盐酸（1:1）"起依法操作。

（2）薄层板的制备：称取1.6g聚酰胺，加0.4g可溶性淀粉，加约7.0ml水，研磨3~5分钟，立即涂成0.25~0.30mm厚的10cm×20cm的薄层板，室温干燥后，在80℃下干燥1小时，置于干燥器中保存。

（3）点样：在薄层板下端2cm处，用微量注射器点10μl和20μl的样液两个点，同时点3.0、5.0、7.0、10.0μl糖精钠标准溶液，各点间距1.5cm。

（4）展开与显色：将点好的薄层板放入盛有展开剂的展开槽中，展开剂液层约0.5cm，并预先已达到饱和状态。展开至10cm，取出薄层板，挥干，喷显色剂，斑点显黄色据样品点和标准点的比移值进行定性，据据斑点颜色深浅进行半定量测定。

5. **计算** $X = \dfrac{A \times 1000}{M \times \dfrac{V_2}{V_1} \times 1000}$

式中：X——样品中糖精钠的含量（g/kg 或 g/L）

A——测定用样液中糖精钠的质量（mg）

M——样品质量（体积）（g 或 ml）

V₂——样品提取液残留物加入乙醇的体积（ml）

V₁——点板液体积（ml）

二、紫外分光光度法

1. **原理** 在酸性条件下，食品中的糖精钠用乙醚提取，经薄层分离，溶于碳酸氢钠溶液中，于波长 270nm 处测吸光度。与标准比较，定量。

2. **试剂**

（1）2% 碳酸氢钠溶液。

（2）糖精钠标准溶液：精密称取 0.0851g 经 120℃ 干燥 4 小时后的糖精钠，置于 100ml 容量瓶中，加 2% 碳酸氢钠溶解，并稀释至刻度。此溶液每毫升相当于 1mg 糖精钠。

（3）其他试剂同薄层色谱法。

3. **仪器** 主要为分光光度计，其他仪器同薄层色谱法。

4. **操作步骤**

（1）样品提取：同薄层色谱法。

（2）薄层板的制备：同薄层色谱法。

（3）点样在薄层板的下端 2cm 处中间，用微量注射器点样，将 200～400μl 样液点成一横条状，条的右端 1.5cm 处点 10μl 糖精钠标准溶液（2.11），使成一小圆点。

（4）展开：将点好的薄层板展开，在紫外光灯下观察，将薄层板上样品中糖精钠的条状斑，连同硅胶 GF254 或聚酰胺刮入小烧杯中，同时刮一块和样品条状大小相同的空白薄层板置于另一烧杯中做对照用。刮下的含糖精钠的吸附剂与对照吸附剂各加 2% 碳酸氢钠溶液 5.0ml，50℃ 加热助溶，移入 10ml 离心管中，离心分离（每分钟 3000 转）20 分钟，取上清液备用。

（5）标准曲线制备：吸取 0.0、2.0、4.0、6.0、8.0 和 10.0ml 糖精钠标准溶液，分别置于 100ml 容量瓶中，各加 2% 碳酸氢钠溶液至刻度混匀（每毫升分别相当 0、0.020、0.040、0.060、0.080 及 0.10mg 糖精钠），于波长 270nm 处测吸光度，绘制标准曲线。

（6）测定：将样品离心液、试剂空白液，于波长270nm分别测吸光度，与标准比较。

5. 计算　$X = \dfrac{(A_1 - A_2) \times V}{m \times V_2/V_1}$

式中：X——样品中糖精钠的含量（g/kg或g/L）

A₁——测定用样品溶液中糖精钠含量（mg/ml）

$\quad\quad$A₁——测定用样品溶液中糖精钠含量（mg/ml）

$\quad\quad$A₂——空白溶液中相当糖精钠含量（mg/ml）

$\quad\quad$V——溶解刮下糖精钠时所用2%碳酸氢钠溶液体积（ml）

$\quad\quad$m——样品质量（体积）（g或ml）

$\quad\quad$V₁——样品残留物加入乙醇的体积（ml）

$\quad\quad$V₂——点样用样品乙醇溶液的体积（ml）

注：本方法可同时测定苯甲酸。样品提取、点板（在板上点0.1mg/ml苯甲酸标准溶液10μl）、展开等测定方法均同糖精钠的测定。紫外分光光度法定量时，从薄层板刮下的苯甲酸斑点，溶于2%碳酸氢钠溶液10.0ml中，取5.0ml置于50ml容量瓶中，加6N盐酸1ml，摇匀，加水稀释至刻度，于波长230nm测吸光度。

标准曲线制备：取0.0、2.0、4.0、6.0、8.0、10.0ml苯甲酸标准溶液（0.1mg/ml），分别置于100ml容量瓶中，加2%碳酸氢钠溶液至10ml，加6N盐酸溶液1ml，振摇，加水稀释至刻度，同样品溶液测定。

第二节　食品中山梨酸的检测

一、气相色谱法

1. 原理　样品酸化后，用乙醚提取山梨酸、苯甲酸，用附氢火焰离子化检测器的气相色谱仪进行分离测定，与标准系列比较定量。

2. 试剂

（1）乙醚：不含过氧化物。

（2）石油醚：沸程30℃~60℃。

（3）盐酸。

（4）无水硫酸钠。

（5）盐酸（1:1）：取100ml盐酸，加水稀释至200ml。

（6）氯化钠酸性溶液（40g/L）：于氯化钠溶液（40g/L）中加少量盐酸（1:1）酸化。

（7）山梨酸、苯甲酸标准溶液：准确称取山梨酸、苯甲酸各0.2000g，置于100ml容量瓶中，用石油醚－乙醚（3:1）混合溶剂溶解后并稀释至刻度。此溶液每毫升相当于2.0mg山梨酸或苯甲酸。

（8）山梨酸、苯甲酸标准使用液：吸取适量的山梨酸、苯甲酸标准溶液，以石油醚－乙醚（3+1）混合溶剂稀释至每毫升相当于50、100、150、200、250mg山梨酸或苯甲酸。

3. 仪器　仪器为气相色谱仪，具有氢火焰离子化检测器。

4. 操作步骤

（1）样品提取：称取2.50g事先混合均匀的样品，置于25ml带塞量筒中，加0.5ml盐酸（1:1）酸化，用15、10ml乙醚提取2次，每次振摇1分钟，将上层乙醚提取液吸入另一个25ml带塞量筒中，合并乙醚提取液。用3ml氯化钠酸性溶液（40g/L）洗涤2次，静止15分钟，用滴管将乙醚层通过无水硫酸钠滤入25ml容量瓶中。加乙醚至刻度，混匀。准确吸取5ml乙醚提取液于5ml带塞刻度试管中，置40℃水浴上挥干，加入2ml石油醚－乙醚（3+1）混合溶剂溶解残渣，备用。

（2）色谱参考条件

①色谱柱：玻璃柱，内径3mm，长2m，内装涂以5%（m/m）DEGS＋1%（m/m）H_3PO_4固定液的60～80目ChromosorbW·AW。

②气流速度：载气为氮气，每分钟50ml（氮气和空气、氢气之比按各仪器型号不同选择各自的最佳比例条件）。

③温度：进样口230℃；检测器230℃；柱温170℃。

（3）测定：进样2μl标准系列中各浓度标准使用液于气相色谱仪中，可测得不同浓度山梨酸、苯甲酸的峰高，以浓度为横坐标，相应的峰高值为纵坐标，绘制标准曲线。

同时进样2μl样品溶液。测得峰高与标准曲线比较定量。

5. 计算　$X = \dfrac{m_1 \times 1000}{m_2 \times \dfrac{5}{25} \times \dfrac{V_2}{V_1} \times 1000}$

式中：X——样品中山梨酸或苯甲酸的含量（g/kg）

　　　m_1——测定用样品液中山梨酸或苯甲酸的质量（μg）

　　　m_2——样品的质量（g）

　　　V_1——加入石油醚－乙醚（3:1）混合溶剂的体积（ml）

V_2——测定时进样的体积（μl）

5——测定时吸取乙醚提取液的体积（ml）

25——样品乙醚提取液的总体积（ml）

由测得苯甲酸的量乘以 1.18，即为样品中苯甲酸钠的含量。

结果的表述：报告算术平均值的二位有效数。

第三节 食品中亚硝酸盐的检测

一、格里斯试剂比色法

1. 原理 样品经沉淀蛋白质、除去脂肪后，在弱酸条件下亚硝酸盐与对氨基苯磺酸重氮化后，再与 N-1-萘基乙二胺偶合形成紫红色染料，与标准比较定量。

2. 试剂 实验用水为蒸馏水，试剂不加说明者，均为分析纯试剂。

（1）氯化铵缓冲液：1L 容量瓶中加入 500ml 水，准确加入 20.0ml 盐酸，振荡混匀，准确加入 50ml 氢氧化铵，用水稀释至刻度。必要时用稀盐酸和稀氢氧化铵调试至 pH 为 9.6~9.7。

（2）硫酸锌溶液（0.42mol/L）：称取 120g 硫酸锌（$ZnSO_4 \cdot 7H_2O$），用水溶解，并稀释至 1000ml。

（3）氢氧化钠溶液（20g/L）：称取 20g 氢氧化钠用水溶解，稀释至 1L。

（4）对氨基苯磺酸溶液：称取 10g 对氨基苯磺酸，溶于 700ml 水和 300ml 冰乙酸中，置棕色瓶中混匀，室温保存。

（5）N-1-萘基乙二胺溶液（1g/L）：称取 N-1-萘基乙二胺 0.1g，加 60% 乙酸溶解并稀释至 100ml，混匀后，置棕色瓶中，在冰箱中保存，一周内稳定。

（6）显色剂：临用前将 N-1-萘基乙二胺溶液（1g/L）和对氨基苯磺酸溶液等体积混合。

（7）亚硝酸钠标准溶液：准确称取亚硝酸钠 250.0mg 于硅胶干燥器中干燥 24 小时，加水溶解移入 500ml 容量瓶中，加 100ml 氯化铵缓冲液，加水稀释至刻度，混匀，在 4℃ 避光保存。此溶液每毫升相当于 500μg 的亚硝酸钠。

（8）亚硝酸钠标准使用液：临用前，吸取亚硝酸钠标准溶液 1.00ml，置于 100ml 容量瓶中，加水稀释至刻度，此溶液每毫升相当于 5.0μg 亚硝酸钠。

3. 仪器 小型粉碎机、分光光度计。

4. 操作步骤

（1）样品处理：称取约 10.0g（粮食取 5g）经绞碎混匀样品，置于打碎机中，加 70ml 水和 12ml 氢氧化钠溶液（20g/L），混匀，用氢氧化钠溶液（20g/L）调样品 pH 值至 8，定量转移至 200ml 容量瓶中加 10ml 硫酸锌溶液，混匀，如不产生白色沉淀，再补加 2～5ml 氢氧化钠，混匀。置 60℃水浴中加热 10 分钟，取出后冷至室温，加水至刻度，混匀。放置 0.5 小时，用滤纸过滤，弃去初滤液 20ml，收集滤液备用。

（2）测定

①亚硝酸盐标准曲线的制备：吸取 0、0.5、1.0、2.0、3.0、4.0、5.0ml 亚硝酸钠标准使用液（相当于 0、2.5、5、10、15、20、25μg 亚硝酸钠），分别置于 25ml 带塞比色管中。于标准管中分别加入 4.5ml 氯化铵缓冲液，加 60% 乙酸 2.5ml 后立即加入 5.0ml 显色剂，加水至刻度，混匀，在暗处静置 25 分钟，用 1cm 比色杯（灵敏度低时可换 2cm 比色杯），以零管调节零点，于波长 550nm 处测吸光度，绘制标准曲线。

低含量样品以制备低含量标准曲线计算，标准系列为：吸取 0、0.4、0.8、1.2、1.6、2.0ml 亚硝酸钠标准使用液（相当于 0、2、4、6、8、10μg 亚硝酸钠）。

②样品测定：吸取 10.0ml 上述滤液于 25ml 带塞比色管中，自"于标准管中分别加入 4.5ml 氯化铵缓冲液"起依①法操作。同时做试剂空白试验。

5. 计算

$$X = \frac{m_2 \times 1000}{m_1 \times \frac{V_2}{V_1} \times 1000}$$

式中：X——样品中亚硝酸盐的含量（mg/kg）

m_1——样品质量（g）

m_2——测定用样液中亚硝酸盐质量（μg）

V_1——样品处理液总体积（ml）

V_2——测定用样液体积（ml）

二、示波极谱法

1. 原理

样品经沉淀蛋白质、除去脂肪后，在弱酸性的条件下亚硝酸盐与对氨基苯磺酸重氮化后，在弱碱性条件下再与 8-羟基喹啉偶合形成橙色染料，该偶氮染料在汞电极上还原产生电流，电流与亚硝酸盐的浓度呈线性关系，可与标准曲线比较定量。

2. 试剂

（1）亚铁氰化钾溶液：称取 106.0g 亚铁氰化钾 $[K_4Fe(CN)_6 \cdot 3H_2O]$，用

水溶解，并稀释至 1000ml。

（2）乙酸锌溶液：称取 220.0g 乙酸锌 [Zn（CH_3COO）$_2$·$2H_2O$]，加 30ml 冰乙酸溶于水，并稀释至 1000ml。

（3）饱和硼砂溶液：称取 5.0g 硼酸钠（$Na_2B_4O_7$·$10H_2O$），溶于 100ml 热水中，冷却后备用。

（4）对氨基苯磺酸溶液（8g/L）：称取 2g 对氨基苯磺酸，用热水溶解，再加 25ml 盐酸（1.0mol/L），移至 250ml 容量瓶稀释至刻度。

（5）8 - 羟基喹啉溶液（1g/L）：称取 8 - 羟基喹啉 0.250g，加 4ml 盐酸（0.1mol/L）和少量水溶解，移至 250ml 容量瓶稀释至刻度。

（6）EDTA 溶液（0.10mol/L）：称取 EDTA（$C_{10}H_{14}N_2O_8Na$·$2H_2O$）3.722g，加水 30ml 溶解，转入 100ml 容量瓶中用水稀释至刻度。

（7）氨水（5%）：吸取 28% 的浓氨水 5.00ml 于 100ml 容量瓶中，加水稀释至刻度。

（8）亚硝酸钠标准溶液：准确称取 0.10g 亚硝酸钠于硅胶干燥器中 24 小时，加水溶解移入 500ml 容量瓶中，并稀释至刻度。此溶液每毫升相当于 200μg 亚硝酸钠。

（9）亚硝酸钠标准使用液：准确吸取亚硝酸钠标准溶液 5.00ml 于 200ml 容量瓶中，加水稀释至刻度，此溶液每毫升相当于 5μg 亚硝酸钠。再取 10.00ml 该稀释液于 100ml 容量瓶中，加水稀释至刻度，此溶液每毫升相当于 0.5μg 的亚硝酸钠。

3. **仪器**　小型绞肉机、JP - 2A 或 JP - 1A 示波极谱仪。

4. **操作步骤**

（1）样品处理：称取 5.0g 经绞碎混匀的样品（午餐肉、火腿肠可称10.0～20.0g），置于 50ml 烧杯中，加 12.5ml 硼砂饱和液，搅拌均匀，以 70℃ 的水 300ml 将样品洗入 500ml 容量瓶中，于沸水浴中加热 15 分钟取出后冷却至室温，然后一面转动，一面加入 5ml 亚铁氰化钾溶液，摇匀，再加入 5ml 乙酸锌溶液，以沉淀蛋白质。加水至刻度，摇匀，放置 30 分钟，除去上层脂肪，清液用滤纸过滤，弃去初滤液 50ml，滤液备用。

（2）测定：吸取 3ml 上述滤液于 10ml 容量瓶（或比色管）中，另取 0、0.50、1.00、1.50、2.00、2.50、3.00ml 亚硝酸钠标准溶液（相当于 0、0.25、0.50、0.75、1.00、1.25、1.50μg 亚硝酸钠）于 10ml 容量瓶（或比色管）中。于标准与样品管中分别加入 EDTA 溶液（0.10mol/L）0.20ml，对氨基苯磺酸溶液（8g/L）1.50ml，混匀，静止 3~4 分钟后各加入 8 - 羟基喹啉溶液（1g/L）1.00ml 和氨水（5%）0.5ml，用水稀释至刻度，混匀，静止 10~15 分钟，将试液全部转入电解池中（10ml 小烧杯）。在示波极谱仪上采用三电极体系进行测定（滴汞电极为工作电极，饱和甘汞电极为参比电极，铂电极为辅助电极）。

测定参考条件：①原点电位调节在 -0.2V；②倍率为 0.1（可以根据试样中亚硝酸盐含量多少选择合适的倍率，含量高则倍率高，倍率选择在 0.1 以上；反之，倍率选择在 0.1 以下）；③电极开关拨至三电极、导数档；测量开关拨至阴极。

将三电极插入电解池中，每隔 7 秒仪器自行扫描一次，在荧光屏上记录 -0.56V 左右（允许电位波动 10~20mV）的极谱波高，绘制标准曲线进行比较。

5. 结果计算　$X = m_1 \times \dfrac{m_2 \times 1000}{(V_2 - V_1) \times 1000 \times 1000}$

式中：X——样品中亚硝酸盐的含量（g/kg）

$\quad\quad$ m_1——样品质量（g）

$\quad\quad$ m_2——测定用样液中亚硝酸盐的质量（μg）

$\quad\quad$ V_1——样品溶液的总体积（ml）

$\quad\quad$ V_2——测定用样液的体积（ml）

第四节　食品中亚硫酸盐的检测

一、盐酸副玫瑰苯胺法

1. 原理　亚硫酸盐与四氯汞钠反应生成稳定的络合物，再与甲醛及盐酸副玫瑰苯胺作用生成紫红色络合物，与标准系列比较定量。本方法最低检出浓度为 1mg/kg。

2. 试剂

（1）四氯汞钠吸收液：称取 13.6g 氯化高汞及 6.0g 氯化钠，溶于水中并稀释至 1000ml，放置过夜，过滤后备用。

（2）氨基磺酸铵溶液：12g/L。

（3）甲醛溶液（2g/L）：吸取 0.55ml 无聚合沉淀的甲醛（36%），加水稀释至 100ml，混匀。

（4）淀粉指示液：称取 1g 可溶性淀粉，用少许水调成糊状，缓缓倾入 100ml 沸水中，随加随搅拌，煮沸，放冷备用，此溶液临用时现配。

（5）亚铁氰化钾溶液：称取 10.6g 亚铁氰化钾 $[K_4Fe(CN)_6 \cdot 3H_2O]$，加

水溶解并稀释至 100ml。

(6) 乙酸锌溶液：称取 22g 乙酸锌 [Zn(CH$_3$COO)$_2$·2H$_2$O] 溶于少量水中，加入 3ml 冰乙酸，加水稀释至 100ml。

(7) 盐酸副玫瑰苯胺溶液：称取 0.1g 盐酸副玫瑰苯胺 (C$_{19}$H$_{18}$N$_2$Cl·4H$_2$O) 于研钵中，加少量水研磨使溶解并稀释至 100ml。取出 20ml，置于 100ml 容量瓶中，加盐酸 (1:1)，充分摇匀后使溶液由红变黄，如不变黄再滴加少量盐酸至出现黄色，再加水稀释至刻度，混匀备用 (如无盐酸副玫瑰苯胺可用盐酸品红代替)。

盐酸副玫瑰苯胺的精制方法：称取 20g 盐酸副玫瑰苯胺于 400ml 水中，用 50ml 盐酸 (1+5) 酸化，徐徐搅拌，加 4~5g 活性炭，加热煮沸 2 分钟。将混合物倒入大漏斗中，过滤 (用保温漏斗趁热过滤)。滤液放置过夜，出现结晶，然后再用布氏漏斗抽滤，将结晶再悬浮于 1000ml 乙醚 - 乙醇 (10:1) 的混合液中，振摇 3~5 分钟，以布氏漏斗抽滤，再用乙醚反复洗涤至醚层不带色为止，于硫酸干燥器中干燥，研细后贮于棕色瓶中保存。

(8) 碘溶液：c(1/2I$_2$) = 0.1mol/L。

(9) 硫代硫酸钠标准溶液：c(Na$_2$S$_2$O$_3$·5H$_2$O) = 0.1mol/L。

(10) 二氧化硫标准溶液：称取 0.5g 亚硫酸氢钠，溶于 200ml 四氯汞钠吸收液中，放置过夜，上清液用定量滤纸过滤备用。

吸取 10.0ml 亚硫酸氢钠 - 四氯汞钠溶液于 250ml 碘量瓶中，加 100ml 水，准确加入 20.00ml 碘溶液 (0.1mol/L)，5ml 冰乙酸，摇匀，放置于暗处 2 分钟后迅速以硫代硫酸钠 (0.1mol/L) 标准溶液滴定至淡黄色，加 0.5ml 淀粉指示液，继续滴至无色。另取 100ml 水，准确加入碘溶液 20.0ml (0.1mol/L)、5ml 冰乙酸，按同一方法做试剂空白试验。

3. 结果计算 $X = \dfrac{(V_2 - V_1) \times C \times 32.03}{10}$

式中：X——二氧化硫标准溶液浓度 (mg/ml)

　　　V$_1$——测定用亚硫酸氢钠 - 四氯汞钠溶液消耗硫代硫酸钠标准溶液体积 (ml)

　　　V$_2$——试剂空白消耗硫代硫酸钠标准溶液体积 (ml)

　　　C——硫代硫酸钠标准溶液的摩尔浓度 (μmol/L)

　　　32.03——与每毫升硫代硫酸钠 [C(Na$_2$S$_2$O$_3$·5H$_2$O)] = 1.000mol/L 标准溶液相当的二氧化硫的质量 (mg)

(11) 二氧化硫使用液：临用前将二氧化硫标准溶液以四氯汞钠吸收液稀释成每毫升相当于 2μg 二氧化硫。

（12）氢氧化钠溶液：20g/L。

（13）硫酸：1+71 体积比。

3. 仪器 分光光度计。

4. 操作步骤

（1）样品处理

①水溶性固体样品如白砂糖等可称取约 10.0g 均匀样品（样品量可视含量高低而定），以少量水溶解，置于 100ml 容量瓶中，加入 4ml 氢氧化钠溶液（20g/L），5 分钟后加入 4ml 硫酸，然后加入 20ml 四氯汞钠吸收液，以水稀释至刻度。

②其他固体样品如饼干、粉丝等可称取 5.0～10.0g 研磨均匀的样品，以少量水湿润并移入 100ml 容量瓶中，然后加入 20ml 四氯汞钠吸收液，浸泡 4 小时以上，若上层溶液不澄清可加入亚铁氰化钾溶液及乙酸锌溶液各 2.5ml，最后用水稀释至 100ml 刻度，过滤后备用。

③液体样品，如葡萄酒等可直接吸取 5.0～10.0ml 样品，置于 100ml 容量瓶中，以少量水稀释，加 20ml 四氯汞钠吸收液，摇匀，最后加水至刻度，混匀，必要时过滤备用。

（2）测定：吸取 0.50～5.0ml 上述样品处理液于 25ml 带塞比色管中。另吸取 0、0.20、0.40、0.60、0.80、1.00、1.50 及 2.00ml 二氧化硫标准使用液（相当于 0、0.4、0.8、1.2、1.6、2.0、3.0 和 4.0μg 二氧化硫），分别置于 25ml 带塞比色管中。

于样品及标准管中各加入四氯汞钠吸收液至 10ml，然后再加入 1ml 氨基磺酸铵溶液（12g/L）、1ml 甲醛溶液（2g/L）及 1ml 盐酸副玫瑰苯胺溶液，摇匀，放置 20 分钟。用 1cm 比色杯，以零管调节零点，于波长 550nm 处测吸光度，绘制标准曲线进行比较。

5. 结果计算 $X = \dfrac{m_1 \times 1000}{m \times V \times 100 \times 1000}$

式中：X——样品中二氧化硫含量（g/kg）

V——测定用样液的体重体积（ml）

m_1——测定用样液中二氧化硫的含量（μg）

m——样品质量（g）

允许差：相对相差≤10%。

二、蒸馏法

1. 原理 在密闭容器中对样品进行酸化并加热蒸馏，以释放出其中的二氧化硫，释放物用乙酸铅溶液吸收。吸收后用浓盐酸酸化，再以碘标准溶液滴定，根据所消耗的碘标准溶液量计算出样品中的二氧化硫含量。本法适用于有色酒及葡萄糖糖浆、果脯。

2. 试剂

（1）盐酸（1+1）：浓盐酸用水稀释1倍。

（2）乙酸铅溶液（20g/L）：称取2g乙酸铅，溶于少量水中并稀释至100ml。

（3）碘标准溶液：将碘标准溶液（0.1mol/L）用水稀释10倍。

（4）淀粉指示液（10g/L）：称取1g可溶性淀粉，用少许水调成糊状，缓缓倾入100ml沸水中，随加随搅拌，煮沸2分钟，放冷，备用，临用时配制。

3. 仪器 全玻璃蒸馏器、碘量瓶、酸式滴定管。

4. 操作步骤

（1）样品处理：固体样品用刀切或剪刀剪成碎末后混匀，称取约5.00g均匀样品（样品量可视含量高低而定）。液体样品可直接吸取5.0～10.0ml，置于500ml圆底蒸馏烧瓶中。

（2）测定

①蒸馏：将称好的样品放入圆底蒸馏烧瓶中，加入250ml水，装上冷凝装置，冷凝管下端应插入碘量瓶中的25ml乙酸铅（20g/L）吸收液中，然后在蒸馏瓶中加入10ml盐酸（1+1），立即盖塞，加热蒸馏。当蒸馏液约200ml时，使冷凝管下端离开液面，再蒸馏1分钟。用少量蒸馏水冲洗插入乙酸铅溶液的装置部分。在检测样品的同时要做空白试验。

②滴定：向取下的碘量瓶中依次加入10ml浓盐酸、1ml淀粉指示液（10g/L）。摇匀之后用碘标准滴定溶液（0.01mol/L）滴定至变蓝且在30秒内不褪色为止。

5. 结果计算 $X = \dfrac{(A_2 - B) \times 0.01 \times 0.032 \times 1000}{m_2}$

式中：X——样品中的二氧化硫总含量（g/kg）

A_2——滴定样品所用碘标准滴定溶液（0.01mol/L）的体积（ml）

B——滴定试剂空白所用碘标准滴定溶液（0.01mol/L）的体积（ml）

m_2——样品质量（g）

0.032——与1ml碘标准溶液 [$c(1/2I_2) = 1.000$mol/L] 相当的二氧化硫的质量（g）

第五节 食品中着色剂的检测

一、原理

水溶性酸性染料在酸性条件下被聚酰胺吸附，而在碱性条件下解吸附，再用纸色谱法或薄层色谱法进行分离后，与标准比较定性、定量。

二、试剂

1. 聚酰胺粉（尼龙6）：200目。

2. 硫酸：1:10。

3. 甲醇–甲酸溶液：6:4。

4. 甲醇。

5. 20%柠檬酸溶液。

6. 10%钨酸钠溶液。

7. 石油醚：沸程60℃~90℃。

8. 海砂：先用1:10盐酸煮沸15分钟，用水洗至中性，再用5%氢氧化钠溶液煮沸15分钟，用水洗至中性，再于105℃干燥，贮于具玻璃塞的瓶中，备用。

9. 乙醇氨溶液：取1ml氨水，加70%乙醇至100ml。

10. 50%乙醇溶液。

11. 硅胶G。

12. pH为6的水：用20%柠檬酸调节pH至6。

13. 盐酸：1:10。

14. 5%氢氧化钠溶液。

15. 碎瓷片：处理方法同8。

16. 展片剂

（1）正丁醇–无水乙醇–1%氨水（6:2:3）：供纸色谱用。

（2）正丁醇–吡啶–1%氨水（6:3:4）：供纸色谱用。

（3）甲乙酮–丙酮–水（7:3:3）：供纸色谱用。

（4）甲醇–乙二胺–氨水（10:3:2）：供薄层色谱用。

（5）甲醇–氨水–乙醇（5:1:10）：供薄层色谱用。

（6）2.5%柠檬酸钠–氨水–乙醇（8:1:2）：供薄层色谱用。

17. 色素标准溶液（以下商品作为标准以 100% 计）：胭脂红：纯度 60%；苋菜红：纯度 60%；柠檬黄：纯度 60%；靛蓝：纯度 40%；日落黄：纯度 60%；亮蓝：纯度 60%。

精密称取上述色素各 0.10g，用 pH 为 6 的水溶解，移入 100ml 容量瓶中并稀释至刻度。此溶液每毫升相当 1mg 商品色素。靛蓝溶液需在暗处保存。

18. 色素标准使用液：临用时吸取色素标准溶液各 5.0ml，分别置于 50ml 容量瓶中，加 pH 为 6.0 的水稀释至刻度。此溶液每毫升相当于 0.1mg 商品色素。

三、仪器

1. 分光光度计。
2. 微量注射器或血色素吸管。
3. 展开槽：25cm×6cm×4cm。
4. 层析缸。
5. 滤纸：中速滤纸，纸色谱用。
6. 薄层板：5cm×20cm。
7. 电吹风机。
8. 水泵。

四、操作方法

1. 样品处理

（1）果味水、果子露、汽水：吸取 50.0ml 样品于 100ml 烧杯中。汽水需加热驱除二氧化碳。

（2）配制酒：吸取 100.0ml 样品于烧杯中，加碎瓷片数块，加热驱除乙醇。

（3）硬糖、蜜饯类、淀粉软糖：称取 5.0 或 10.0g 粉碎的样品，加 30ml 水，温热溶解，若样液 pH 值较高，用 20% 柠檬酸溶液调 pH 至 4 左右。

（4）含蛋奶的制品

①奶糖：称取 10.0g 粉碎均匀的样品，加 30ml 乙醇－氨溶液溶解，置水浴上浓缩至约 20ml，立即用 1∶10 硫酸调溶液至微酸性再加 1∶10 硫酸 1.0ml 及 10% 钨酸钠溶液 1ml，使蛋白质沉淀，过滤，用少量水洗涤，收集滤液。

②蛋糕类：称取 10.0g 粉碎均匀的样品，加海砂少许，混匀，用热风吹干样品（用手摸已干燥即可以），加入 30ml 石油醚搅拌，放置片刻，倾出石油醚，如此重复处理 3 次，以除去脂肪，吹干后研细，全部转入 G₃ 垂融漏斗或普通漏斗中，用乙醇－氨溶液提取色素，直至色素全部提完，以下按①自"置水浴下

浓缩至约20ml"起依法操作。

2. 吸附分离 将处理后所得的溶液加热至70℃，加入0.5~1.0g聚酰胺粉充分搅拌，用20%柠檬酸溶液调pH至4，使色素完全被吸附，如溶液还有颜色，可以再加一些聚酰胺粉。将吸附色素的聚酰胺全部转入G₃垂融漏斗或玻璃漏斗中过滤（如用G₃垂融漏斗过滤，可以用水泵慢慢地抽滤）。用20%柠檬酸酸化至pH为4的70℃水反复洗涤，每次20ml，边洗边搅拌。若含有天然色素，再用甲醇-甲酸溶液洗涤1~3次，每次20ml，至洗液无色为止，再用70℃水多次洗涤至流出的溶液为中性。洗涤过程中必须充分搅拌，然后用乙醇-氨溶液分次解吸全部色素，收集全部解吸液，于水浴上驱氨。如果为单色，则用水准确稀释至50ml，用分光光度法进行测定。如果为多种色素混合液，则进行纸色谱法或薄层色谱法分离后测定，即将上述溶液置水浴上浓缩至约2ml后移入5ml容量瓶中，用50%乙醇洗涤容器，洗液并入容量瓶中并稀释至刻度。

3. 定性

（1）纸色谱：取色谱用纸，在距底边2cm的起始线上分别点3~10μl样品溶液、1~2μl色素标准溶液，挂于分别盛有正丁醇-无水乙醇-1%氨水、正丁醇-吡啶-1%氨水的展开剂的层析缸中，用上行法展开，待溶剂前沿展至15cm处，将滤纸取出于空气中晾干，与标准斑比较定性。也可取0.5ml样液，在起始线上从左到右点线条状，纸的右边点色素标准溶液，依法展开，晾干后先定性后供定量用。靛蓝在碱性条件下易褪色，可用甲乙酮-丙酮-水展开剂。

（2）薄层色谱

①薄层板的制备：称取1.6g聚酰胺粉、0.4g可溶性淀粉及2g硅胶G，置于合适的研钵中，加15ml水研匀后，立即置涂布器中铺成厚度为0.3mm的板。在室温晾干后，于80℃干燥1小时，置干燥器中备用。

②点样：离板底边2cm处将0.5ml样液从左到右点成与底边平行的条状，板的右边点2μl色素标准溶液。

③展开：苋菜红与胭脂红用甲醇-乙二胺-氨水展开剂，靛蓝与亮蓝用甲醇-氨水-乙醇展开剂，柠檬黄与其他色素用2.5%柠檬酸钠-氨水-乙醇展开剂。取适量展开剂倒入展开槽中，将薄层板放入展开，待色素明显分开后取出，晾干，与标准斑比较，如比移值相同即为同一色素。

4. 定量

（1）样品测定：将纸色谱的条状色斑剪下，用少量热水洗涤数次，洗液移入10ml比色管中，并加水稀释至刻度，作比色测定用。

将薄层色谱的条状色斑包括有扩散的部分，分别用刮刀刮下，移入漏斗中，用乙醇-氨溶液解吸色素，少量反复多次至解吸液无色，收集解吸液于蒸发皿中，于水浴上挥去氨，移入10ml比色管中，加水至刻度，作比色用。

（2）标准曲线制备：分别吸取0.0、0.50、1.0、2.0、3.0、4.0ml 胭脂红、苋菜红、柠檬黄、日落黄色素标准使用溶液，或0.0、0.2、0.4、0.6、0.8、1.0ml亮蓝、靛蓝色素标准使用溶液，分别置于10ml比色管中，各加水稀释至刻度。

上述样品与标准管分别用1cm比色杯，以零管调节零点，于一定波长下（胭脂红510nm、苋菜红520nm、柠檬黄430nm、日落黄482nm、亮蓝627nm、靛蓝620nm），测定吸光度，分别绘制标准曲线进行比较或与标准色列目测比较。

5. 结果计算　$X = \dfrac{A \times 1000}{m \times \dfrac{V_2}{V_1} \times 1000}$

式中：X——样品中色素的含量（g/kg或g/L）

　　　A——测定用样液中色素的含量（mg）

　　　m——样品质量（体积）（g或ml）

　　　V_1——样品解吸后总体积（ml）

　　　V_2——样液点板（纸）体积（ml）

第六节　食品中BHA和BHT的检测

一、气相色谱法

1. 原理　样品中的叔丁基羟基茴香醚（BHA）和2，6－二叔丁基对甲酚（BHT）用石油醚提取，通过层析柱使BHA与BHT净化，浓缩后，经气相色谱分离后用氢火焰离子化检测器检测，根据样品峰高与标准峰高比较定量。

2. 试剂

（1）石油醚：沸程30℃～60℃。

（2）二氯甲烷。

（3）二硫化碳。

（4）无水硫酸钠。

（5）硅胶G：60～80目于120℃活化4小时后放干燥器备用。

（6）弗罗里矽土（Florisil）　60～80目，于120℃活化4小时后放干燥器中备用。

（7）BHA、BHT混合标准储备液：准确称取BHA、BHT各0.10g，混合后用二硫化碳溶解，定容至 100ml。此溶液 BHA、BHT 分别为 1.0mg/ml，置冰箱保存。

（8）BHA、BHT 混合标准使用液：吸取标准贮备液 4ml 于 100ml 容量瓶中，用二硫化碳定容至 100ml，此溶液 BHA、BHT 分别为 0.040mg/ml，置冰箱中保存。

3. 仪器

（1）气相色谱仪：附 FID 检测器。

（2）蒸发器：容积 200ml。

（3）振荡器。

（4）层析柱：1cm×30cm 玻璃柱，带活塞。

（5）气相色谱柱：柱长 1.5m，内径 3mm 玻璃柱，于 Gas Chrom Q（80～100 目）担体上涂 10%（质量分数）QF-1。

4. 操作步骤

（1）样品处理

①含油脂高的样品（如桃酥等）：称取 50.0g，混合均匀，置于 250ml 具塞锥形瓶中，加 50ml 石油醚（沸程为 30℃～60℃），放置过夜，用快速滤纸过滤后，减压回收溶剂，残留脂肪备用。

②含油脂中等的样品（如蛋糕、江米条等）：称取 100g 左右，混合均匀，置于 500ml 具塞锥形瓶中，加 100～200ml 石油醚（沸程 30℃～60℃），放置过夜，用快速滤纸过滤后，减压回收溶剂，残留脂肪备用。

③含油脂少的样品（如面包、饼干等）：称取 250～300g，混合均匀后，于 500ml 具塞锥形瓶中，加入适量石油醚浸泡样品，放置过夜，用快速滤纸过滤后，减压回收溶剂，残留脂肪备用。

（2）试料的制备

①层析柱的制备：于层析柱底部加入少量的玻璃棉和无水硫酸钠，将硅胶-弗罗里矽土（6:4）共 10g，用石油醚湿法混合装柱，柱顶部再加入少量无水硫酸钠。

②试样制备：称取已制备的脂肪 0.50～1.00g，用 25ml 石油醚溶解移入层析柱上，再以 100ml 二氯甲烷分 5 次淋洗，合并淋洗液，减压浓缩近干时，用二硫化碳定容至 2ml。该溶液为待测溶液。

③植物油试料的制备：称取混合均匀样品 2.0g 放入 50ml 烧杯中，加 30ml 石油醚溶解，转移至层析柱上，再用 10ml 石油醚分数次洗涤至烧杯中，并转移至层析柱，用 100ml 二氯甲烷分 5 次淋洗，合并淋洗液，减压浓缩近干，用二硫化碳定容至 2ml。该溶液为待测溶液。

（3）测定：注入气相色谱 $3\mu l$ 标准使用液，绘制色谱图，分别量取各组分峰高或面积，进 $3\mu l$ 样品待测溶液（应视样品含量而定），绘制色谱图，分别量取峰高或面积，与标准峰高或面积比较计算含量。

5. 结果计算

（1） $m = H_i / H_s \times V_m / V_i \times V_s \times C_s$

式中：m——待测溶液 BHA（或 BHT）的质量（mg）

H_i——注入色谱样品中 BHA（或 BHT）的峰高（mm）

H_s——标准使用液中 BHA（或 BHT）的峰高（mm）

V_i——注入色谱样品溶液的体积（ml）

V_m——待测样品定容的体积（ml）

V_s——注入色谱中标准使用液的体积（ml）

C_s——标准使用液的浓度（mg/ml）

（2） $X = \dfrac{m_1 \times 1000}{m_2 \times 1000}$

式中：X——食品中以脂肪计 BHA（或 BHT）的含量（g/kg）

m_1——待测溶液中 BHA（或 BHT）的质量（mg）

m_2——油脂质量（或食品中脂肪的质量）（g）

结果的表述：报告平行测定算术平均值的二位小数值。

允许差：相对相差（BHA、BHT）≤15%。

6. 其他 气相色谱参考条件。

（1）色谱柱：长 1.5m，内径 3mm 型玻璃柱，10%（质量分数）QF-1 的 Gas Chrom Q（80~100 目）。

（2）检测器：FID。

（3）温度：检测室 200℃，进样口 200℃，柱温 140℃。

（4）载气流量：氮气每分钟 70ml；氢气每分钟 50ml；空气每分钟 500ml。

二、薄层色谱法

1. 原理 用甲醇提取油脂或食品中脂肪的抗氧化剂，用薄层色谱定性，根据其在薄层板上显色后的最低检出量，与标准品最低检出量比较而概略定量，对高脂肪食品中的 BHT、BHA、PG 能定性检出。

2. 试剂

（1）甲醇。

（2）石油醚（沸程 30℃~60℃）。

（3）异辛烷。

（4）丙酮。

（5）冰乙酸。

（6）正己烷。

（7）二氧六环。

（8）硅胶 G（薄层用）。

（9）聚酰胺粉 200 目。

（10）可溶性淀粉。

（11）BHT、BHA、PG 混合标准溶液的配制：分别准确称取 BHT、BHA、PG 各 10.0mg，分别用丙酮溶解转入三个 10ml 容量瓶中，用丙酮稀释至刻度。每毫升各含 BHT、BHA、PG1.0mg，吸取 BHT（1.0mg/ml）1.0ml 及 BHA（1.0mg/ml）、PG（1.0mg/ml）各 0.3ml 置同一 5ml 容量瓶中，用丙酮稀释至刻度。此溶液每毫升含 BHT 0.20mg、BHA 0.060mg、PG 0.060mg。

（12）显色剂：2，6 - 二氯醌 - 氯亚胺的乙醇溶液（2g/L）。

3．仪器

（1）减压蒸馏装置。

（2）浓缩瓶具刻度的尾管。

（3）层析槽：24cm×6cm×4cm；20cm×13cm×8cm。

（4）玻璃板：5cm×20cm；10cm×20cm。

（5）微量注射器：10μl。

4．操作步骤

（1）样品提取

①植物油（花生油、豆油、菜籽油、芝麻油）：称取 5.0g 油，置 10ml 具塞离心管中，加入 5ml 甲醇，密塞振摇 5 分钟，放置 2 分钟，离心（每分钟3000～3500 转）5 分钟，吸取上层清液置 25ml 容量瓶中，如此重复提取共 5 次，合并每次甲醇提取液，用甲醇稀释至刻度。吸取 5ml 甲醇提取液置一浓缩瓶中，于 40℃水浴上减压浓缩至 0.5ml，留作薄层色谱用。

②猪油：称取 5.0g 猪油，置 50ml 具磨口的锥形瓶中，加入 25ml 甲醇，装上冷凝管于 75℃水浴上放置 5 分钟，待猪油完全溶化后将锥形瓶连同冷凝管一起自水浴中取出，振摇 30 秒，再放入水浴 30 秒；如此振摇三次后放入 75℃水浴，使甲醇层与油层分清后，将锥形瓶连同冷凝管一起置冰水浴中冷却，猪油凝固，甲醇提取液通过滤纸滤入 50ml 容量瓶中，再自冷凝管顶端加入 25ml 甲醇，重复振摇提取一次，合并二次甲醇提取液，将该容量瓶置暗处放置，待升至室温后。用甲醇稀释至刻度。吸取 10ml 甲醇提取液置一浓缩瓶中，于 40℃水浴上减压浓缩至 0.5ml，留作薄层色谱用。

③食品（油炸花生米、酥糖、巧克力、饼干）：根据测定脂肪的含量，并称取约 2.0g 的脂肪，视提取出的油脂是植物油还是动物性脂肪而决定提取方法。可按①或②操作。

（2）测定

①薄层板的制备

硅胶 G 薄层板：称取 4g 硅胶 G 置玻璃乳钵中，加 10ml 水。研磨至黏稠状，铺成 5cm×20cm 的薄层板三块，置空气中干燥后于 80℃烘 1 小时，存放于干燥器中。

聚酰胺板：称取聚酰胺粉 2.4g 可溶性淀粉 0.6g 置于玻璃乳钵中，加约 15ml 水，研磨至浆状铺成 10cm×20cm 的薄层板三块，置空气中干燥后于 80℃烘 1 小时，存放于干燥器中保存。

②**点样**：用 10μl 微量注射器在 5cm×20cm 的硅胶 G 薄层板上距下端 2.5cm 处点三点：标准溶液 5μl、样品提取液 6～30μl、标准溶液 5μl。

另取一块硅胶 G 薄层板点三点：标准溶液 5μl、样品提取液 1.5～3.6μl、标准溶液 5μl。

用 10μl 微量注射器在 10cm×20cm 的聚酰胺薄层板上距下端 2.5cm 处点三点：标准溶液 5μl、样品提取液 10μl、加标准溶液 5μl，边点样边用吹风机吹干，点上一滴吹干后再继续滴加。

③**展开**

硅胶 G 薄层板溶剂系统：正己烷－二氧六环－醋酸（42:6:3），异辛烷－丙酮－醋酸（70:5:12）。

硅胶 G 板自层析槽中取出薄层板置通风橱中挥干至 PG 标准点显示灰黑色斑点，即可认为溶剂已基本挥干，喷显色剂，置 110℃烘箱中加热 10 分钟，比较色斑颜色及深浅，趁热将板置氨蒸气槽中放置 30 秒，观察各色斑颜色变化。

聚酰胺板溶剂系统：a. 甲醇－丙酮－水（30:10:10）；b. 甲醇－丙酮－水（30:10:12.5）；c. 甲醇－丙酮－水（30:10:15）。对甲醇－丙酮－水系统，芝麻油只能用 a；菜籽油用 b；食品用 c。展开系统中水的比例对花生油、豆油、猪油中 PG 的分离无影响。将点好样的薄层板置预先经溶剂饱和的展开槽内展开 16cm。

聚酰胺板自层析槽中取出薄层板置通风橱中吹干，喷显色剂，再通风挥干，直至 PG 斑点清晰。

④**测定**

定性：根据样品中显示出的 BHT、BHA、PG 点与标准 BHT、BHA、PG 点比较 R_f 值和显色后斑点的颜色反应定性。如果样液点显示检出某种抗氧化剂，则样品中抗氧化剂的斑点必须与加入内标的抗氧化剂斑点重叠。当点大量样液时由于杂质多，使样品中抗氧化剂点的 R_f 值略低于标准点。这时必须在样品点上滴加标准溶液作内标，比较 R_f 值。

概略定量及限度试验：根据薄层板上样液点抗氧化剂所显示的色斑深浅与标准抗氧化剂色斑比较而估计含量，如果在硅胶 G 薄层板上，样品中各抗氧化剂所显色斑浅于标准抗氧化剂色斑，则样品中各抗氧化剂含量在本方法的定性检出限量以下（BHA、PG 点样量为 6μl，BHT 点样量为 30μl）。如果在硅胶 G 薄层板上，样品中各抗氧化剂所显色斑的颜色浅于标准抗氧化剂色斑，则样品中各抗氧化剂的含量没有超过使用卫生标准（BHA、PG 点样量为 1.5μl，BHT 点样量为 3.6μl）。如果样品点色斑颜色较标准点深，可稀释后重新点样，估计含量。

5. 结果计算 $X = m_1 \times 1000/m_2 \times V_1/V_2 \times D \times 1000 \times 1000$

式中：X——样品中抗氧化剂（BHA、BHT、PG）以脂肪计的含量（g/kg）

m_2——薄层板上测得样品点抗氧化剂的量（μg）

V_1——供薄层层析用点样液定容后的体积（ml）

V_2——滴加样液的体积（ml）

D——样液的稀释倍数

m_1——定容后的薄层层析用样液相当于样品的脂肪质量（g）

第十二章

转基因大豆的检测

转基因食品的检测方法目前主要有三种：①核酸检测方法，包括聚合酶链式反应（PCR）、连接酶链式反应（LCR）、指纹图谱法（RFLP、AFLP 及 RAPD）、探针杂交法等；②蛋白质检测方法，包括蛋白质单向电泳、蛋白质双向电泳、Western 杂交分析及 ELISA；酶活性检测方法。

每种方法都有各自的特点和不足之处。酶活性检测方法及蛋白质检测方法一般不能用于加工后产品的检测，因为蛋白质已变性。而加热过程中核酸的破坏较小，通过核酸检测方法可对各种样品进行检测。另外，现有的基因检测手段比蛋白质检测手段更加灵敏、有效，而且操作简便，结果精确，所以 PCR 技术是实验室应用最为广泛的检测方法。

PCR 技术既可定性又可进行定量分析，目前大多以定性检测为主，定性检测的检出范围为 0.1%。但以大豆作为检测体进行定量检测时，检出限可以在 0.01% 之内，检测精度可达 99%。在定量检测中可采用专用的 Real – Time PCR 装置，因该法可将残存的 DNA 增幅到 100 万倍以上，检出灵敏度高，比以蛋白质为基础的 ELISA 法敏感约 100 倍。下面将简单介绍 PCR 检测方法。

一、原理

以特定的基因片段（DNA 片段）为模板，利用人工合成的一对寡聚核苷酸为引物，以 4 种脱氧核苷酸为底物，在耐高温 DNA 聚合酶的作用下，通过 DNA 模板的变性、模板与引物的退火及引物的延伸 3 个阶段的多次循环，使模板 DNA 扩增。

二、试剂

1. CTAB 缓冲液：CTAB 20g/L、Tris – HCl 0.1 mol/L（pH8.0）、EDTA 0.02 mol/L。

2. 酚 – 氯仿 – 异戊醇混合液：体积比 25∶24∶1。

3. 无水乙醇。

4. 70% 乙醇。

5. TE 缓冲液：10mmol/L Tris – HCl（pH 8.0）、1mmol/L EDTA（pH8.0）。

6. 核糖核酸酶 A。

7. 氯仿 – 异戊醇：体积比 24∶1。

8. PCR 反应体系：PCR Buffer、$MgCl_2$、dNTP、引物、Taq 酶、DNA 模板、ddH_2O。

9. 50 × TAE 电泳缓冲液：配 1000ml 50 × TAE：242g Tris 碱、57.1ml 冰乙酸、100ml EDTA（pH 8.0）。

10. 琼脂糖。

11. 溴化乙锭溶液（EB）：0.5μg/ml。

12. 琼脂上样缓冲液：40% 蔗糖、0.25% 溴酚蓝。

三、仪器

1. 紫外分光光度计

2. PCR 扩增仪

3. 微量加样器

4. 台式离心机

5. 高压灭菌锅

6. 琼脂糖凝胶电泳系统

7. 紫外透射仪

四、操作步骤

1. 样品提取 大豆样品的 DNA 的提取（采用 CTAB 方法）。

（1）称取样品 5g，在研钵中加入液氮研磨至样品呈 0.5mm 大小的粉末状。

（2）称取 100mg 磨碎的样品，转入 1.5ml 的离心管中。

（3）加入 CTAB 缓冲液 500μl［CTAB 20g/L，Tris – HCl 0.1 mol/L（pH8.0），EDTA 0.02 mol/L］中振荡混匀，在 65℃ 水中温浴 30 分钟。

（4）加入等体积的酚 – 氯仿 – 异戊醇（25∶24∶1），振荡混匀，每分钟 13 000 转离心 15 分钟。

（5）离心后轻吸取上清液，转入另一个新管中，加入 2 ~ 2.5 倍体积的无水乙醇，混匀，室温放置 5 分钟，每分钟 15 000 转离心 5 分钟。

（6）弃去上清液，加入 70% 的乙醇洗涤一次。

（7）弃去上清液，干燥，沉淀溶于 50μl 的 TE 缓冲液中。

（8）加入 5μl 核糖核酸酶 A（5μg/μl），37℃ 温浴 30 分钟。

（9）加入 CTAB 溶液 400μl，混匀。

（10）加入等体积的氯仿－异戊醇（24∶1），振荡混匀，每分钟 13 000 转离心 10 分钟。

（11）离心后轻吸取上清液，转入另一个新管中，加入 2～2.5 倍体积的无水乙醇，混匀，于 -20℃放置 30 分钟，4℃、每分钟 15 000 转离心 5 分钟 。

（12）弃去上清液，加入 70% 的乙醇洗涤二次。

（13）弃去上清液，干燥，用 30μl TE 缓冲液溶解沉淀。

2. DNA 紫外分光分析　将 DNA 溶液进行适当的稀释，放入的比色皿中，分别在 260 nm 处和 280 nm 处测定其吸收峰，PCR 级 DNA 溶液的 OD 260 nm/OD 280 nm 比值为 1.7～2 0。

3. 转基因大豆内源基因和外源基因检测中所用的引物　（表 12 -1）

表 12 -1　　　　　转基因大豆内源基因和外源基因检测中所用的引物

检测基因	基因性质	引物序列	扩增长度/bp
Lectin	内源基因	P1：5′ – GCCCTCTACTCCACCCCCATCC – 3′ P2：5′ – GCCCATCTGCAAGCCTTTTTGTG – 3′	118
		P1：5′ – TGCCGAAGCAACCAAACATGATCCT3′ P2：5′ – TGATGGATCTGAAATTGACGTT – 3′	438
CaMV 35S	外源基因	P1：5′ – GATAGTGGGATTGTGCGTCA – 3′ P2：5′ – GCTCCTACAAATGCCATCA – 3′	195
NOS	外源基因	P1：5′ – GAATCCTGTTGCCGGTCTTG – 3′ P2：5′ – TTATCCTAGTTTGCGCGCTA – 3′	180
CP4 EPSPS	外源基因	P1：5′ – CTTCTGTGCTGTAGCCACTGATGC – 3′ P2：5′ – CCACTATCCTTCGCAAGACCCTTCC – 3′	320

4. 定性 PCR 扩增反应

（1）PCR 反应体系（表 12 -2）

表 12 -2　　　　　　　　　　PCR 反应体系

试剂名称	贮备液浓度	加液量/μl
10 × PCR Buffer		5.0
MgCl$_2$	10～25mmol/L	5.0
4 × dNTP	各 2.5mmol/L	4.0
引物	20pmol/μl	P1：0.5 P2：0.5
Taq 酶	5U/μl	0.25
DNA 模板	0.3～6μg/μl	2.0～5.0
ddH$_2$O	——	补足反应总体积为 50μl

（2）PCR 反应体系中对照的设置：空白对照用反应体系中的双蒸去离子水代替模板，阳性对照用 Roundup Ready 大豆提取的 DNA 作为模板，阴性对照用非转基因大豆提取的 DNA 作为模板。

（3）PCR 反应的条件（表 12 - 3）

表 12 - 3　　检测转基因大豆的内源基因和外源基因的 PCR 反应参数

被扩增基因	预变性条件	扩增条件	循环数	延伸条件
Lectin	94℃/5min	94℃/30s	35	72℃/5min
CaMV 35S		54℃/40s		
NOS		72℃/60s		
		95℃/30s		
CP_4　EPSPS	94℃/5min	60℃/60s	35	72℃/5min
		72℃/60s		

（4）PCR 扩增产物的检测：制备 $1 \times TAE$ 电泳缓冲液，然后配置 2% 的琼脂糖凝胶（溴化乙锭含量为 0.5μg/ml）。将 10μl 产物与上样缓冲液（4:1）混匀后，然后加入到凝胶孔中，同时加入 100 bp 的 DNA ladder marker 以判断 PCR 扩增产物片段的大小，在电压 5 V/cm 条件下进行电泳 30 分钟，电泳结束后，在紫外透射仪下观察分析。

5. 结果分析　根据内源基因 Lectin 的扩增情况，可以判断提取样品 DNA 的质基，防止出现假阳性结果。

（1）若样品的内源基因 Lectin 的扩增结果为阳性，样品的外源基因扩增为阳性，其对应的阳性对照、阴性对照和空白对照正确，可以判定样品中含有转基因成分。

（2）若样品的内源基因 Lectin 的扩增结果为阳性，样品的外源基因扩增为阴性，其对应的阳性对照、阴性对照和空白对照正确，可以判定样品中不含有转基因成分。

（3）对 PCR 扩增产物结果可疑时，可以对 PCR 产物进行测序，用以验证 PCR 扩增产物的特异性。